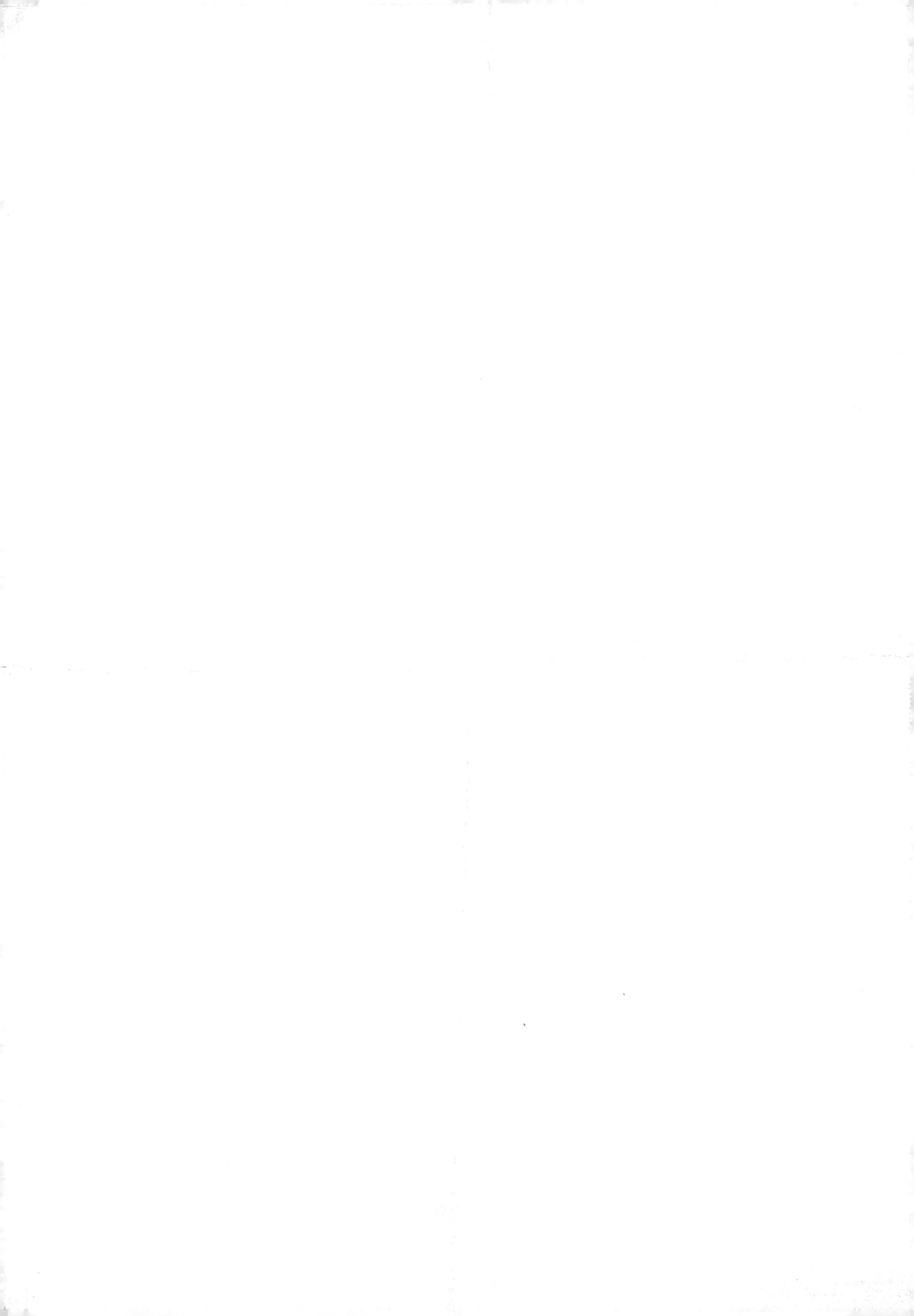

Atlas of Oral and Maxillofacial Surgery

日本口腔外科学会編

イラストでみる
口腔外科手術

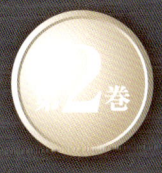
第2巻

歯・歯槽骨の手術
消炎手術
良性腫瘍,エプーリスおよび囊胞の手術
唾液腺関連手術(唾液腺疾患の手術)
上顎洞関連手術
固定法
顎顔面骨骨折の手術

クインテッセンス出版株式会社　2011

Tokyo, Berlin, Chicago, London, Paris, Barcelona, Istanbul, Milano, São Paulo, Moscow, Prague, Warsaw, New Delhi, Beijing, and Bukarest

[編集委員]

野間　弘康	東京歯科大学名誉教授
福田　仁一	学校法人平松学園 大分歯科専門学校
瀬戸　晥一	脳神経疾患研究所附属総合南東北病院口腔がん治療センター
栗田　賢一	愛知学院大学歯学部顎口腔外科学講座
木村　博人	弘前医療福祉大学保健学部
山根　源之	東京歯科大学名誉教授
朝波惣一郎	西麻布口腔外科インプラントセンター

[執筆者]

野間　弘康	東京歯科大学名誉教授
柴原　孝彦	東京歯科大学口腔顎顔面外科学講座
山根　源之	東京歯科大学名誉教授
小林　恒	弘前大学大学院医学研究科医科学専攻歯科口腔外科学講座
木村　博人	弘前医療福祉大学保健学部
柿澤　卓	東京歯科大学名誉教授
朝波惣一郎	西麻布口腔外科インプラントセンター
栗田　賢一	愛知学院大学歯学部顎口腔外科学講座
濱田　良樹	鶴見大学歯学部口腔顎顔面外科学講座
藤内　祝	明海大学副学長

目 次

CHAPTER 11 歯・歯槽骨の手術
柴原孝彦

抜歯 13
surgical extraction の基本 13
- 粘膜骨膜弁形成の基本 13
抜歯術式 21
- 歯根形態異常歯の抜歯 21
- 下顎智歯の抜歯 26
- 上顎智歯の抜歯 34
- 上顎正中過剰埋伏歯の抜歯 38
- その他の埋伏歯の抜歯 42
- 迷入歯根の摘出 50

歯根尖切除術 54
歯根尖切除の適応症 54
歯根尖切除に用いる特殊な器材 54
手術術式 55
- 粘膜骨膜弁の設計 55
- 根尖部の骨切除 55
- 歯根の切断 56
- 根尖病巣の摘出 57
- 根管充填 57
- 粘膜骨膜弁を旧位に復し縫合 57

歯根囊胞摘出術 58
- 簡単なもの 58
- 鼻腔，上顎洞に及ぶもの 59

埋伏歯の開窓，歯の再植，歯の移植 63
- 埋伏歯の開窓術 63
- 歯の再植 64
- 歯の移植 65

CHAPTER 12 消炎手術
山根源之／小林　恒／木村博人

膿瘍および蜂巣炎の手術 69
- **膿瘍型と蜂巣炎型の判別と切開・排膿を行う時期** 69
- **炎症巣（膿瘍）の大きさと位置の診断** 69
- **切開を加える場所（どこを切るか）** 69
- **膿瘍へのアプローチ** 69
- **排膿路の確保（ドレーンの種類）** 70
- **ドレーンを除去する時期** 70

膿瘍の切開・排膿手術 — 71
麻酔 — 71
口腔内からの切開・排膿手術 — 71
歯肉，歯槽部の膿瘍 — 71
口蓋の膿瘍 — 72
犬歯窩の膿瘍 — 73
頬部の膿瘍 — 74
上顎後部の膿瘍 — 75
扁桃周囲膿瘍 — 76
翼突下顎隙の膿瘍 — 77
舌下隙の膿瘍 — 78
舌の膿瘍 — 78
顔面・頸部の皮下膿瘍の切開・排膿手術 — 79
耳下腺咬筋部の皮下膿瘍 — 79
オトガイ下隙の膿瘍 — 80
口底蜂巣炎および関連する隙の膿瘍の切開・排膿手術 — 81
舌下隙に炎症が拡がっている場合 — 81
炎症が顎下隙に拡大した口底炎の切開・排膿手術 — 81
側咽頭隙まで拡大した口底炎の切開・排膿手術 — 82
翼突下顎隙の膿瘍 — 84
側頭膿瘍および側頭下窩の膿瘍 — 84

顎骨骨髄炎の消炎手術 — 87
外歯瘻の手術 — 89

CHAPTER 13 良性腫瘍，エプーリスおよび嚢胞の手術　栁澤 卓／山根源之

良性腫瘍切除手術 — 93
口腔内良性腫瘍の切除手術 — 93
頬粘膜部の線維腫の切除手術 — 93
舌の血管腫の手術 — 94
経皮的腫瘍切除手術 — 97
下顎の大きなエナメル上皮腫の切除手術と神経移植を伴う下顎再建手術 — 97

エプーリス切除手術 — 107
歯を含めてエプーリスを摘出する場合 — 107
抜歯しないでエプーリスを摘出する場合 — 108

嚢胞摘出手術 — 110
顎骨内嚢胞摘出手術 — 110
下顎管に及んだ下顎骨体部の大きな濾胞性歯嚢胞の摘出手術 — 110
下顎枝全体に拡大した大きな嚢胞の摘出手術 — 112

軟組織内嚢胞の摘出手術 ... 114
　皮様嚢胞，類皮様嚢胞の摘出手術 ... 114
　甲状舌管嚢胞および甲状舌管瘻の摘出 ... 119

CHAPTER **14** 唾液腺関連手術（唾液腺疾患の手術）　　野間弘康

唾石摘出手術 ... 127
術前の診断 ... 127
　唾石の位置の診断 ... 127
　随伴する炎症の有無とその程度 ... 128
術前の準備 ... 128
麻酔 ... 128
唾石の位置による手術術式と手順 ... 128
　唾石が舌神経との交叉部より前方にある場合 ... 128
　唾石が舌神経との交叉部より後方（深部）にある場合 ... 130

唾液腺管の手術 ... 131
耳下腺管吻合術 ... 131
　麻酔 ... 131
　手術術式 ... 131
耳下腺管（瘻管）移動術 ... 132
　麻酔 ... 132
　手術術式 ... 132
耳下腺管形成術 ... 134
　麻酔 ... 134
　手術術式 ... 134
耳下腺開口部の拡大術 ... 135
　麻酔 ... 135
　手術術式 ... 135

唾液貯留嚢胞の手術 ... 136
粘液嚢胞摘出術 ... 136
　麻酔 ... 136
　手術術式 ... 136
ガマ腫開窓術 ... 137
　麻酔 ... 137
　手術術式 ... 137
舌下腺を含めたガマ腫摘出術 ... 139
　舌下腺摘出のための外科解剖 ... 139
　麻酔 ... 139
　手術術式 ... 139

唾液腺腫瘍切除手術 — 142
口蓋の小唾液腺腫瘍の切除手術 — 142
- 硬口蓋の小唾液腺腫瘍の切除 — 142
- 軟口蓋の小唾液腺腫瘍の切除 — 144

顎下腺摘出術 — 145
- 顎下腺摘出のための外科解剖 — 145
- 適応症 — 147
- 麻酔と患者の体位 — 147
- 手術手技 — 147

耳下腺切除手術 — 152
- 耳下腺切除のための外科解剖 — 152
- 適応症の決定 — 153
- 手術前の準備 — 154
- 麻酔と患者の体位 — 154
- 手術手技 — 155
- 合併症と後遺症 — 161

CHAPTER

上顎洞関連手術
朝波惣一郎

上顎洞根治手術 — 165
- 適応症 — 165
- 診断および術前の準備 — 165
- 麻酔 — 165
- 手術術式 — 165
- 合併症と後遺症 — 168

上顎洞根治手術変法 — 169
口角挙上筋を血管柄として上顎洞前壁を温存する方法 — 169
- 適応症 — 169
- 診断および術前の準備，麻酔 — 169
- 手術術式 — 169

上顎洞内異物摘出術 — 172
- 手術術式 — 172

術後性上顎嚢胞摘出手術 — 173
- 診断および術前の準備 — 173
- 麻酔 — 173
- 手術術式 — 173

口腔上顎洞瘻閉鎖術 — 175
- 頬側の粘膜骨膜弁を用いる方法 — 175
- 口蓋側の粘膜骨膜弁を用いる方法 — 176

上顎洞経由顎動脈結紮法 — 178
適応 — 178
診断 — 178
手術術式 — 178

CHAPTER

固定法

栗田賢一

脱臼した歯の固定法 — 181
線副子と0.3mm線による固定法 — 181
ワイヤーレジン法 — 181
ダイレクトボンディング法 — 181

歯槽骨骨折，顎骨骨折に用いる副子の種類 — 182
線副子 — 182
連続結紮法 — 183
床副子＋囲繞結紮 — 184
囲繞結紮法 — 184

骨縫合法 — 185
組織内副子による固定 — 187
ミニプレートとスクリューによる固定 — 187
スクリューの種類 — 187
骨欠損部の架橋 — 188
貫通スクリューによる固定 — 188

顎間固定と懸垂固定(suspension wireing) — 190
上下副子の結紮 — 190
懸垂固定 — 190
IMFスクリューによる固定 — 190

その他の固定法 — 191
顎外固定法 — 191

CHAPTER

顎顔面骨骨折の手術

濱田良樹

下顎骨骨折 — 195
下顎骨骨折の非観血的整復固定手術 — 196
下顎骨骨折の観血的整復固定手術 — 196
口腔内アプローチによる整復固定 — 196
口腔外アプローチによる整復固定 — 198

関節突起骨折の整復固定手術 ･･･ 200
- 小児の下顎頭骨折の整復固定 ････････････････････････････････････ 200
- 成人の下顎頸部骨折の整復固定 ･･････････････････････････････････ 202

上顎骨(部)骨折 　206
Le Fort Ⅰ型骨折の観血的整復固定手術 ････････････････････････････ 206
Le Fort Ⅱ型骨折の観血的整復固定手術 ････････････････････････････ 207
Le Fort Ⅲ型骨折の観血的整復固定手術 ････････････････････････････ 211

頬骨骨折 　215
頬骨体陥没骨折の観血的整復固定手術 ･････････････････････････････ 215
頬骨弓陥没骨折の観血的整復固定手術 ･････････････････････････････ 217
- 新鮮頬骨弓骨折の整復固定 ･･････････････････････････････････････ 217
- 頬骨弓粉砕骨折および陳旧性頬骨弓陥没骨折の整復固定 ････････････ 219

眼窩底骨折 　221
顔面多発骨折 　223

参考文献 ･･ 226
Index ･･･ 228

CHAPTER11

歯・歯槽骨の手術

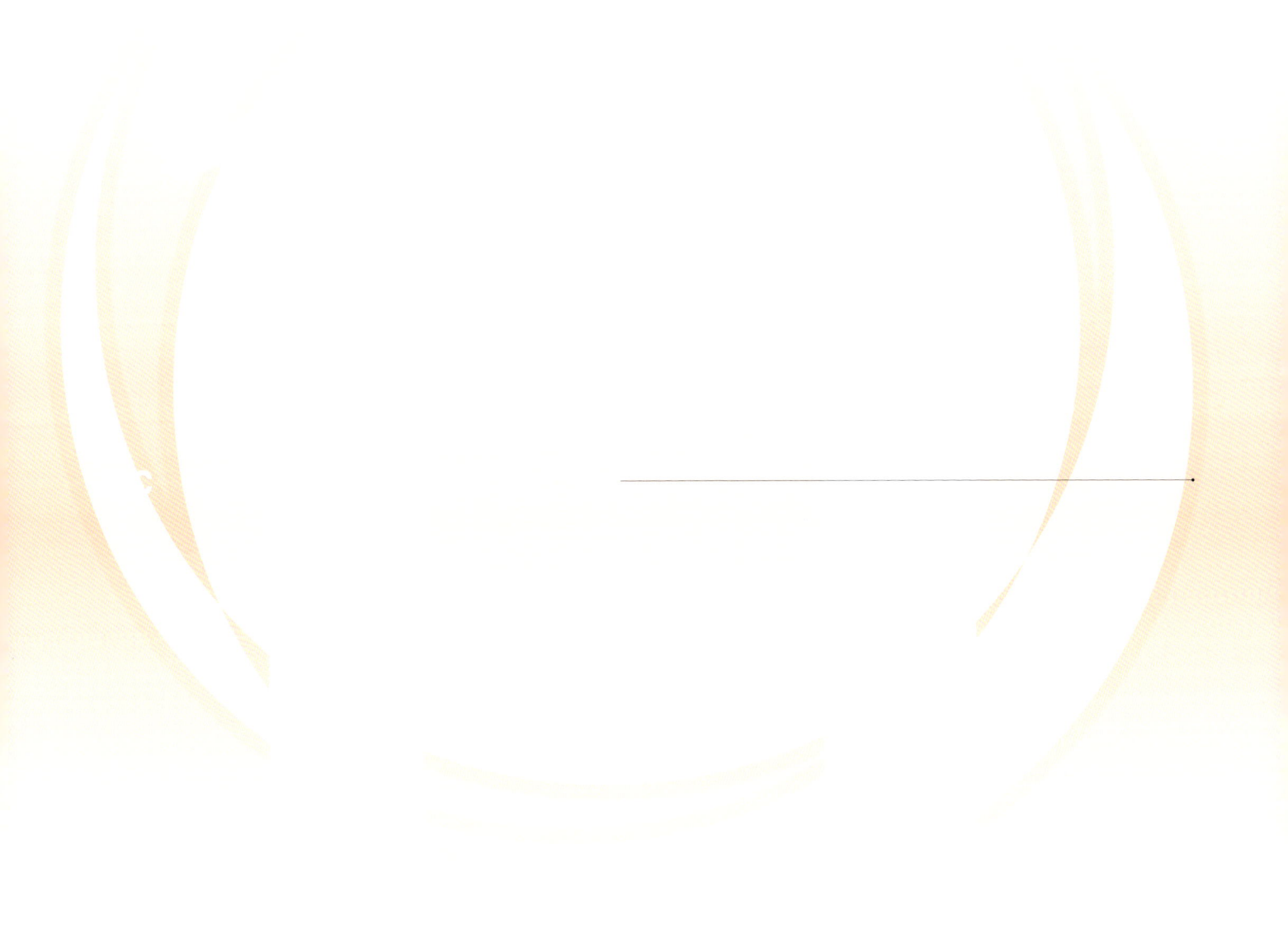

東京歯科大学口腔外科学講座
柴原　孝彦

口腔には，唾液1mL中に300種以上の何億という病原性微生物が常在している．また口腔粘膜は絶えず歯（充填物や補綴物を含む）や食物による機械的刺激を受け続けているため，創傷治癒にはきわめて不利な環境下にある．しかしながら口腔粘膜（粘膜固有層を含む）に限局した創傷であれば，他の組織に比べて血流は豊富で，感染防御や創傷治癒にとって有利な条件が整っているともいえる．

　一方，粘膜の下層にある歯槽骨，顎骨ならびに舌下隙や顎下隙などの組織隙では血管密度が低く，感染防御や創傷治癒にとっては不利な条件がある．したがって歯・歯槽骨の手術においては，骨の創傷治癒機転に対する理解が不可欠である．

　骨の創傷治癒課程は，①血餅期，②肉芽期，③仮骨期，④成熟期に分けられ，骨芽細胞の密度とその活性が骨の創傷治癒の鍵を握っている．

　軟組織においては，創傷治癒の主役である線維芽細胞が，皮膚をはじめ各臓器や結合組織内の血管周囲や実質細胞間隙に存在し，創縁のどの部分からでも増殖し得るのに対し，骨組織において組織再生の主役である骨芽細胞は，骨膜，内骨膜および歯根膜のみに存在し，無機質である骨稜材自身には再生能力はない．したがって"歯・歯槽骨の手術"においては，手術創は安定した血餅ないしは粘膜骨膜弁で被覆され，その保護のもとに治癒機転が進行する必要がある．

抜歯

surgical extraction の基本

　抜歯の対象となる歯の多くは，抜歯鉗子または挺子のみで抜去できる．しかし強い歯根弯曲のある歯や根尖肥大のある歯，歯根と歯槽骨が癒着している歯，埋伏歯などは鉗子や挺子のみでは抜歯できない．このような歯を抜去するためには，粘膜骨膜弁を形成して抜歯の妨げとなっている歯槽骨を除去する，いわゆる surgical extraction（外科的抜歯）が必要になってくる．

　外科的抜歯の手順は，
①粘膜骨膜弁の設計と形成
②歯槽骨の除去
③歯の分割および抜歯
④創の縫合閉鎖
に分けることができる．これらはすべて関連した一連の手順である．

■粘膜骨膜弁形成の基本

粘膜骨膜弁の設計

　歯槽骨は，表層より上皮，粘膜下結合織そして骨膜によって被覆されている．埋伏歯の抜去に際しては，まずこの被覆している軟組織を剝離して骨面を露出させる．設計に際しては，以下のポイントに注意する．

①弁の基底を広くする

　骨膜を含めて歯肉および歯槽粘膜の血行はすべてランダムなパターンである．したがって粘膜骨膜弁の血行をよくするために基底を広くする（図11-1）．

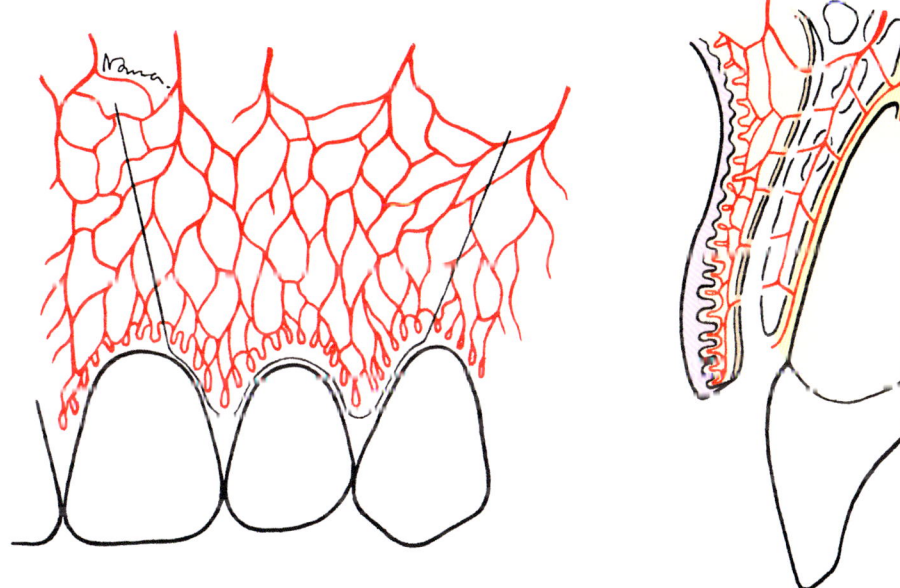

図11-1　粘膜骨膜弁は，血行をよくするために基底を広くする．

②切開線は骨欠損部や神経・血管を避ける

　手術時の骨開窓部，また抜歯後の骨欠損部を想定し，切開線は骨欠損部を避け，健常な骨面上に求める(**図11-2**)．さもないと縫合部の創傷治癒が妨げられ癒合不全や創哆開をきたす．

　またオトガイ孔周辺など，神経血管を損傷する恐れのある部位は避ける．

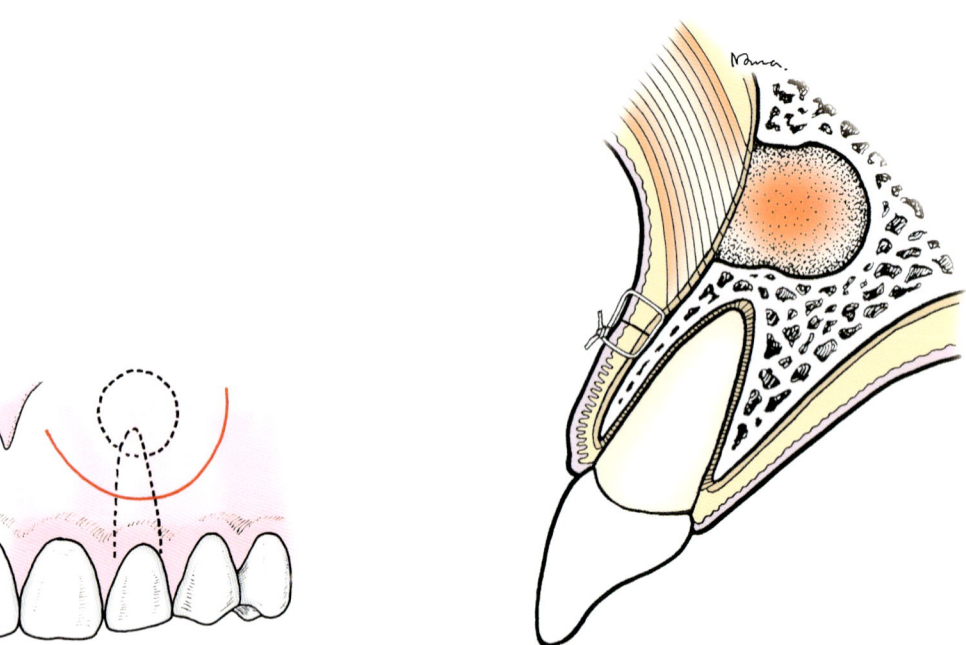

図11-2　粘膜骨膜弁の切開線は，骨欠損部を避け，健常な骨面上に求める．

③抜歯を行うのに十分な視野が得られる

　当然のことながら抜歯操作は明視野のもとに安全に行わなければならない．

　以上の3点を充足している切開線として古くからNeumann，Partsch，Pichlerの方法があり，現在でも症例に応じて広く用いられている(**図11-3**)．

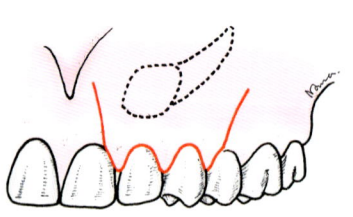 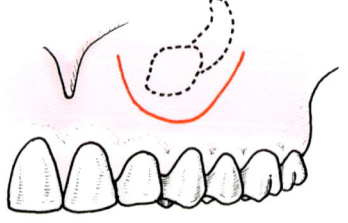 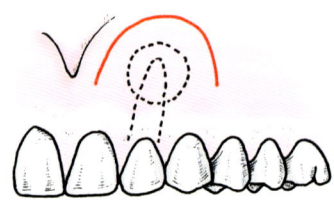

Neumannの切開線　　　　　Partschの切開線　　　　　Pichlerの切開線

図11-3　粘膜骨膜弁の切開線．

粘膜骨膜弁の形成（切開と翻転）

　切開を加える場合は，粘膜骨膜弁に分布する血管と神経の走行などの解剖学的な構造を熟知した上で行うことが必要である．また可能な限り粘膜骨膜弁の血行状態が維持できるように，メスを骨面に対して直角に骨膜まで完全に切開する（**図11-4**）．

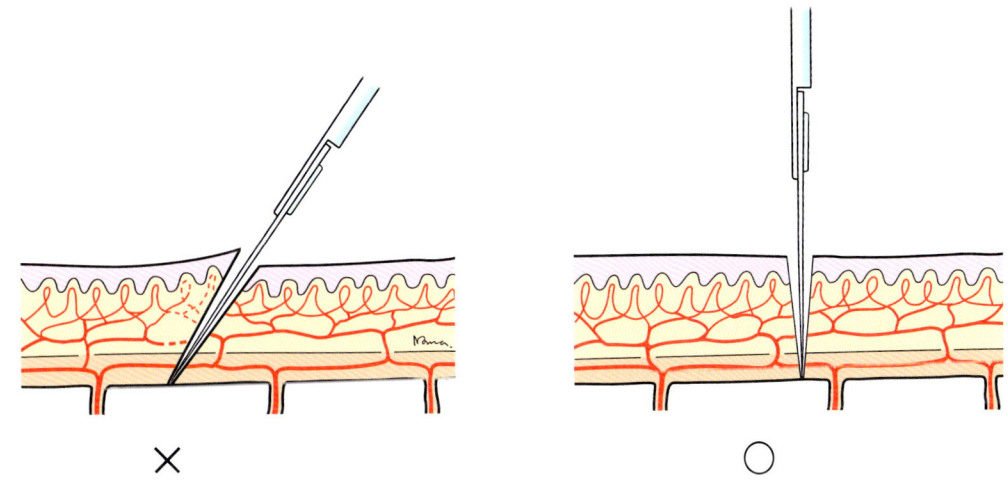

図11-4　粘膜骨膜弁の血行状態が維持できるように，メスを骨面に対して直角に骨膜まで完全に切開する．

　歯肉の剥離に際しては，骨膜下に剥離子を挿入し，骨の表面に沿って剥離を進める．骨膜を損傷しないよう注意しながら粘膜，粘膜下組織ならびに骨膜を一体として翻転する（**図11-5**）．歯槽骨の唇・頬側には顔面表情筋が付着している部位があり，この部分の骨膜剥離には注意する．たとえば上顎前歯部では，口輪筋の一部が鼻腔側から歯頸部にかけて付着しているため，**図11-6**に示すように，骨面に対する筋肉の付着方向に骨膜剥離子を操作すると，骨膜を損傷しない．

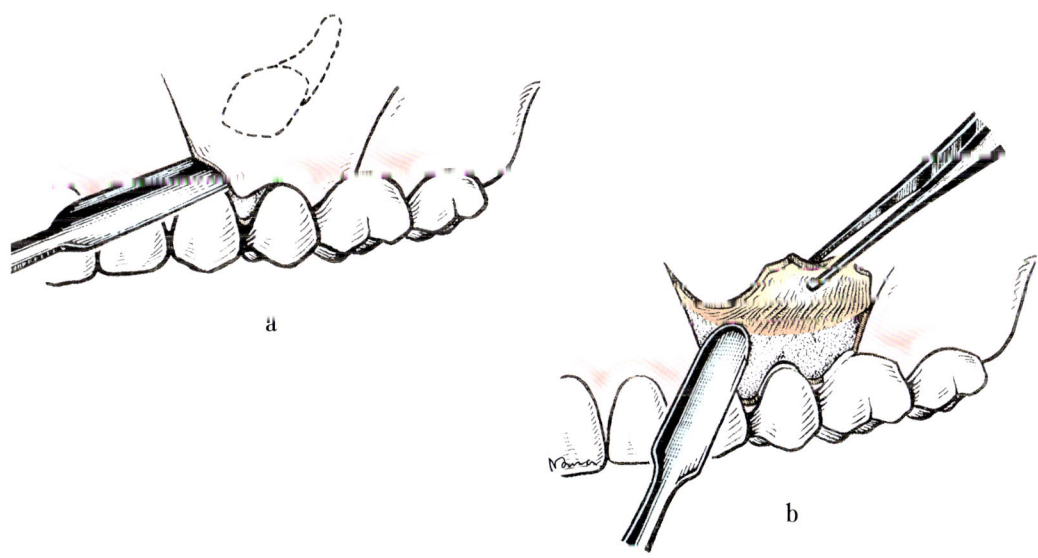

図11-5　歯肉の剥離に際しては，骨膜下に剥離子を挿入し，骨の表面に沿って骨膜を損傷しないよう注意しながら剥離し，粘膜，粘膜下組織ならびに骨膜を一体として翻転する．

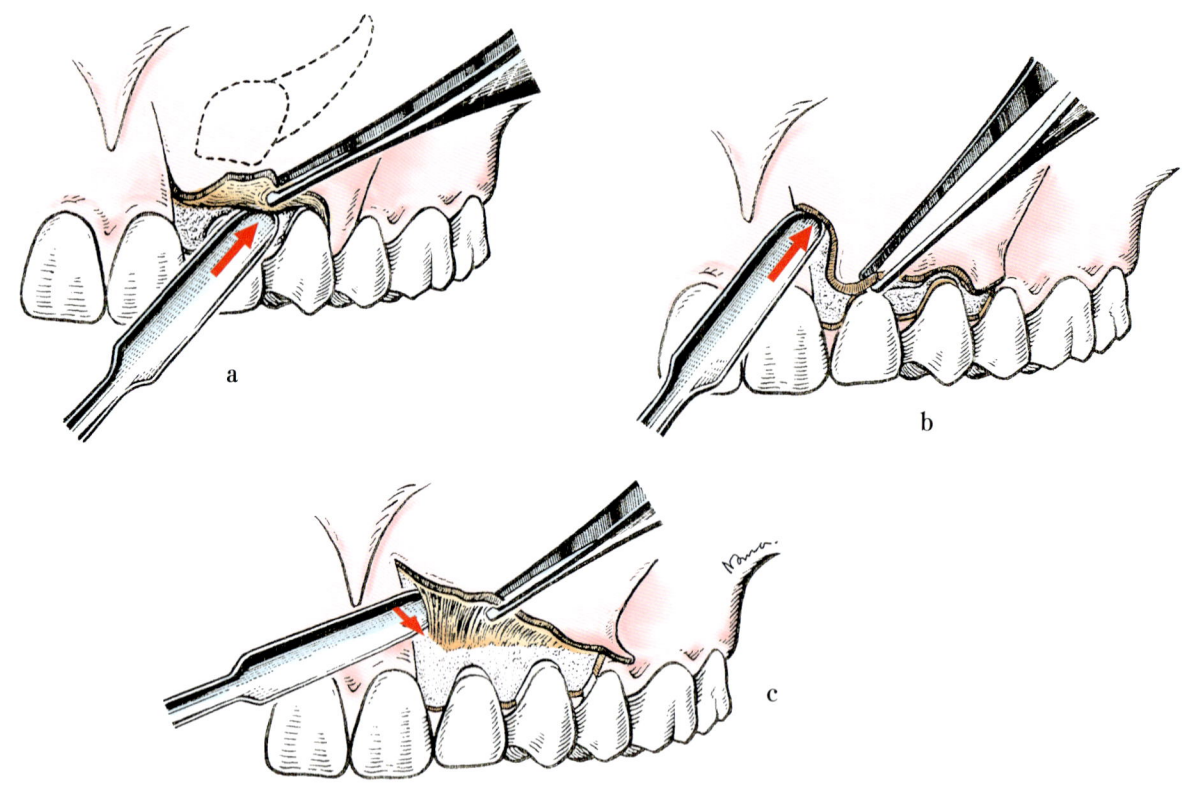

図11-6 骨面に対する筋肉の付着方向に骨膜剥離子を操作すると，骨膜を損傷しない．

歯槽骨の除去（削去）

　　歯根膜の萎縮または癒着があり，歯槽壁と歯根の間に挺子を挿入する間隙がない場合には，唇・頬側の歯槽骨の一部を除去する．歯槽骨の除去量は歯根膜萎縮の程度，根の長さ

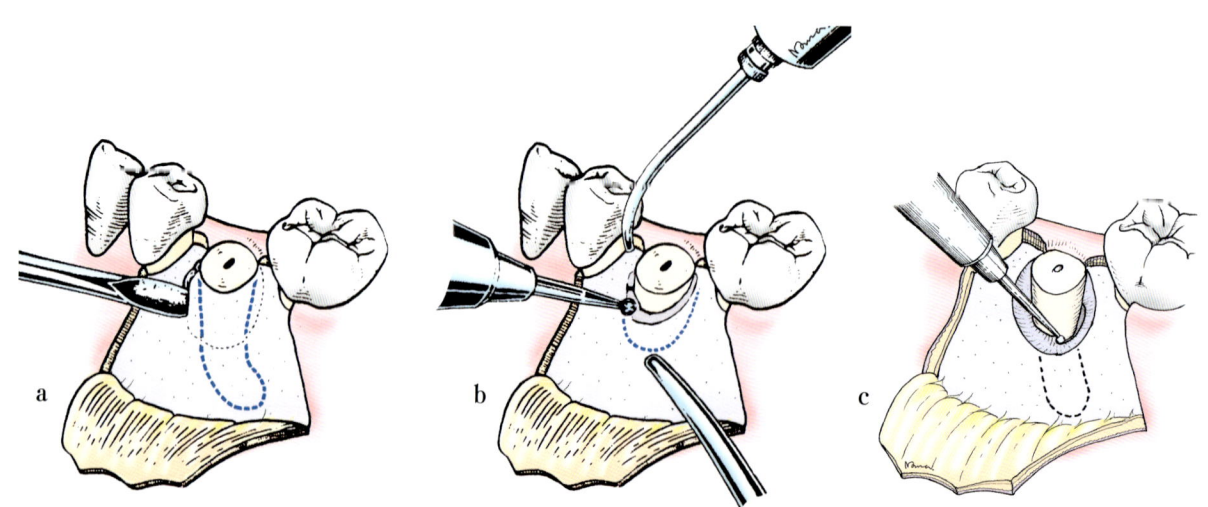

図11-7 歯根膜の萎縮または癒着があり，歯槽壁と歯根の間に挺子を挿入する間隙がない場合には，歯槽骨の一部を除去する．創傷の治癒を考慮すれば，骨ノミで骨を除去した方がよいが，骨バーを用いるときには注水下で行い，骨へのダメージの軽減を図る．

歯・歯槽骨の手術

や形態によって異なる．骨の除去には，骨ノミかバーを用いる．創傷の治癒を考慮すれば，骨ノミとマレットを用いて骨を除去した方がよいが，使用に際しては熟練を要する（**図11-7a**）．また，患者が骨ノミとマレットを使用されることに抵抗感がある場合は，骨バーを用いる．骨除去には注水下で行い，骨へのダメージの軽減を図る（**図11-7b**）．

なお所定の量の骨を削除した後，さらに小さな歯科用スチールラウンドバー（No.006〜007）で，骨と歯根の間に梃子の先端を挿入する"隙間"を作る必要がある（**図11-7c**）．なお，このテクニックは埋伏歯抜歯の際にも活用することができる．

歯の分割

骨ノミを用いて歯を分割する場合には，**図11-8**に示すように刃の角度の2等分線の延長方向に割れるので，この点に留意して骨ノミの挿入方向を決める（**図11-9**）．う蝕のない歯では，頬面溝など構造上の弱点を利用すると分割が可能である．あらかじめ分割しようと思う方向に骨バーで溝をつけておくことも効果的な手法である．ただし，脱臼している歯を骨ノミで分割することはできない．下顎智歯や上顎臼歯では，舌側方向や上顎洞の方向に骨ノミを向けると，歯槽骨骨折や歯の迷入を起こす可能性があるので注意する．

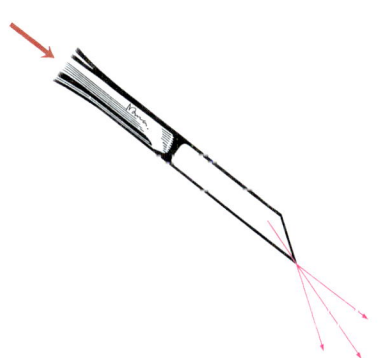

図11-8 刃の角度の2等分線の延長方向に割れる．

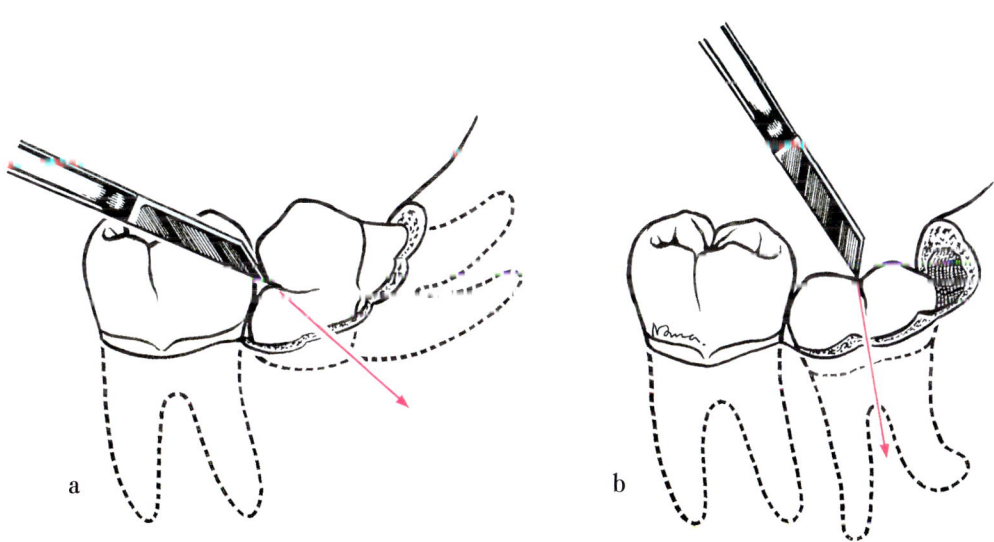

図11-9 骨ノミを用いて歯を分割する場合には，刃の角度の2等分線の延長方向に割れるので，この点に留意して骨ノミの挿入方向を決める．

エアータービンやエンジンによる分割も効果的である．最近では気腫形成の危険のない，高速・高トルク型のエアータービンが開発された．歯冠，歯根を分割する場合には，歯の全層を切断することが望ましい（図11-10）．このようにするとバーの幅のスペースができるので，第二大臼歯遠心咬頭のアンダーカットに食い込んでいる智歯の歯冠を容易に除去することができる．

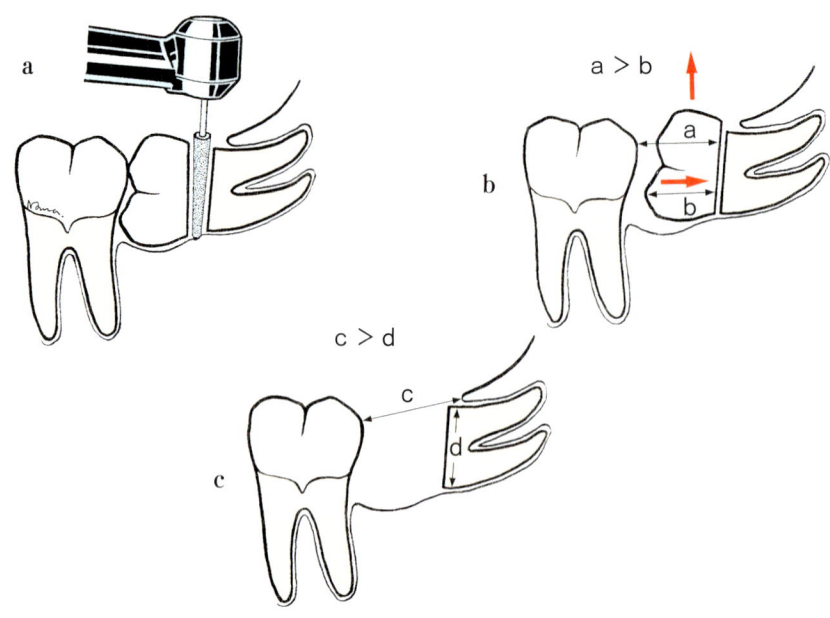

図11-10　歯冠，歯根をタービンで分割するには，歯の全層を切断することが望ましい．このようにするとバーの幅のスペースができるので，第二大臼歯遠心咬頭のアンダーカットに食い込んだ歯冠を容易に抜去できる．

図11-11a,bのように水平埋伏歯の舌側部分が大きく分割されたり，舌側遠心方向に亀裂が生じると，歯冠の除去が困難となる．そのような場合には図11-11cに示すように，ダイヤモンドバーで歯冠を近遠心方向に分割し，歯冠の頬側部分を除去して，視野を確保しながら歯冠分割を進めるとよい．

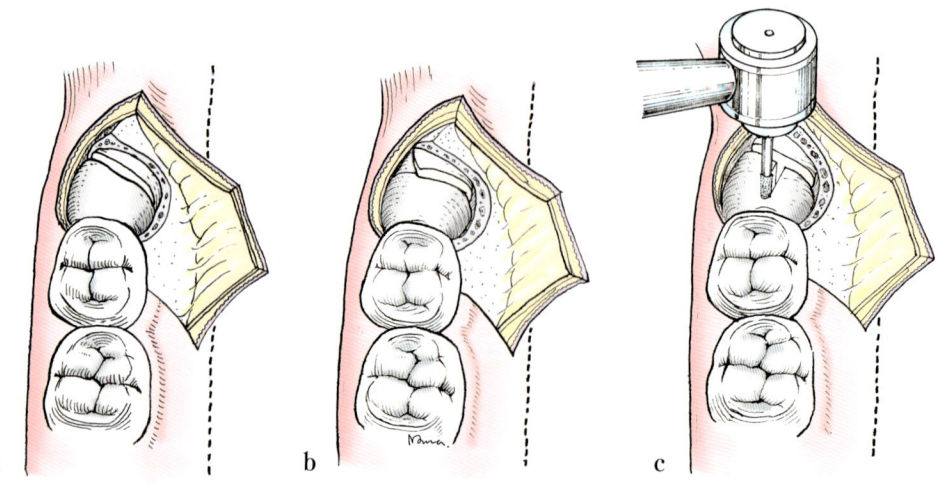

図11-11　歯冠分割失敗の救済法．

下顎の水平埋伏智歯の分割においては，バーの挿入深度を誤ると下歯槽神経・動・静脈を損傷する恐れがあるので細心の注意をはらう(**図11-12**)．抜歯をはじめる前にエックス線写真で下歯槽神経と智歯の位置関係を正確に認識し，分割に際しては歯質と他の組織を切削する際の感触の違いを触知することが肝要である．

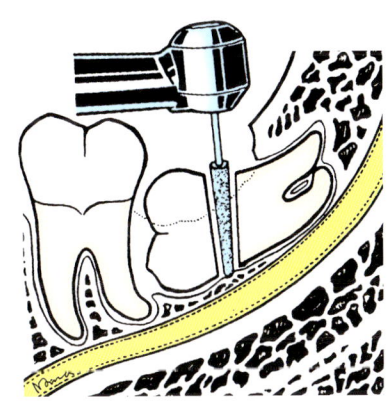

図11-12 下顎の水平埋伏智歯の分割では，バーの挿入深度を誤ると下歯槽神経・動・静脈を損傷する恐れがあるので細心の注意をはらう．

また歯冠の舌側の分割を必要以上に進めると，薄い舌側壁を突き抜けて舌神経を巻き込む恐れがあるので注意したい(**図11-13**)．術者は常にバーの先端の位置を3次元的に常にシミュレーションしながら分割操作を行う必要がある．

エアータービンまたはエンジンによる切削操作は，注水下(水道水)で行い，切削に伴う熱の冷却と歯の削去片や器械の潤滑油による創の汚染を防ぐ．

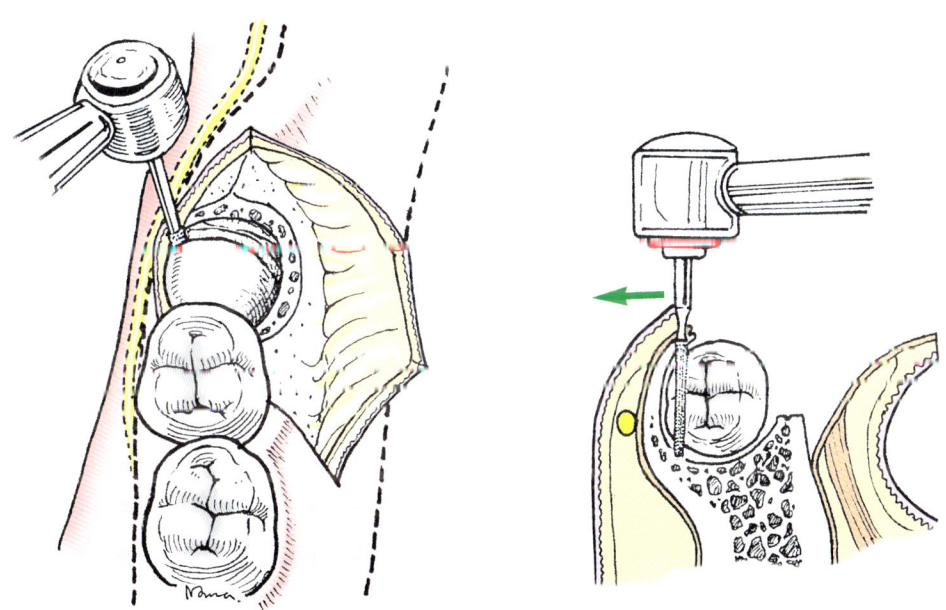

図11-13 歯冠の舌側の分割を必要以上に進めると，薄い舌側骨を突き抜けて舌神経を巻き込む恐れがあるので注意する．

創の縫合閉鎖

形成した粘膜骨膜弁は，正確に元の位置に復位させる．縫合針は粘膜針（丸針の弯曲針）を用いる．ただし Neumann 切開などの歯頸部切開がある場合は，歯間部の縫合に直針を，口蓋部の縫合にはつり針を使用するとよい．縫合針は，可動組織から固定組織へ通すのが原則であるが，下顎智歯頬側の縦切開などの特殊な場所の縫合では，これにとらわれる必要はない．

縫合針を通す位置は，創縁から 3 mm，縫合間隔は 4〜5 mm が適当である．なお，頬側の縦切開部においては，図11-14に示すように，歯頸部歯肉の膨隆部のコラーゲン線維が密な部位を正確に縫合する必要がある．

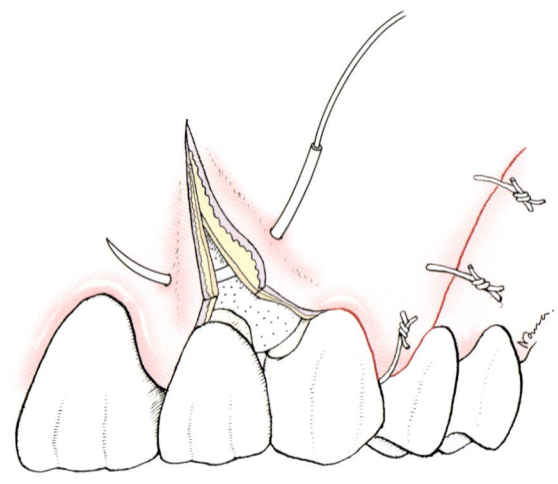

図11-14 頬側の縦切開部は，歯頸部歯肉の膨隆部のコラーゲン線維が密な部位を正確に縫合する．

智歯の遠心切開部では，粘膜のみ浅く縫合すると創内の結合織内に死腔ができて，後出血や術後感染の原因となる（図11-15）．

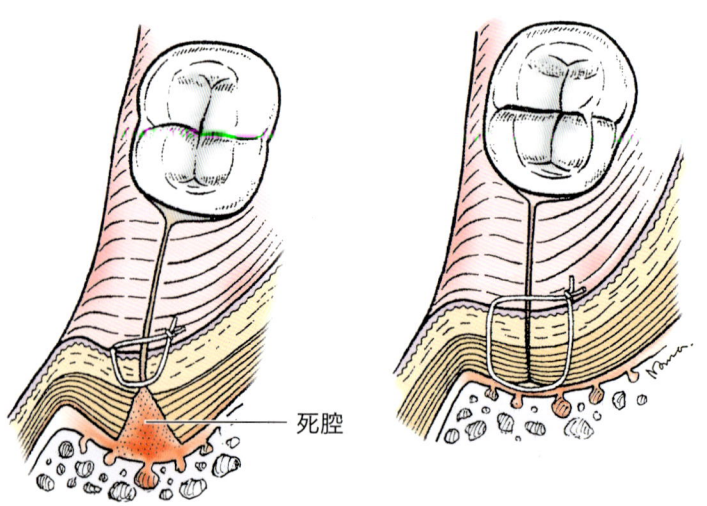

図11-15 智歯の遠心切開部では，粘膜のみ浅く縫合すると，創内の結合織内に死腔ができて，後出血や術後感染の原因となる．

歯・歯槽骨の手術

抜歯術式

　鉗子抜歯が抜歯の基本である．鉗子で把持できる歯は，すべて鉗子で抜去するのが原則である．鉗子抜歯は，鉗子を介して抜歯力を歯のみに加えることができるので，抜歯に伴う歯周組織の副損傷がほとんどない．また，抜歯力を加える方向に歯が脱臼し，抜去されるので，抜歯運動の方向や抜歯力を調節しやすいという利点がある．

　歯冠が崩壊してしまって鉗子で把持できない歯（原則として単根歯）や，歯冠は正常でも萌出異常のため鉗子が適合できないような歯の抜歯には，挺子はきわめて有効な抜歯器具である．楔作用と輪軸作用によって抜歯運動を行う．しかしながら，挺子は抜歯力を加える際にどうしても支点を必要とするので，歯周組織や隣在歯に障害を与えることがある．

■歯根形態異常歯の抜歯

歯根弯曲

　歯は歯根の弯曲に沿った方向に抜けてくる．歯を脱臼させても歯冠が隣在歯につかえて抜歯ができない場合には，歯冠を削去しスペースを作成してから，**図11-16**に示すように歯根弯曲の大弯側に挺子を挿入して脱臼させる．歯根の弯曲が強く，とくに釣針状に弯曲した歯根では，骨バーで遠心側の歯槽骨を除去するか，根尖部の歯槽骨壁を開窓し歯根を分割して別々に抜歯する（**図11-17**）．

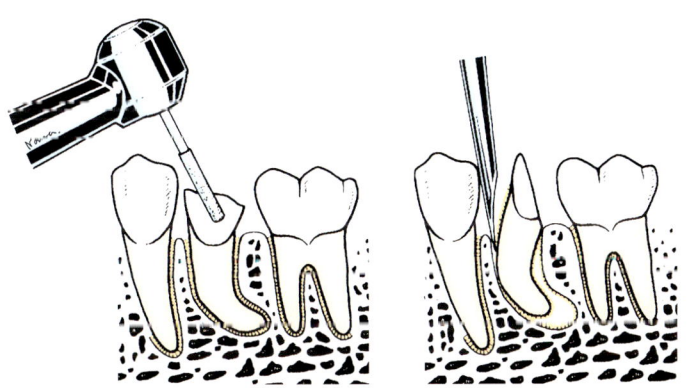

図11-16　歯冠が隣在歯につかえて抜歯ができない場合には，歯冠を削去しスペースを作成してから，歯根弯曲の大弯側に挺子を挿入して脱臼させる．

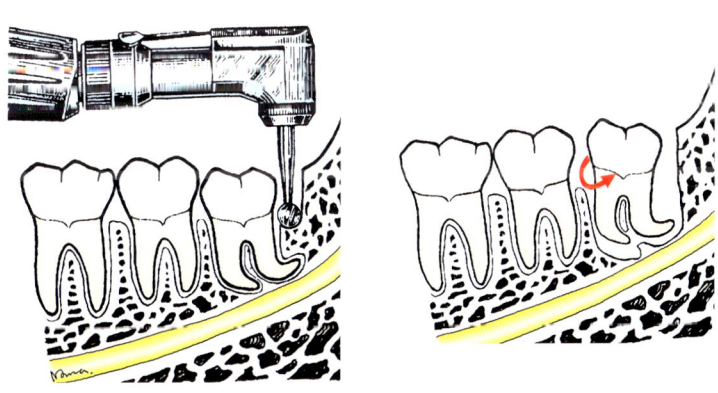

図11-17　釣針状に弯曲した歯根は，骨バーで遠心側の歯槽骨を除去して抜歯する．

歯根離開

複根歯の歯根離開は，歯根を分割することによって，単根歯の普通抜歯と同様に抜去することができる(**図11-18**)．根離開に根弯曲や根尖肥大が合併している場合でも，根間中隔を削去することで抜歯が可能である．下顎臼歯では，近心根と遠心根の分割，上顎臼歯では口蓋根，近心頬根ならびに遠心頬根の分割を行う．隣在歯への影響を考慮し，近遠心側の骨削去はできるだけ避ける．

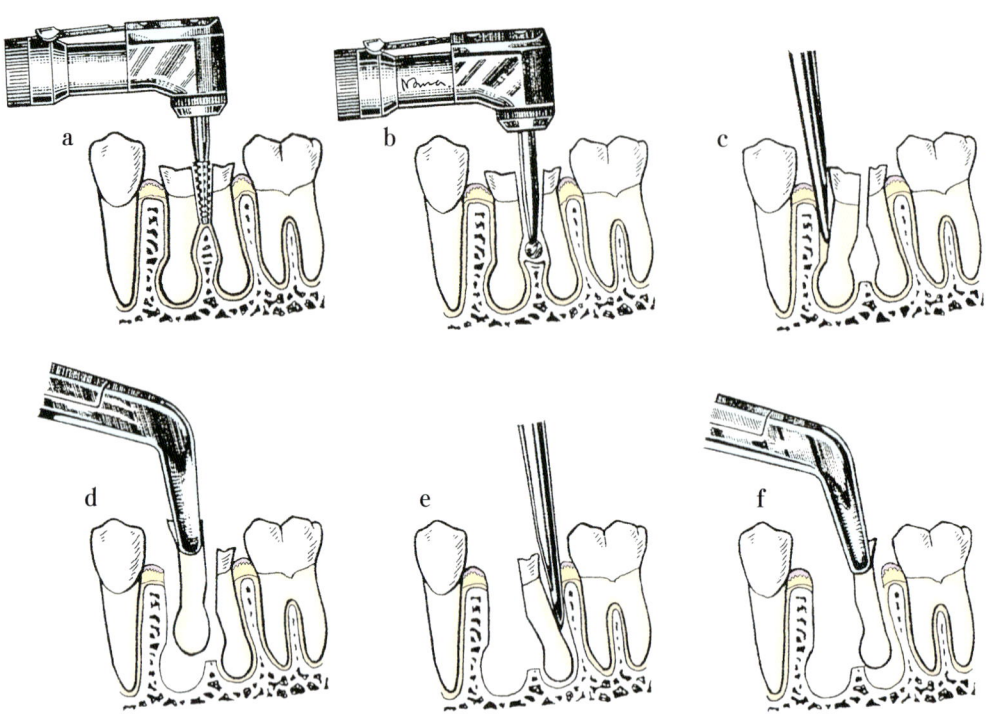

図11-18 複根歯は，根間中隔を削去すれば根弯曲や根尖肥大が合併していても抜去できる．

根尖肥大

根尖が肥大している場合には，①歯根を縦に分割する，②根尖部を開窓する，③歯槽外壁を除去する方法があり，この順で母床への侵襲も強くなる．著しい根尖肥大でなければ，歯冠と歯根を縦方向に分割するのみで抜歯が可能である(**図11-19**)．歯根が長く肥大が著しい場合には，粘膜骨膜弁を形成して当該歯根尖部の歯槽骨外壁に骨窓を開けて肥大した根尖を削去して抜歯する(**図11-20**)．

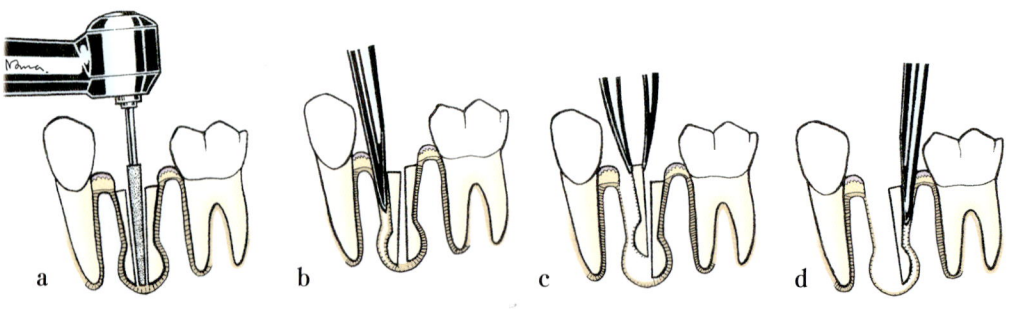

図11-19 著しい根尖肥大でなければ，歯冠，歯根を縦方向に分割するだけで抜歯できる．

歯・歯槽骨の手術

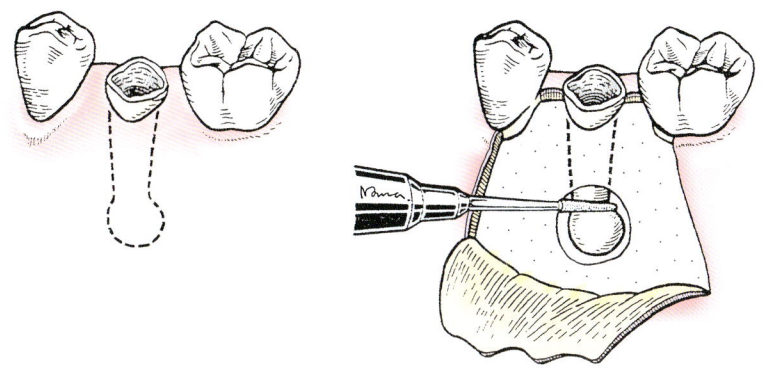

図11-20 歯根が長く根尖の肥大が著しい場合には，粘膜骨膜弁の形成後に当該歯根尖部の歯槽骨外壁に骨窓を開けて肥大した根尖を除去して抜歯する．

歯根膜萎縮または癒着歯の抜歯

歯根膜腔が狭く歯根と歯槽骨の間隙に余裕がないため，脱臼のための挺子が挿入できないことがある．また歯槽骨の硬化や緻密化があると，抜歯後に開放創にするとドライソケットを併発する可能性が高くなる．このような場合には根尖肥大の場合と同様に，歯科用ドリルやバーで根管を根尖孔まで拡大して歯根を縦に分割して抜歯する（**図11-21**）．歯根膜萎縮が軽度な場合には，挺子（または鉗子）を挿入するためのスペースをつくるため，すでに**図11-17**に示したように唇・頬側の歯槽骨壁を歯根周囲に限局して削去する．歯根膜萎縮が強く癒着に近い場合には，歯根長の半分以上または全部の深さまで頬側歯槽骨を除去しなければならないこともある．

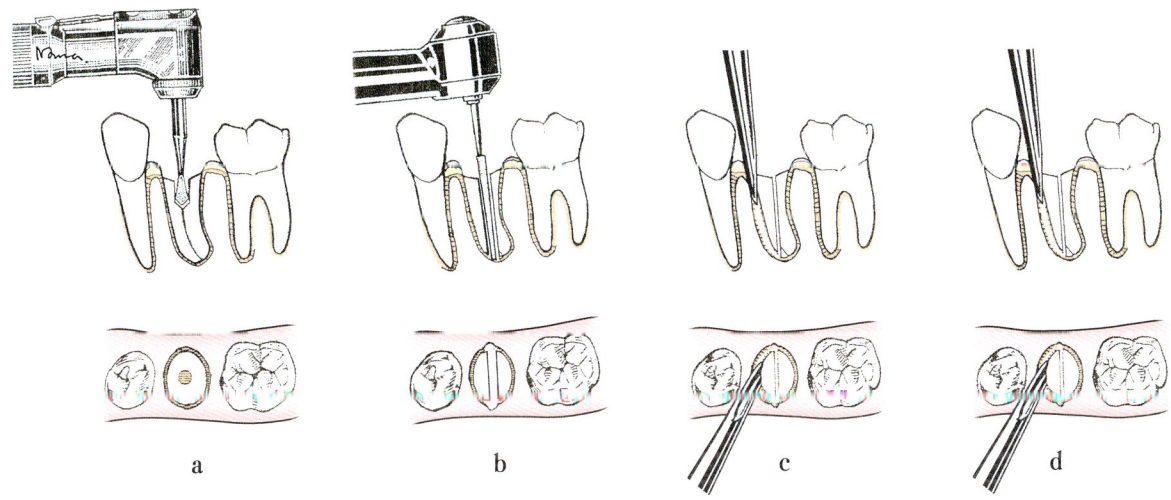

図11-21 歯根膜萎縮や癒着歯では，歯科用ドリルやバーで根管を根尖孔まで拡大し歯根を縦に分割して抜歯する．

破折根（残根）の抜歯

破折歯根（残根）に感染根管や根尖病巣のある場合は必ず抜去しなければならないが，破折した健全歯の根尖は骨に被包される可能性があるため放置することもある．視野が狭く抜歯器具の挿入が難しい悪条件下であるが，止血を十分に行い明視野での抜歯処置を心がける．直視できない場合は，ミラーを用いて破折歯根の位置と形状を確認する．

歯根の多くは，**図11-22a** のように斜めに破折しているので，**図11-22b** に示すように，抜歯窩の入口に近い方の歯根膜に探針や鋭匙ないしはルートチップを挿入すると，容易に破折歯根を脱臼させることができる．この際，決して力を入れすぎ暴力的に操作しないことが肝要である．

とくに上顎臼歯部では，根尖を上顎洞内に迷入させてしまう危険が大きいので注意する．根間中隔を削去して，残存歯根の側面を明示してから探針などを挿入する（**図11-23**）．下顎大臼歯や智歯の根尖も不用意な抜去を行うと，破折根尖を下顎管，骨髄腔内または舌側骨壁を破って口底に圧入することがあるので，long neck のバーを用いて根間中隔を除去してから抜歯する（**図11-24**）．

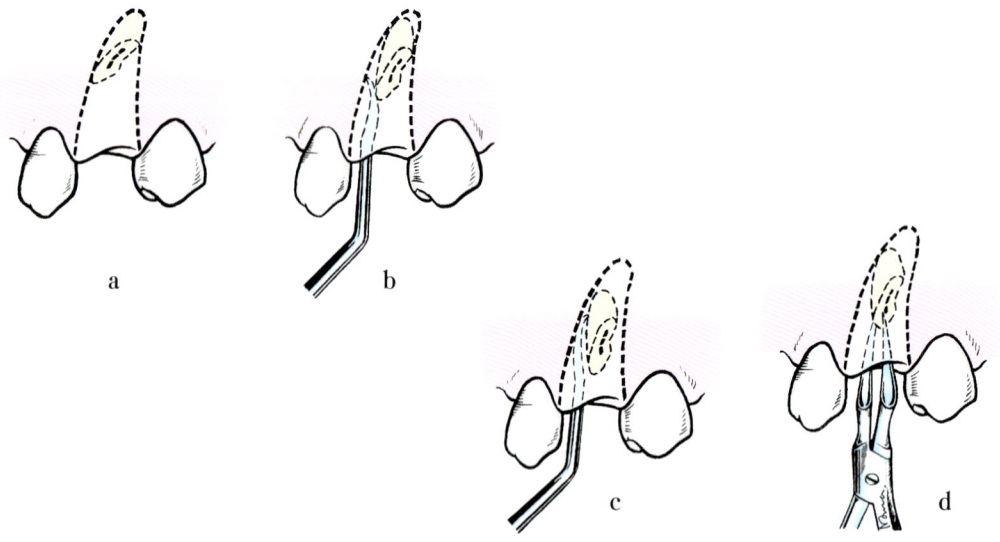

図11-22 破折歯根は斜めに破折しているのでことが多いので，抜歯窩の入口に近い方の歯根膜に探針や鋭匙ないしはルートチップを挿入すると，容易に脱臼できる．

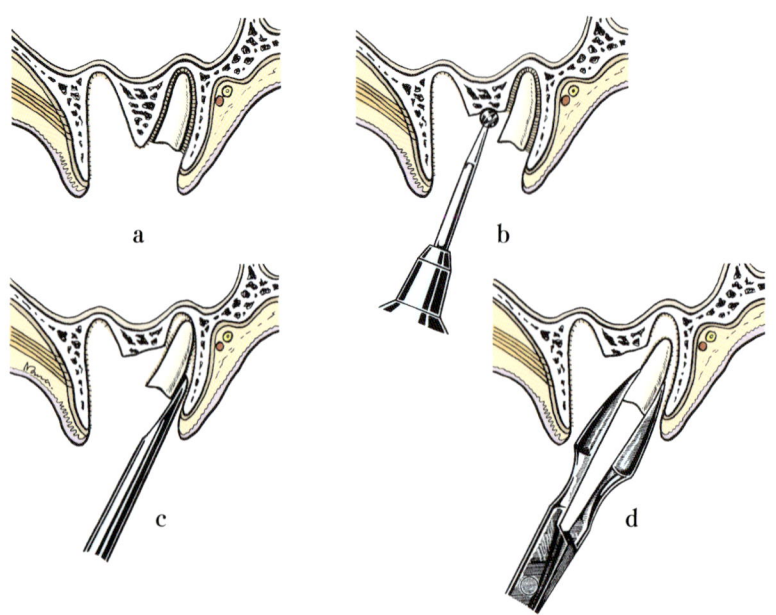

図11-23 上顎臼歯部では，根尖を上顎洞内に迷入させてしまうことがあるので，根間中隔を削去して，残存歯根の側面を明示してから探針などを挿入する．

歯・歯槽骨の手術

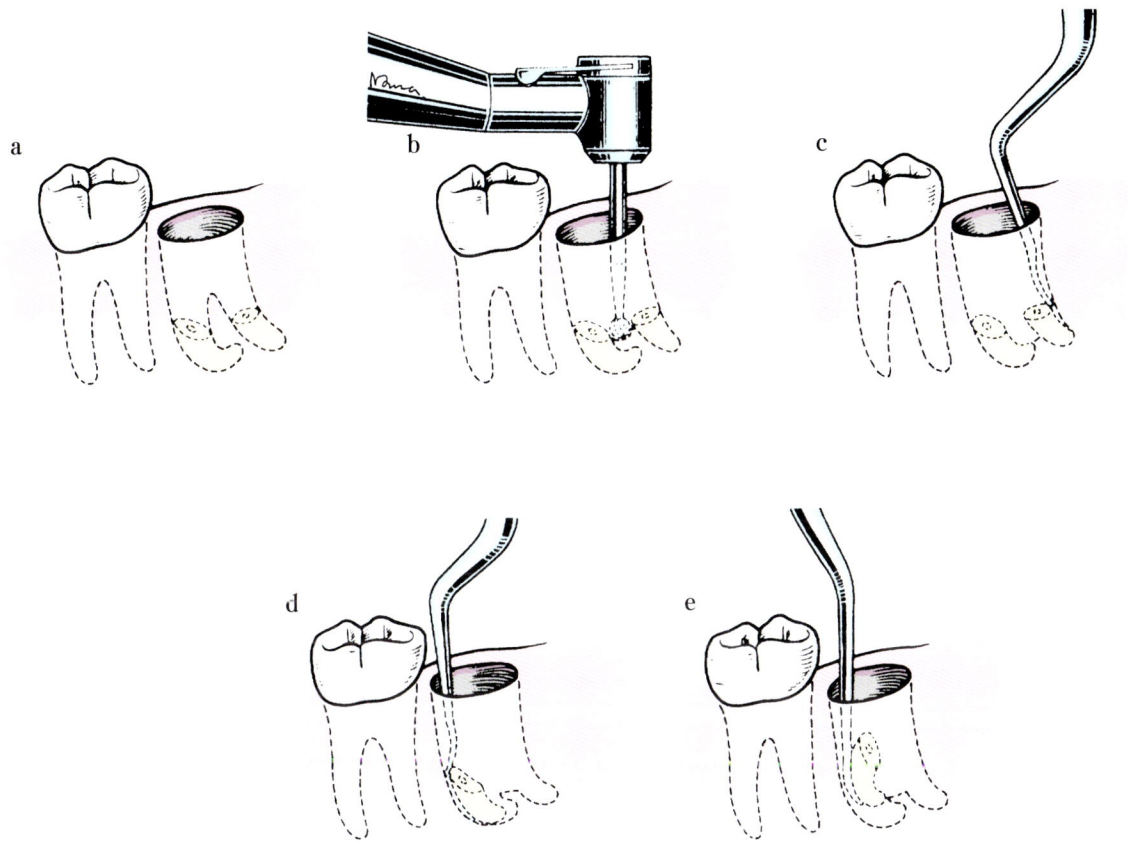

図11-24 下顎大臼歯では，破折根尖を下顎管や骨髄腔内または舌側骨壁を破って口底に圧入することがあるので，long neck のバーを用いて根間中隔を除去してから抜歯する．

舌側傾斜・転位歯の抜歯

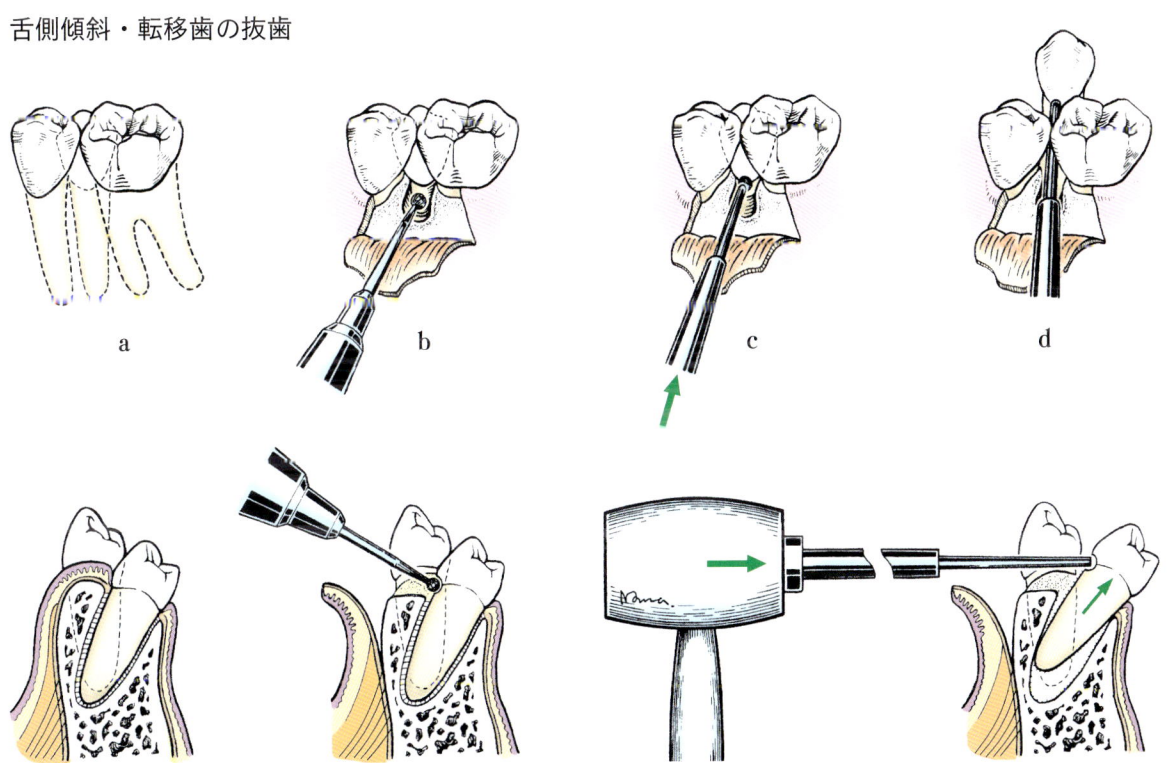

図11-25 舌側（口蓋）傾斜歯や転位歯の抜去に用いる "broken instrument method"．

舌側（口蓋）傾斜歯または転位歯の抜去で，鉗子や挺子を適合させることができない場合には"broken instrument method"を用いる（**図11-25**）．当該歯の歯周靱帯および両隣在歯頬側の歯周靱帯を切離し，歯間乳頭と歯肉縁を剥離し，次いで歯間空隙から broken instrument の先端を挿入してその先端を当該歯歯頸部中央にあてがう．Broken instrument を木槌で軽くたたき，当該歯を脱臼させる．木槌を強く打ち込むと歯が割れ，より抜歯が困難になる．Broken instrument の適合をはかるため，ラウンド・バーで当該歯の歯冠にステップをつくることもある．また broken instrument を頬側から挿入するために，頬側歯間乳頭部の歯槽骨を削去する場合もある．

※注：broken instrument は，先端の破損した探針などを直径1.5〜2 mm のところで切断し，断端に丸みをつけたもので，術者自身が作製する．市販品はない．

■下顎智歯の抜歯

下顎智歯の埋伏状態の確認

智歯の埋伏状態を正しく把握することは，的確で安全な抜歯を行うための大前提である．下顎埋伏智歯の分類として，古くから"G.B.Winter の分類"が一般的に用いられている（**表11-1**）．この分類は，
①第二大臼歯と下顎枝前縁の間のスペース
②第二大臼歯の咬合面に対する埋伏の深さ
③智歯の姿勢
の３つの要素を用いたもので，抜歯の難易度とよく一致する（**図11-26**）．

表11-1　下顎埋伏智歯の分類（G.B.Winter より）．

A．第二大臼歯と下顎枝前縁の間のスペース
　Class Ⅰ：智歯の歯冠の近遠心径より大きなスペースがある
　Class Ⅱ：スペースはあるが，智歯の歯冠の近遠心径より小さいもの
　Class Ⅲ：スペースがほとんどなく，智歯の大部分が下顎枝のなかにあるもの
B．第二大臼歯の咬合面に対する埋伏の深さ
　Position A：埋伏智歯の最上点が第二大臼歯の咬合面またはそれより上にある
　Position B：埋伏智歯の最上点が第二大臼歯の咬合面より下で，第二大臼歯の歯頸部より上にある
　Position C：埋伏智歯の最上点が第二大臼歯の歯頸部より下にある
C．第二大臼歯の歯軸に対する埋伏智歯の歯軸の方向
　1．垂直位
　2．水平位
　3．逆位
　4．近心傾斜
　5．遠心傾斜
　6．頬側傾斜
　7．舌側傾斜

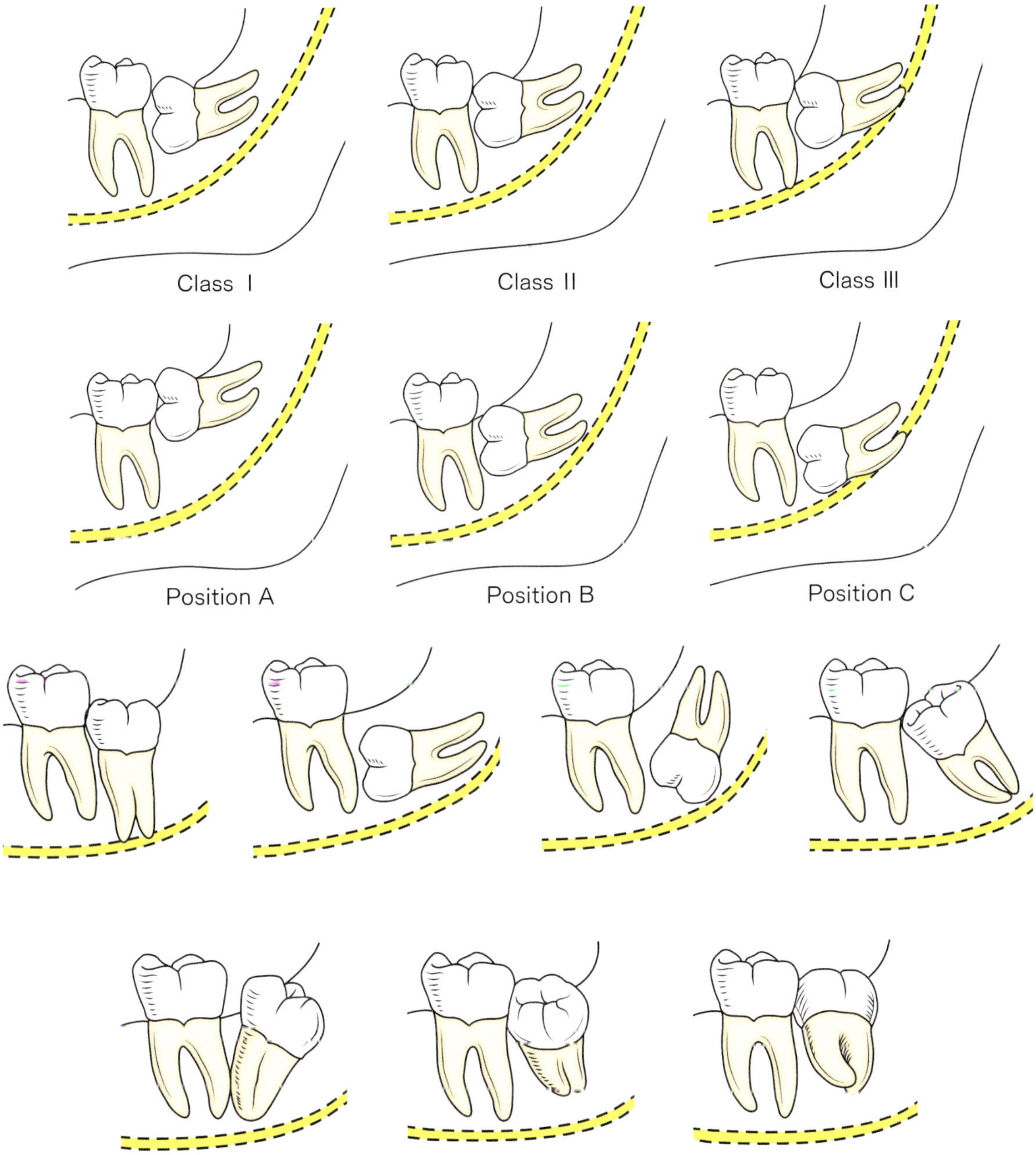

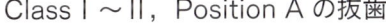

図11-26　下顎埋伏智歯の分類（G.B.Winter）.

Class I〜II，Position A の抜歯

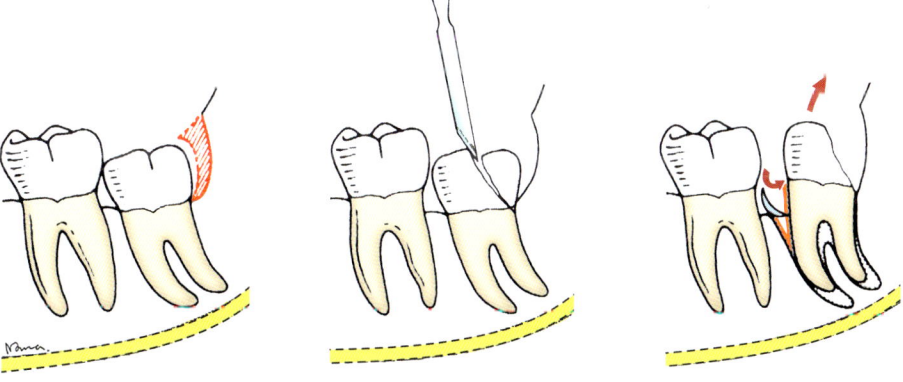

図11-27　歯根が遠心に彎曲している下顎智歯の抜歯.

垂直位の抜歯に際しては，歯根の方向に注意する．歯根が遠心に彎曲している場合には，歯冠を被う骨のみならず遠心部の骨も除去する．さらに歯冠の遠心部も分割し除去すると根の彎曲に沿って，挺子を用いて遠心方向に倒しながら抜去できる（**図11-27**）．

垂直位で遠心に彎曲した近心根と，近心に彎曲した遠心根が根管中隔を抱いているような症例では，まず歯冠を被覆する骨を除去し歯を縦に2分割する．次いで遠心の歯冠を分割し除去すると，近心根は根の彎曲に沿って遠心方向に抜去できる．遠心根は近心側へ倒しながら抜歯する（**図11-28**）．

水平位の埋伏智歯の歯根が遠心にカーブしている場合には，被覆する骨を除去し歯冠を明示する．歯冠の頬面溝が十分露出するまで頬側の歯槽骨を除去し，第二大臼歯の遠心部に嵌入している歯冠の部分を分割した後に，分割部に挺子を挿入し，智歯を遠心方向に起こしながら抜歯した後，残りの智歯の近心咬頭を除去する（**図11-29**）．

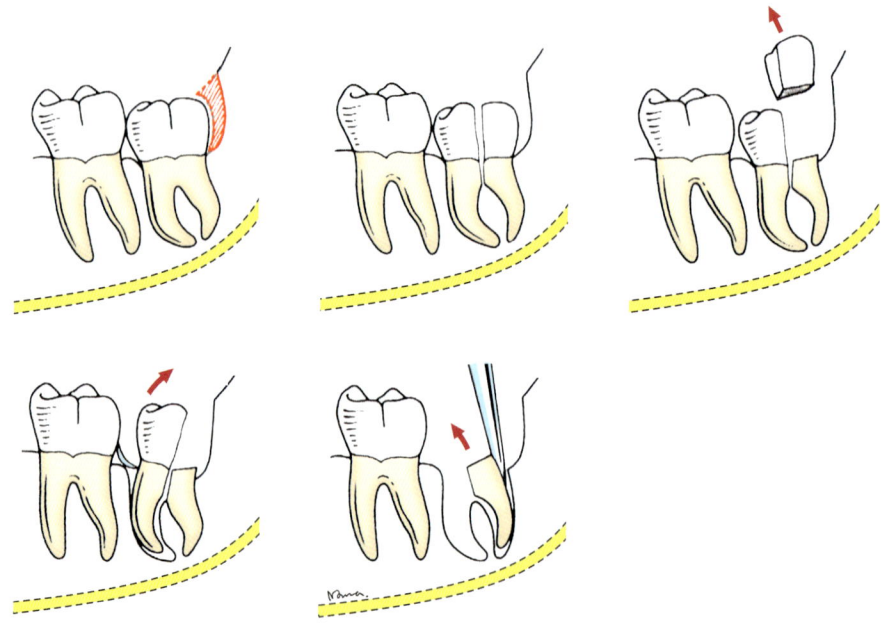

図11-28 垂直位で近心根と遠心根が根管中隔を抱いている下顎智歯の抜歯．

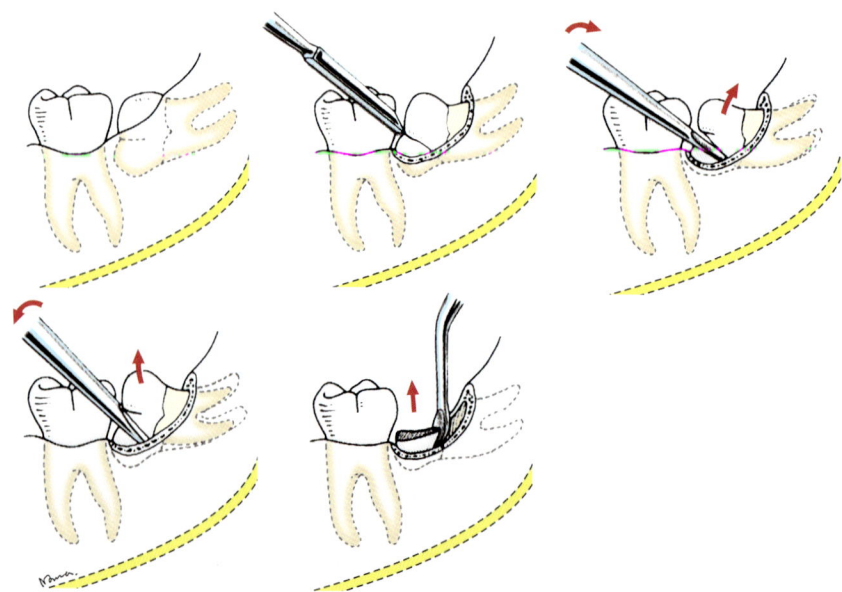

図11-29 遠心にカーブしている水平位の埋伏智歯の抜歯．

歯・歯槽骨の手術

　水平位の埋伏智歯で歯根が根間中隔を抱いていたり，近心に彎曲している場合は，頰面溝と歯頸部が明視できるまで頰側歯槽骨を削去し，歯頸部付近で歯冠を分割して，歯冠に次いで歯根を抜去する．根を脱臼させる前に近遠心根を分割するが，根間中隔を除去する場合もある（図11-30）．

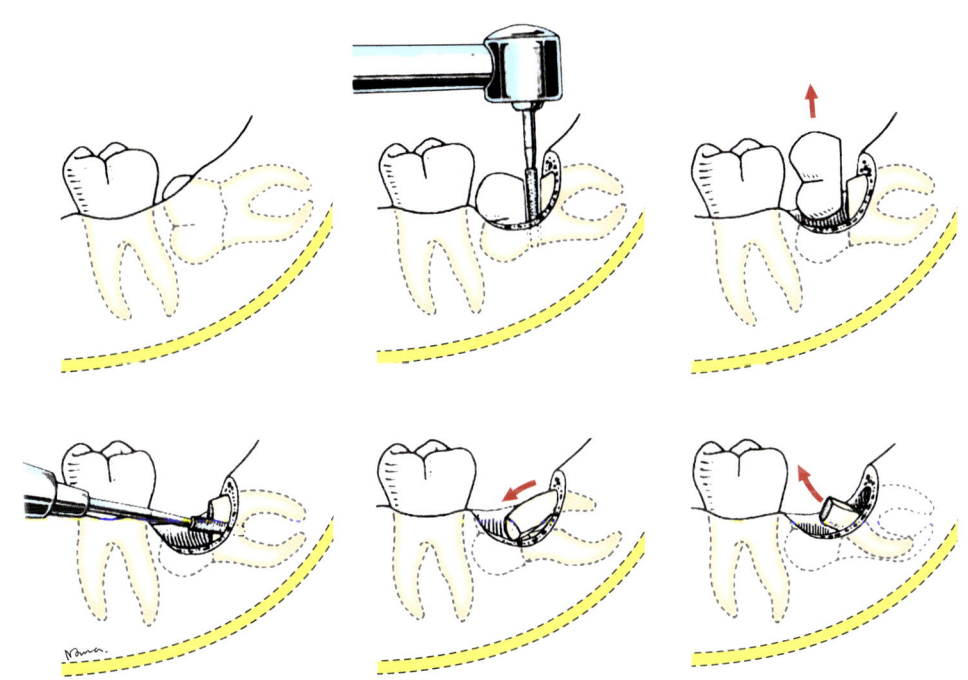

図11-30　歯根が根間中隔を抱いている水平位の埋伏智歯の抜歯．

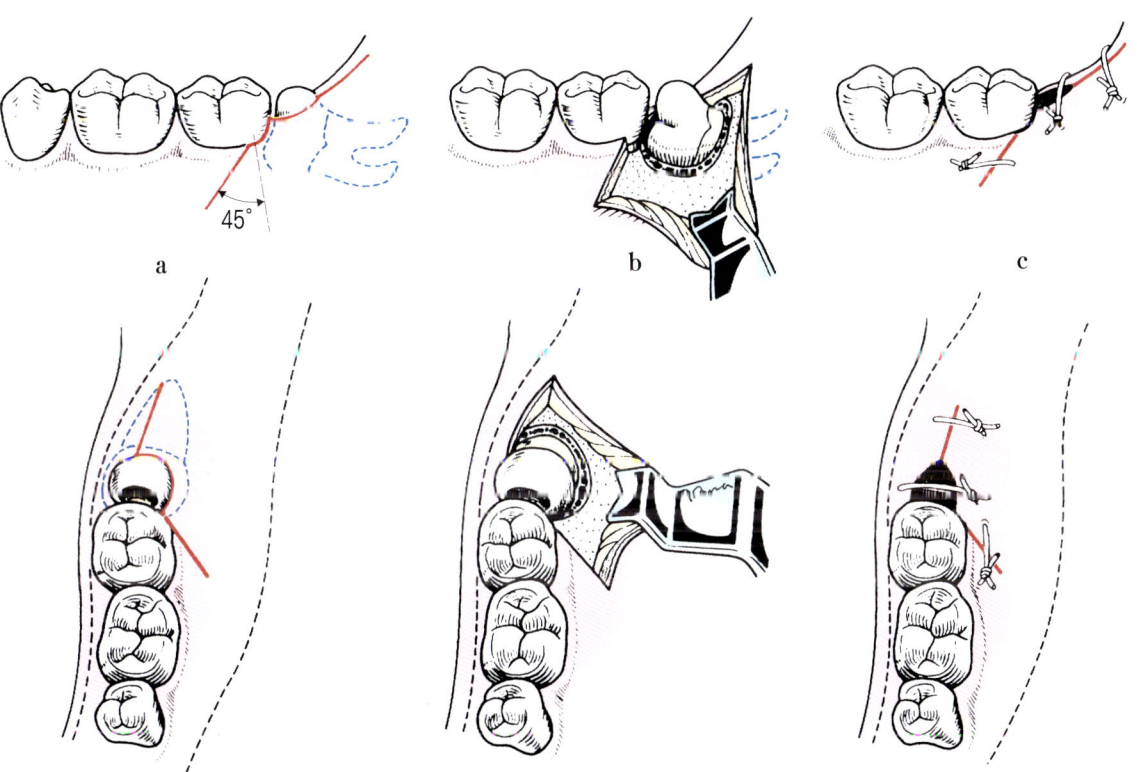

図11-31　抜歯時の粘膜骨膜弁の設計と縫合時の注意点．

粘膜骨膜弁の設計は，先述の粘膜骨膜弁形成のための3要点にしたがって行うが，これに加えて，歯槽頂から下顎枝の内斜線に連なる線より舌側に切開を加えてはならない．粘膜骨膜弁の剥離は，骨削去範囲よりも大きく行う必要があるが，舌側への剥離は控え，骨の削去はできる限り少なく，必要最小限に留める．抜歯後は粘膜骨膜弁を復位し，縫合に際しては遠心部に死腔ができないように注意する．また抜歯後の腫脹を考慮し完全閉鎖は避けるなどの工夫が必要である（**図11-31**）．

Class I Position B,C，Class II Position A,B の抜歯

前項目よりも深い位置にあり，下顎枝前縁との距離も短い場合には，個々の症例に応じて縦切開の位置，角度と長さ，遠心切開の位置と長さと角度について検討しなければならない．とくに注意が必要なのは，遠心切開を加える位置と方向である．第1巻の**図2-29, 30**（44頁）に示すように，舌神経の損傷を避けるためには頬筋櫛より舌側に切開を加えたり，舌側を大きく剥離してはならない．粘膜骨膜弁は，智歯の歯冠を分割するのに十分な骨窓を開けられるよう設計すべきである．小さな切開では抜歯操作が盲目的なり，正確な抜歯操作ができないばかりか，気腫などの合併症も併発する可能性がある（**図11-32**）．

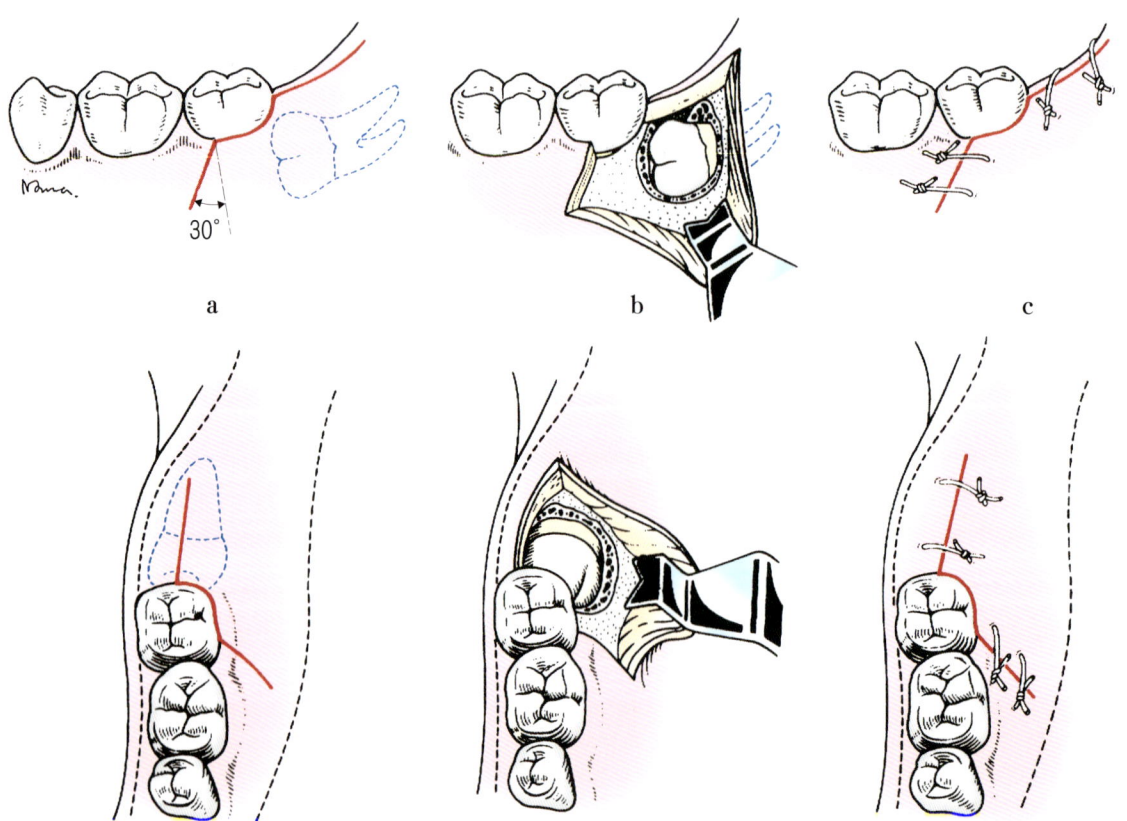

図11-32 粘膜骨膜弁は，智歯の歯冠を分割するのに十分な骨窓を設計する．

Class II Position C, Class III Position B, C の抜歯

深い埋伏歯や逆性埋伏歯の抜去に際しては，頰側下顎外側壁の深部まで良好な術野が得られるよう切開をさらに延長する．すなわち，遠心切開を後外側へ外斜線の上まで弧状に延長し，縦切開は第一大臼歯の頰側に設定する必要がある（図11-33）．粘膜骨膜弁を翻転し扁平鉤などで安全に牽引しながら，歯冠に相当する部位に骨窓を作成する．歯冠よりも若干大きめに骨削去した方が分割歯冠を抜去しやすい．歯冠分割は，歯冠をさらに近心と遠心部に細分割してから抜去する場合もある（図11-34）．

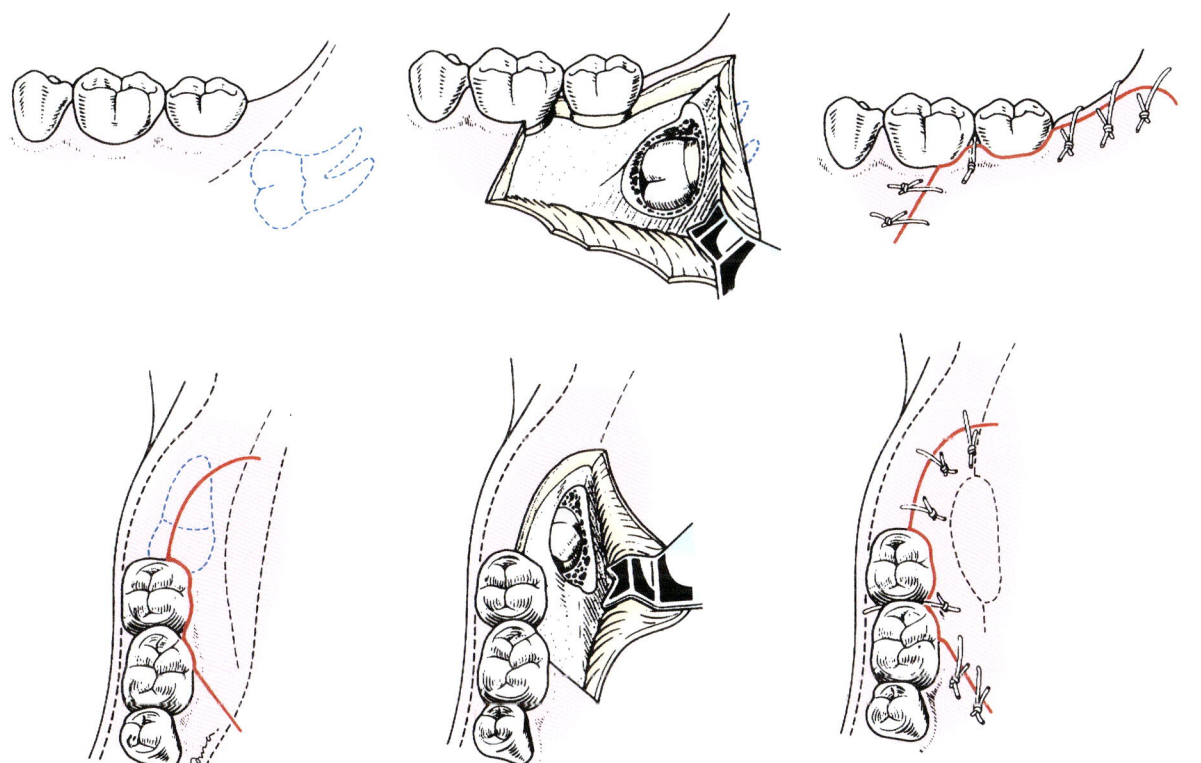

図11-33　深い埋伏歯や逆性埋伏歯の粘膜骨膜弁の設計．

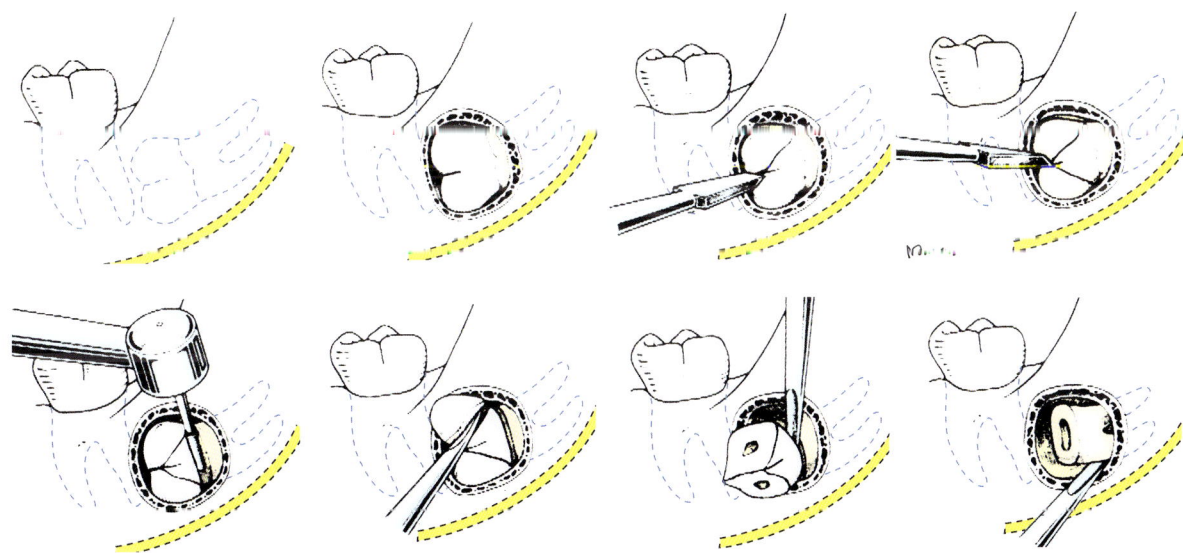

図11-34　歯冠分割のための骨窓の作成と歯冠分割．

舌側にある下顎智歯の抜歯

歯冠が著しく舌側に偏って位置するパターンがある．このような症例では，骨壁の厚い頬側からアプローチすると骨の除去量が大きく，また第二大臼歯の骨植も悪くなる．そのため薄い舌側の骨壁を除去し，先に述べた broken instrument method を応用して，智歯を舌側方向へ押しだして抜歯する方法がある（**図11-35**）．ただし術後感染をきたした場合，炎症が直接顎下隙へ拡大する危険がある．また，舌側骨壁を除去する際に舌神経を損傷する危険もあり，十分な注意が必要である．

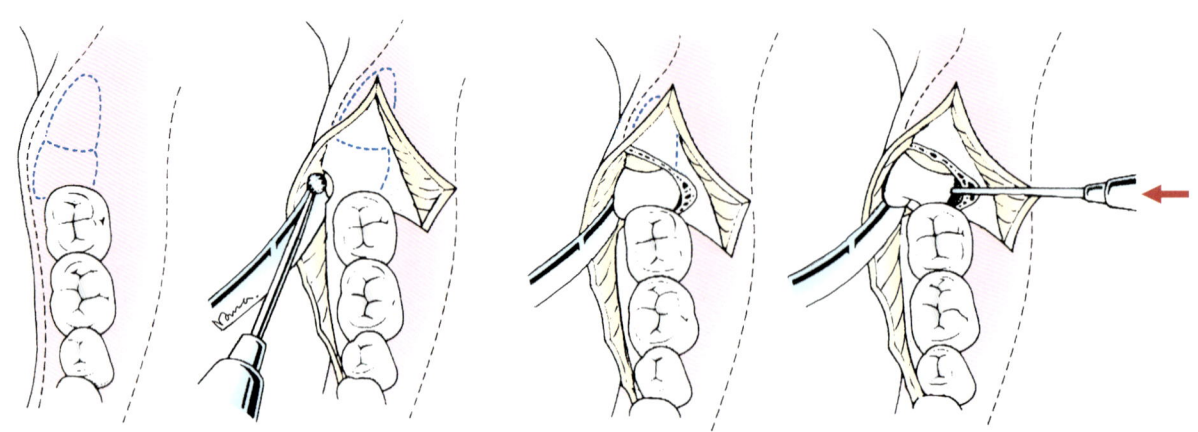

図11-35 舌側にある下顎智歯の抜歯．

神経損傷を避けるテクニック

根尖が下歯槽神経に接している場合には，挺子・鉗子による抜歯操作が下歯槽神経を圧迫しないよう注意をはらう．術前の画像検査で3次元的に根尖と下顎管の位置関係を十分に把握しておく．下歯槽神経の方向に力が加わらないよう，歯冠の分割方法と，周囲骨の削去範囲を考える（**図11-36**）．

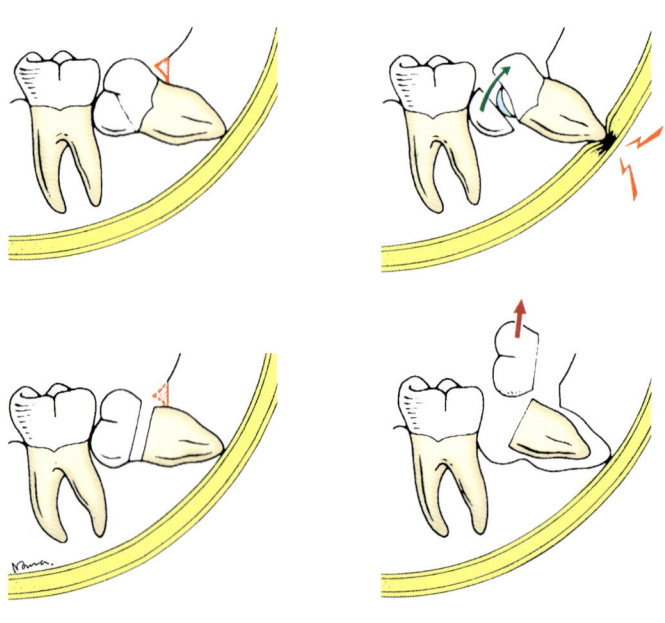

図11-36 神経損傷を避けるテクニック1．

智歯の歯根の舌側面に溝があり，そのなかを下歯槽神経血管束が走行していることがある．このような症例では，下顎孔伝達麻酔が奏功していても，抜歯操作を行うと患者が激しい痛みを訴えることが多い．このような場合に無理に抜歯を行うと神経損傷をきたす恐れがあるので，頰側の歯槽骨を一部除去してから抜歯する（**図11-37a, b**）．

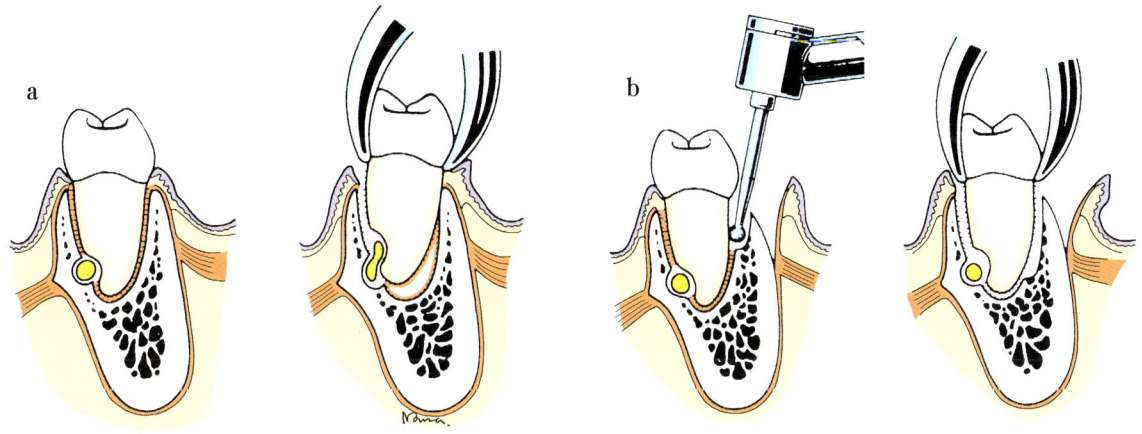

図11-37　神経損傷を避けるテクニック2．

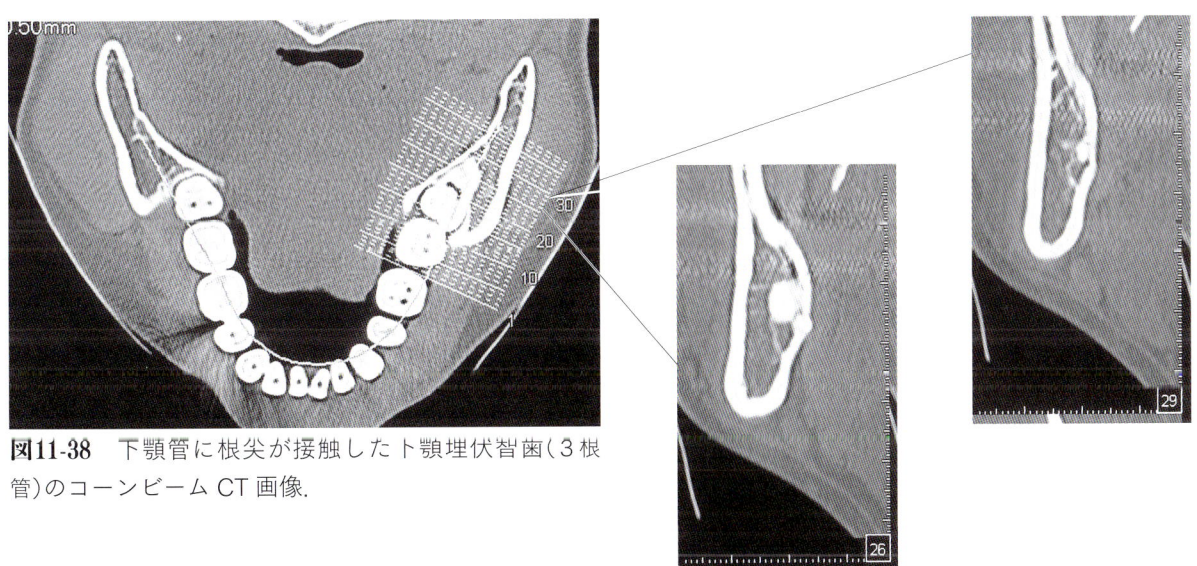

図11-38　下顎管に根尖が接触した下顎埋伏智歯（3根管）のコーンビームCT画像．

　なおコーンビームCT撮影を行うと，智歯と下顎管の位置関係を正確に知ることができる．抜歯による神経損傷を避けられないと判断した場合（**図11-38**）は，まず歯冠のみを除去して経過を観察し，異物排除機転により歯根が下顎管から離れてくるのを待って抜歯する．2回抜歯法を選択することもできる．

　舌神経が智歯の舌側に密接している症例がある．この状態を術前に通常のエックス線画像で読みとることはできないが，手術操作が舌側に及ぶ場合には，舌神経を損傷する危険があることを常に意識しなくてはならない．なお，コーンビームCT撮影を利用できれば，智歯と下歯槽神経の位置関係を正確に知ることができる（**図11-38**）．舌側に粘膜骨膜弁を形成する場合は，歯頸部からアプローチし，浅い範囲の骨膜下剝離に留める．

■上顎智歯の抜歯

上顎智歯の埋伏状態の確認

　　　　智歯の埋伏状態を正しく把握することは，安全で確実な抜歯を行うための大前提である．上顎埋伏智歯の分類として，古くから"G.B.Winter の分類"が一般的に用いられている（**表11-2**）．この分類は，埋伏の深さ，埋伏歯の歯軸の方向，上顎洞との関係の3つの要素を用いたもので，抜歯の難易度とよく一致する（**図11-39**）．

表11-2　上顎埋伏智歯の分類．

A．第二大臼歯に対する智歯の埋伏の深さ
　Class A：埋伏智歯の最下点が第二大臼歯の咬合面と同じ高さにある
　Class B：埋伏智歯の最下点が第二大臼歯の咬合面と歯頸部との間の高さにある
　Class C：埋伏智歯の最下点が第二大臼歯の歯頸部の上にある
B．第二大臼歯の歯軸に対する埋伏智歯の歯軸の方向
　1．垂直位
　2．水平位
　3．近心傾斜
　4．遠心傾斜
　5．逆位
　6．頰側傾斜
　7．舌側傾斜
C．埋伏智歯と上顎洞との関係
　1．上顎洞接近あり（埋伏智歯と上顎洞との間の骨の厚さが2mm以下）
　2．上顎洞接近なし（2mm以上の骨の厚みがあり）

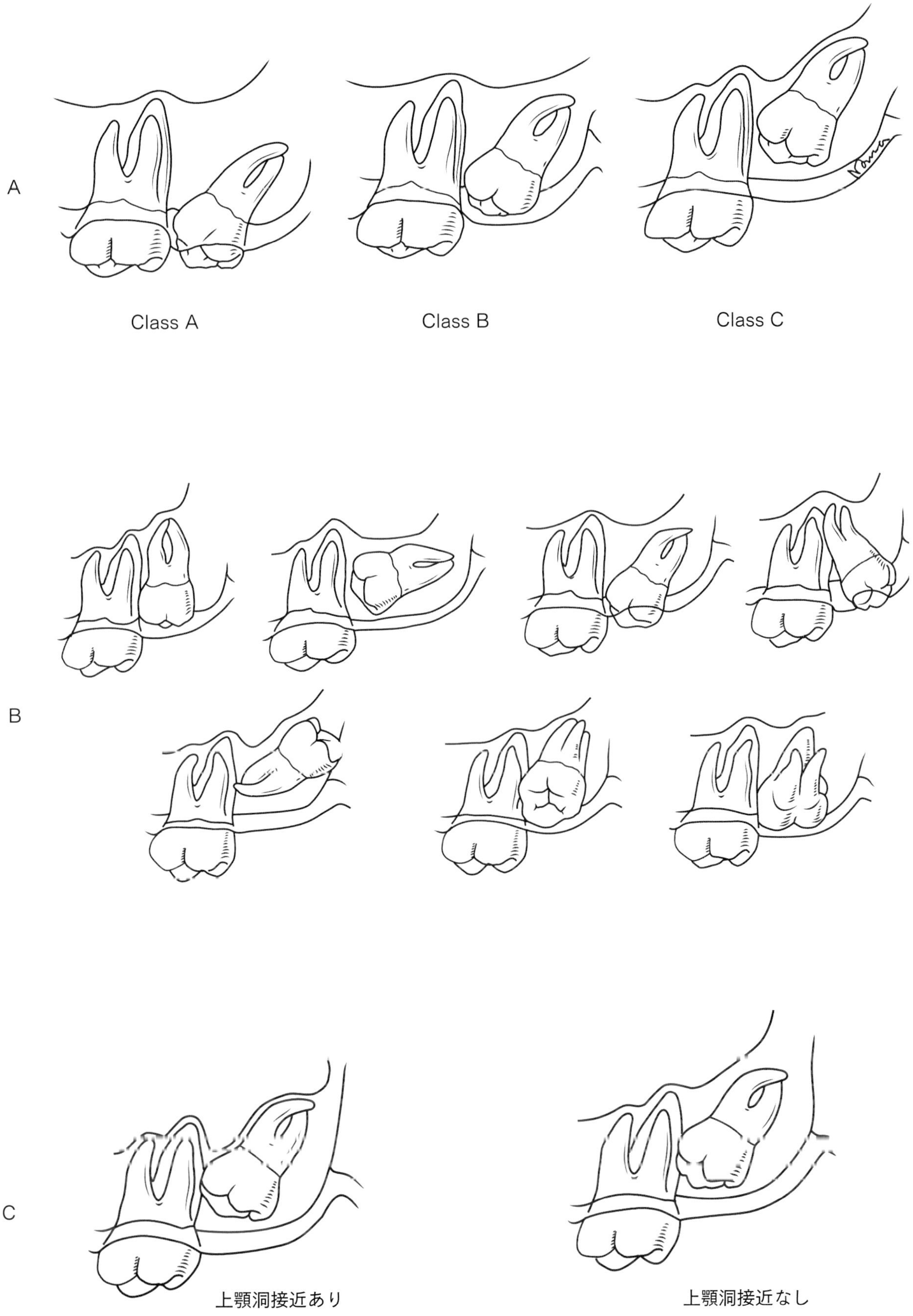

歯・歯槽骨の手術

Class A　　　　　　　Class B　　　　　　　Class C

上顎洞接近あり　　　　　　　　上顎洞接近なし

図11-39　上顎埋伏智歯の分類（G.B.Winter の分類）．

埋伏の深さと粘膜骨膜弁の設計

遠心切開は，上顎切痕（上顎結節と翼突鉤間の溝）から上顎結節の頂上稜線を第二大臼歯遠心の中央へ入れる．しかし，口角が狭く遠心部の頂上稜線に器具が到達できない場合には，切開線をやや口蓋側へもってくることもある．ついで，歯頸部に沿って第二大臼歯の頬側へ切開を進めるが，頬側の縦切開の位置は埋伏歯の深さによって異なる．深いほど前方へ加えることになる（**図11-40**）．

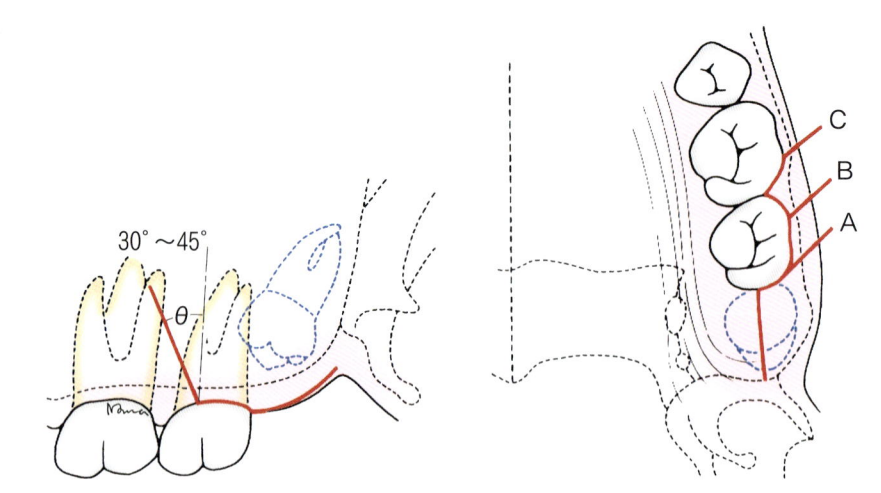

図11-40 埋伏の深さと第二大臼歯遠心の縦切開位置．

Class A の抜歯に用いる切開は，第二大臼歯の遠心頬側隅角から斜前上方へ約30°～45°の角度で縦切開を加える（**図11-41**）．

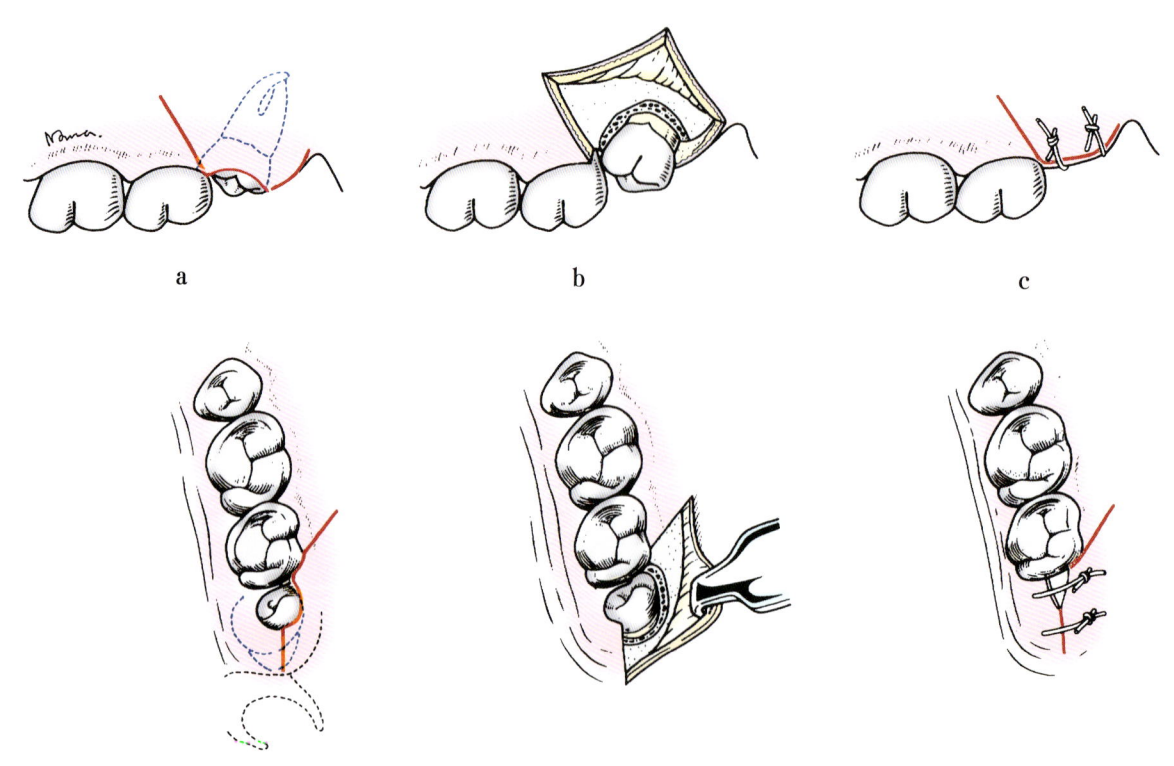

a　　　　b　　　　c

図11-41 Class A の抜歯に用いる粘膜骨膜弁の縦切開の位置．

歯・歯槽骨の手術

　Class Bでは，第二大臼歯の近心豊隆部の上に縦切開を加え，これがもっとも標準的な切開線である（**図11-42**）．

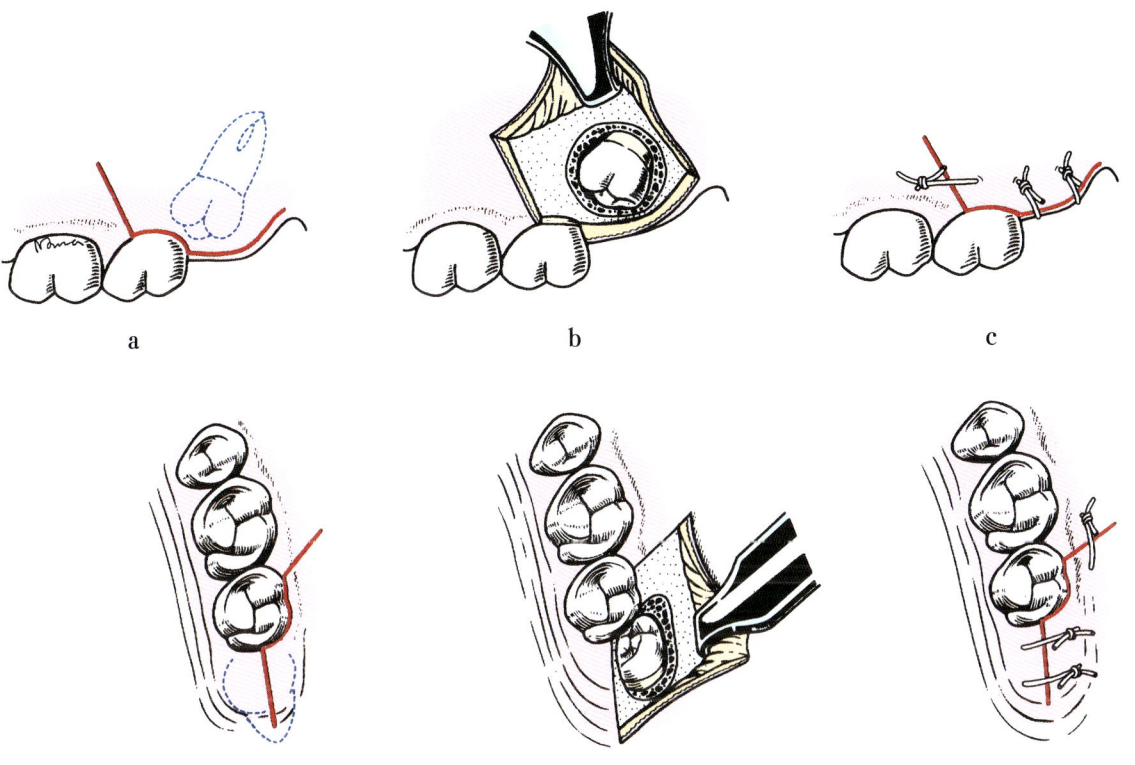

図11-42　Class Bの抜歯に用いる粘膜骨膜弁の縦切開の位置．

　Class Cの抜歯に用いる縦切開の位置は，第一大臼歯の頰側に加える（**図11-43**）．

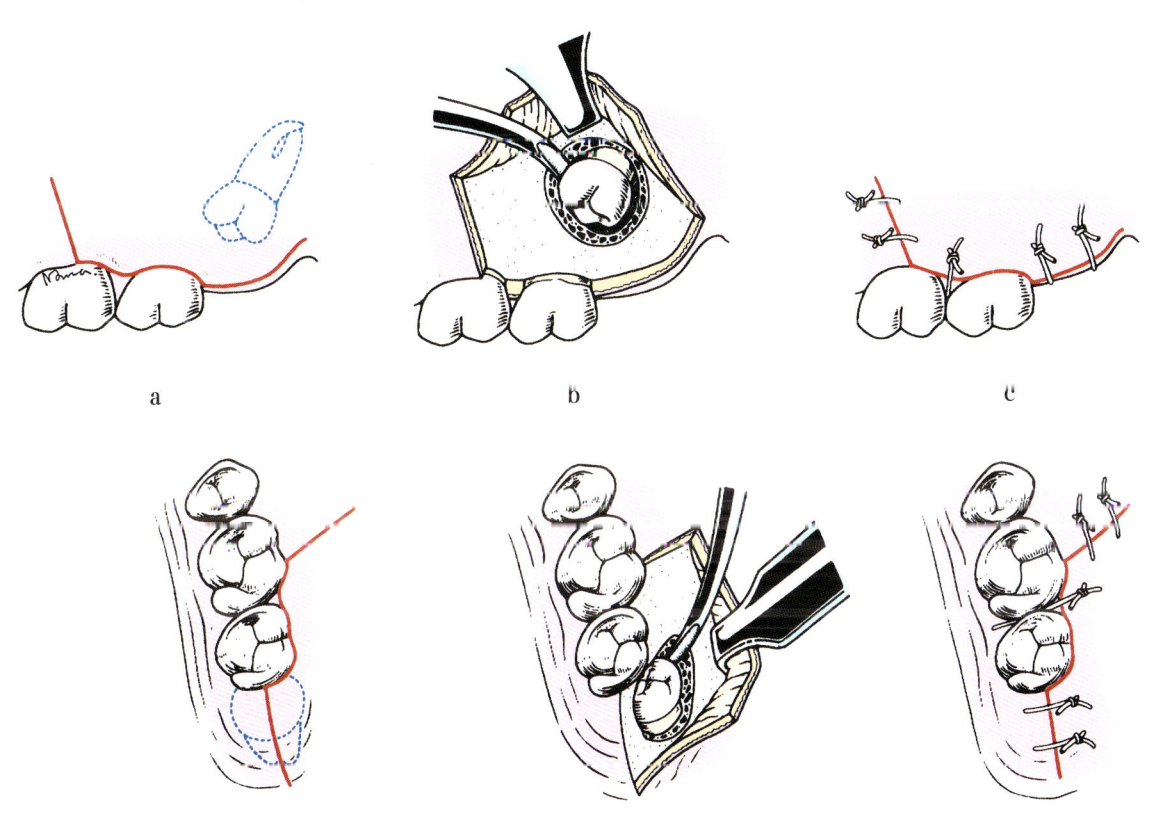

図11-43　Class Cの抜歯に用いる粘膜骨膜弁の縦切開の位置．

なお上顎智歯の抜歯で歯槽骨を除去する場合には，バーを使用する方がよい．骨ノミを使用すると衝撃が直接頭蓋に伝わるし，智歯を上顎洞へ迷入させる危険がある．

口蓋側にある上顎埋伏智歯の抜歯

遠心切開に続いて大臼歯の舌側歯頸部に切開を加え，口蓋側粘膜骨膜弁を剥離すると十分な視野が得られる．口蓋動脈の損傷を避けるため，口蓋粘膜には縦切開を加えない（**図11-44**）．

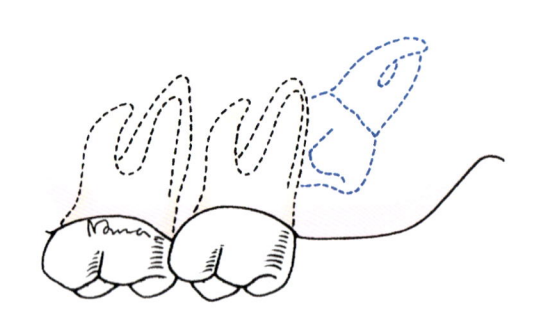

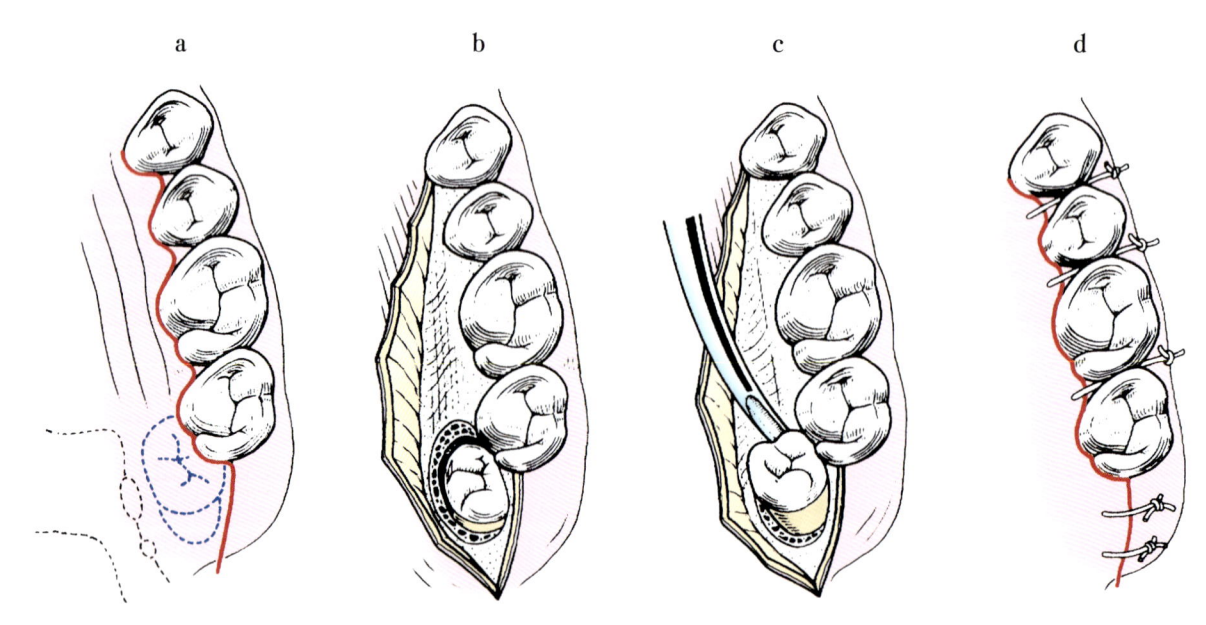

図11-44 口蓋側にある上顎埋伏智歯の抜歯．

■上顎正中過剰埋伏歯の抜歯

口蓋側にある過剰埋伏歯の抜歯

通常，左右の上顎犬歯の間の口蓋側歯肉溝に切開を加え，骨膜を剥離し粘膜骨膜弁を形成すれば抜歯に必要な術野が得られる．埋伏歯の位置が片側に偏っている場合は，**図11-45a**に示すように同側の切開線を延長すればよい．口蓋の粘膜骨膜弁を翻転する際に，正中の切歯溝に強固な結合織に包まれた鼻口蓋神経血管束が現れるが，過剰歯の埋伏位置が深くなければ，これを切断する必要はない．

過剰埋伏歯の埋伏位置が深い場合には，同側の歯肉溝に沿った切開を小臼歯部まで延長し，鼻口蓋神経血管束を結紮して切断し，大きく粘膜骨膜骨を翻転する．露出した骨面上に埋伏歯の一部または骨膨隆を認めたら同部に骨窓をつくる．骨ノミ，バーどちらでもよい．歯冠周囲の骨を削去すれば，埋伏歯を分割しなくても抜歯できる場合が多い．術後，骨面と粘膜骨膜弁との間に血腫ができると創傷治癒不全，術後感染を惹起しやすいので，保護床が必要である（図11-46a～h）．

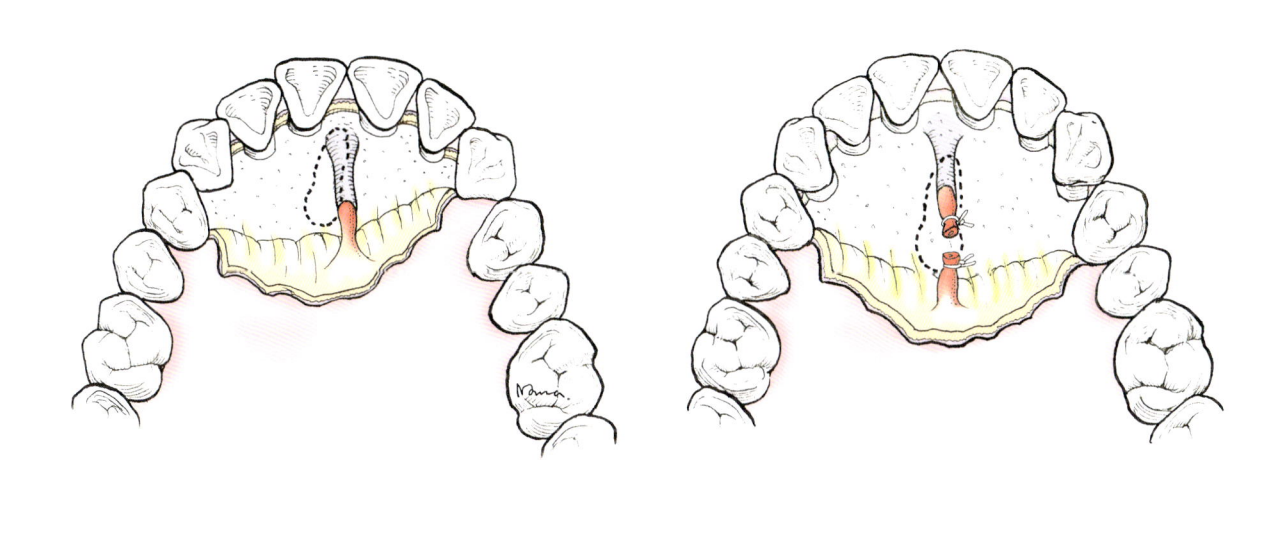

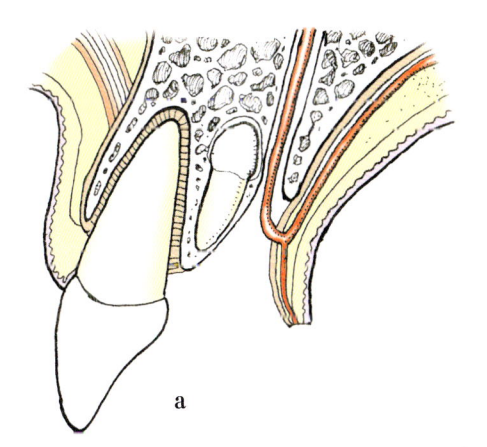

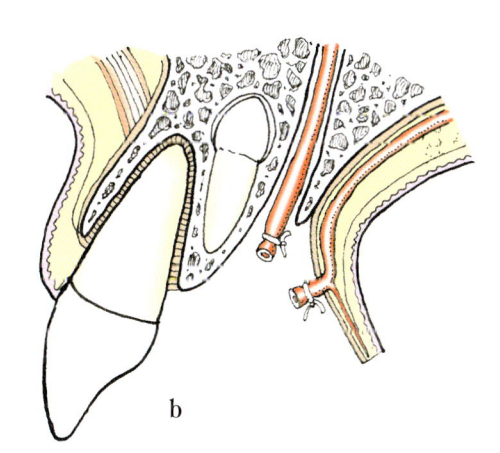

図11-45　上顎正中過剰埋伏歯の抜歯．

a

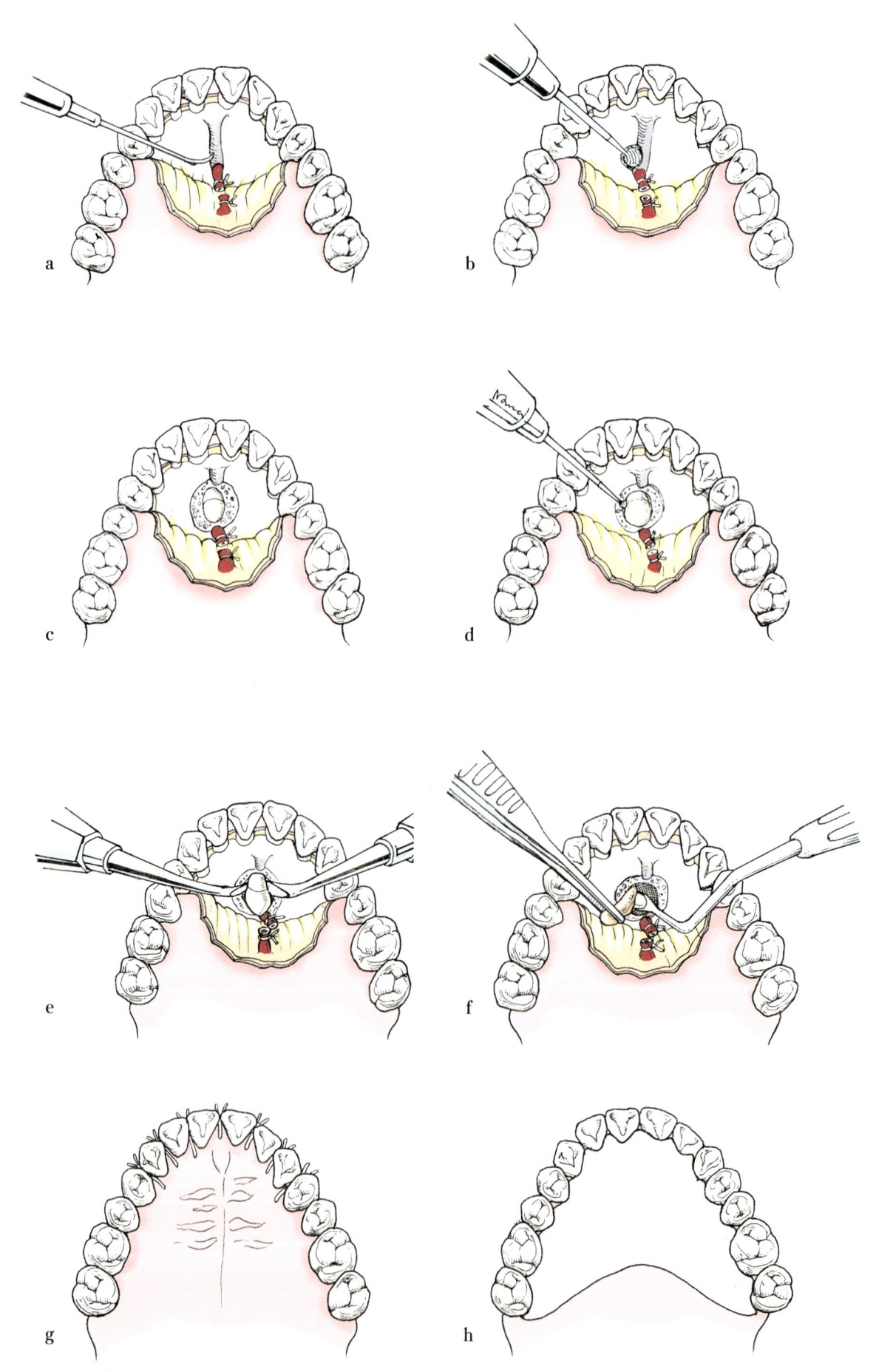

b

c

d

e

f

g

h

図11-46 深い上顎正中過剰埋伏歯の抜歯.

唇側にある過剰埋伏歯の抜歯

過剰埋伏歯の埋伏位置が浅い場合には，Neumann の切開法で粘膜骨膜弁を形成する．埋伏位置が深い場合には，遠藤式切開法で粘膜骨膜弁を形成する方がよい(**図11-47b**)．埋伏歯を被覆する骨の除去の手順は，口蓋側と同様である．唇側では中切歯根尖部，前鼻棘の骨は決して除去してはならない(**図11-48**)．症例によっては梨状口下縁および鼻腔底の骨を除去し鼻腔の骨膜下へ抜去することもある．縫合では，口唇の運動で創が哆開しないよう注意する．

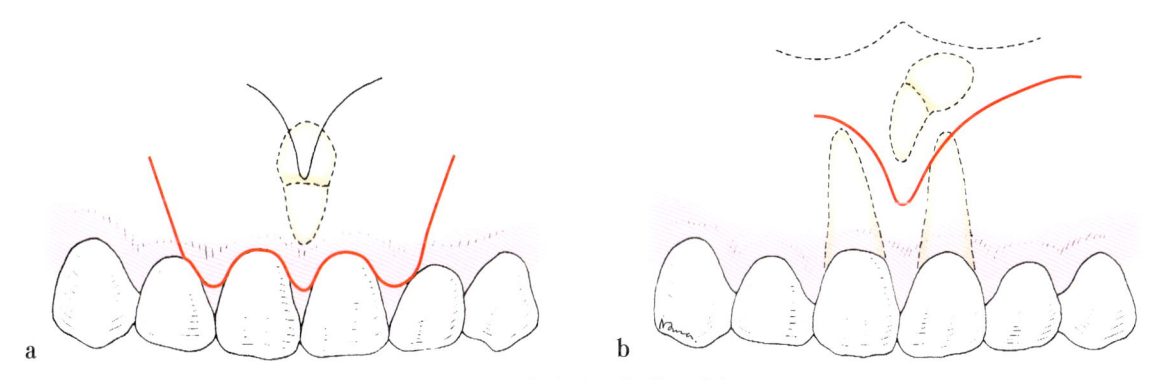

図11-47 唇側にある過剰埋伏歯の抜歯時の粘膜骨膜弁．

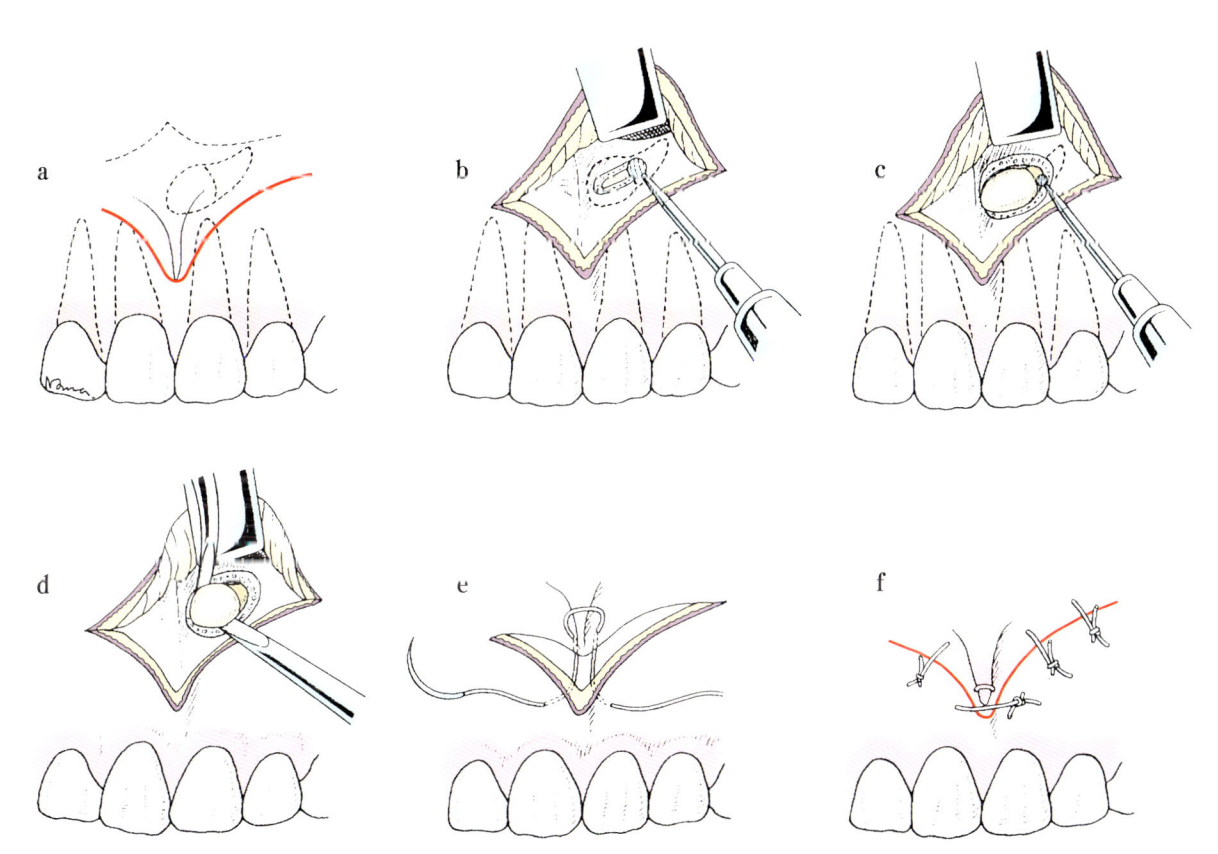

図11-48 唇側にある過剰埋伏歯の抜歯時の骨の除去．

■その他の埋伏歯の抜歯

口蓋側に埋伏した犬歯の抜歯

　　　　　前口蓋動・静脈は大口蓋神経とともに大口蓋孔をでた後，**図11-49**に示すように歯槽突起の基部の骨溝のなかを走行するが，人によっては第一大臼歯に相当する部位で，骨溝の両側の小さな骨の突起が融合してトンネル状になっている．したがって口蓋の粘膜骨膜弁を大臼歯部まで翻転する場合には，口蓋の血管神経束の損傷を避けるため，この骨のトンネルを除去する必要がある．

　　通常，抜歯側の第二小臼歯ないしは第一大臼歯の口蓋側から舌側の歯肉溝に沿って前方へ向い，正中を越えて反対側の犬歯ないしは第一小臼歯まで切開を加え，骨膜下剥離をして粘膜骨膜弁を形成する．骨除去は骨膨隆部を中心に行う（**図11-50**）．

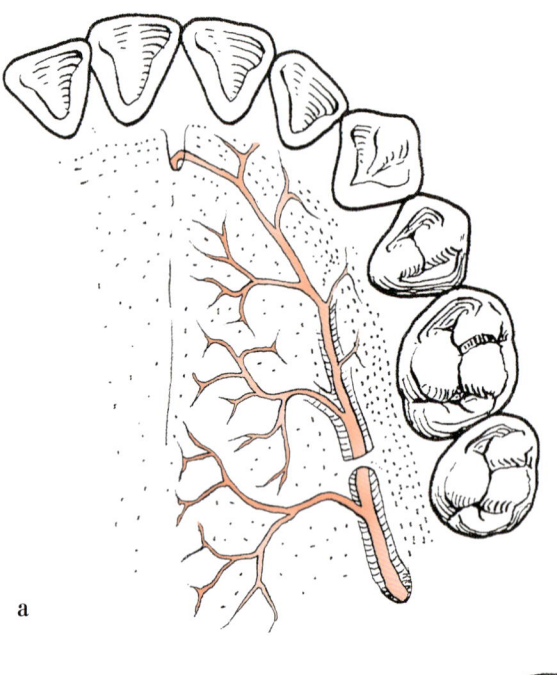

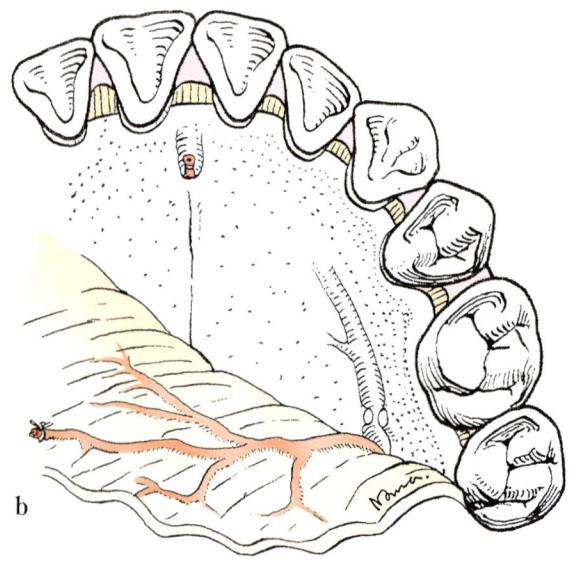

図11-49　正中の切歯溝には，強固な結合組織に包まれた鼻口蓋神経血管束がある．

歯・歯槽骨の手術

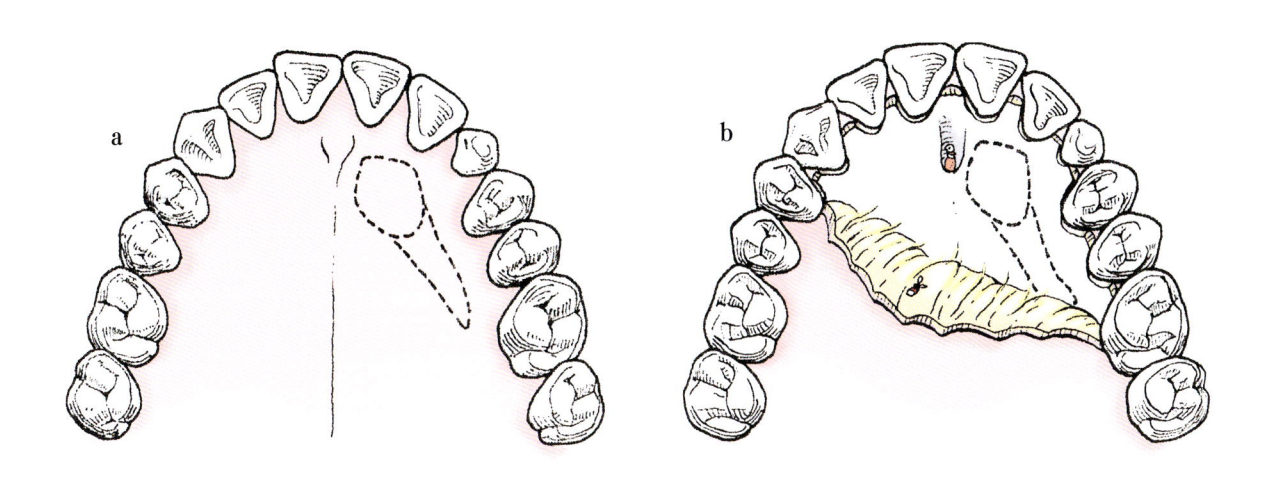

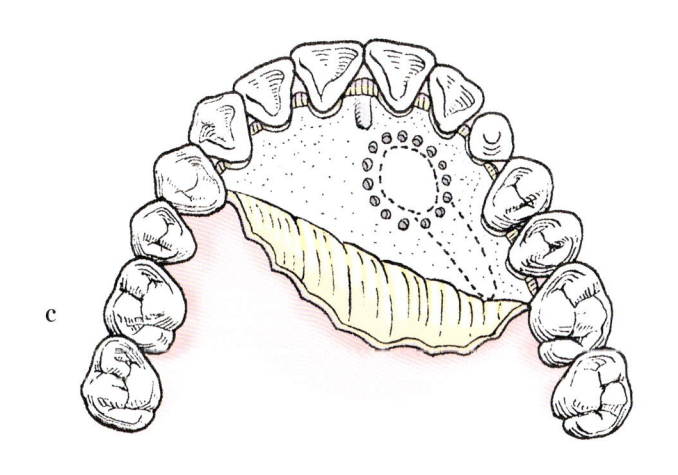

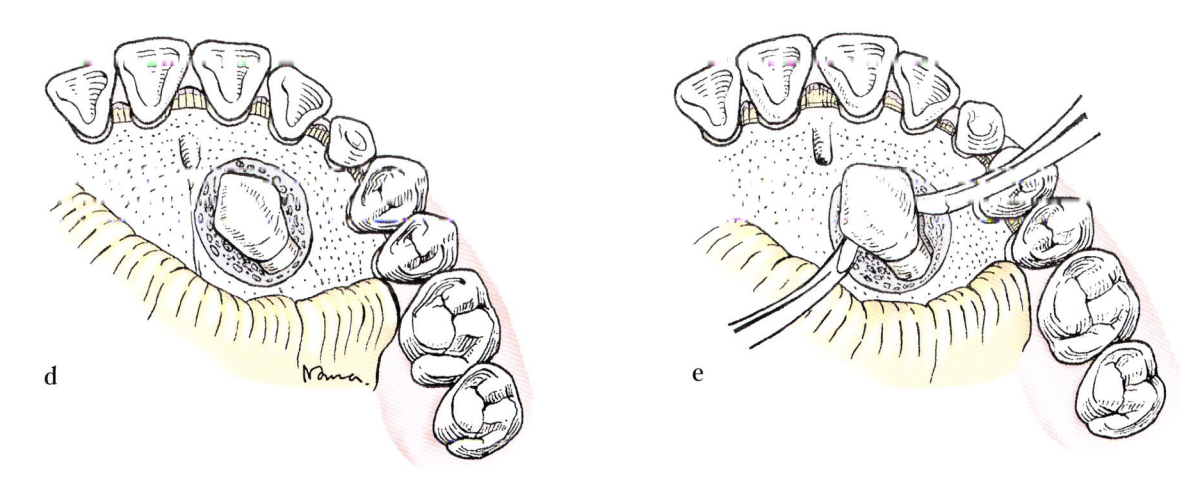

図11-50 口蓋側に埋伏した犬歯の抜歯時の粘膜骨膜弁の設計.

犬歯は大きいので歯冠全域が完全に露出するまで骨削去をすれば隣在歯へ傷害が及ぶことが懸念されるので，歯の分割抜去が必要となる(**図11-51**)．分割抜去の際，骨の菲薄な部分に形成した骨窓から犬歯の一部を除去し，そのスペースを利用して歯根，歯冠と順次抜歯する方法がある(だるま落としを利用した抜歯(**図11-52**)．

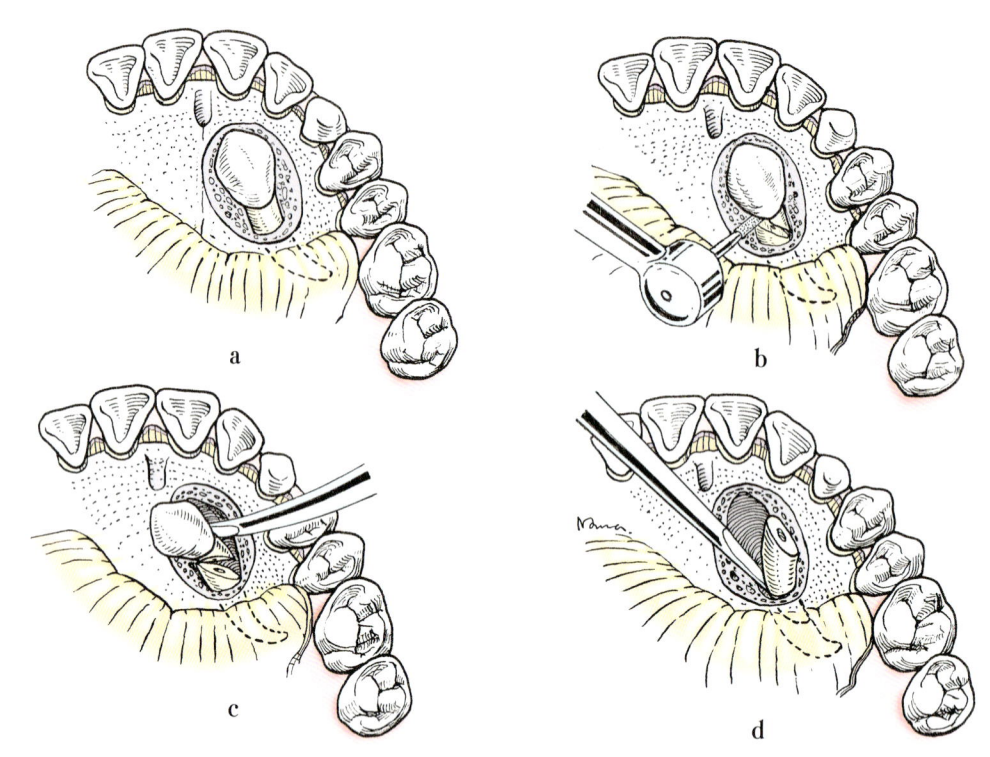

図11-51 口蓋側に埋伏した犬歯の抜歯時の分割抜歯．

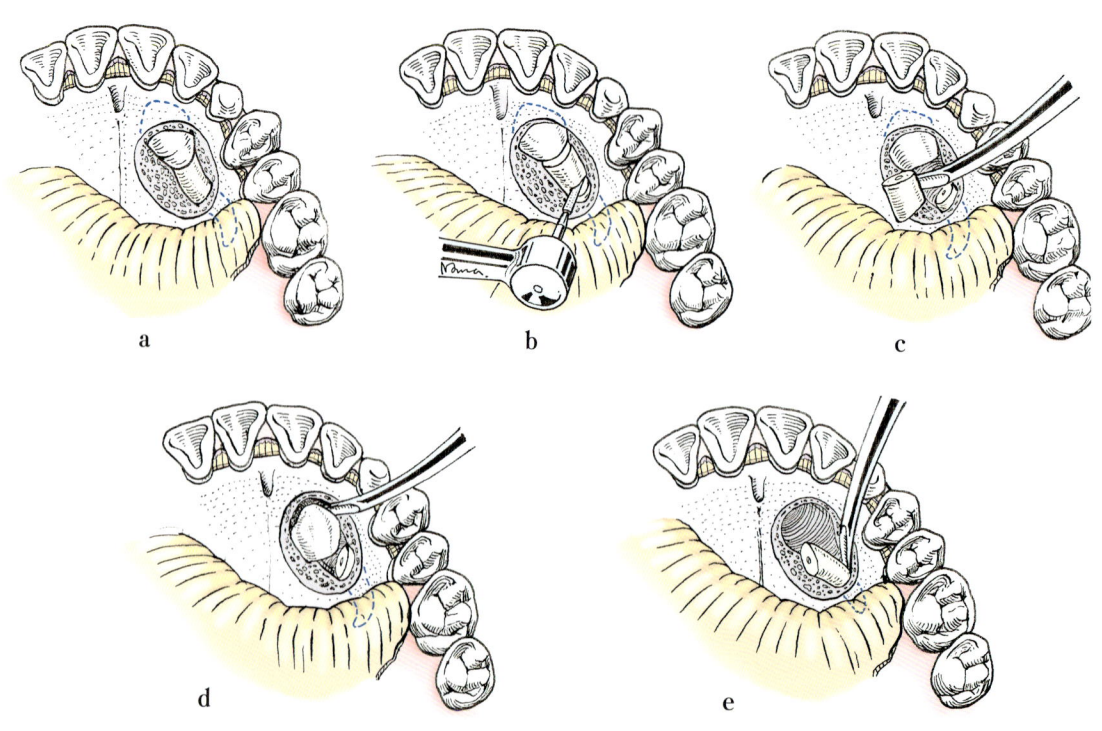

図11-52 口蓋側に埋伏した犬歯の"だるま落とし"を利用した抜歯．

唇側に埋伏した犬歯の抜歯

　　Neumann の切開法ないしは Partsch の切開法を用いる．犬歯は過剰埋伏歯に比べてはるかに大きく，骨除去の範囲も拡大されることが多いので，十分な大きさの粘膜骨膜弁を翻転する必要がある．骨除去の手順は，口蓋側の場合とほぼ同じである．口蓋側に比べ視野がよく，抜歯操作もやりやすい．鼻腔，上顎洞との位置関係には注意をする．口蓋側と同様に，だるま落としを利用した抜歯が有効である（**図11-53**）．

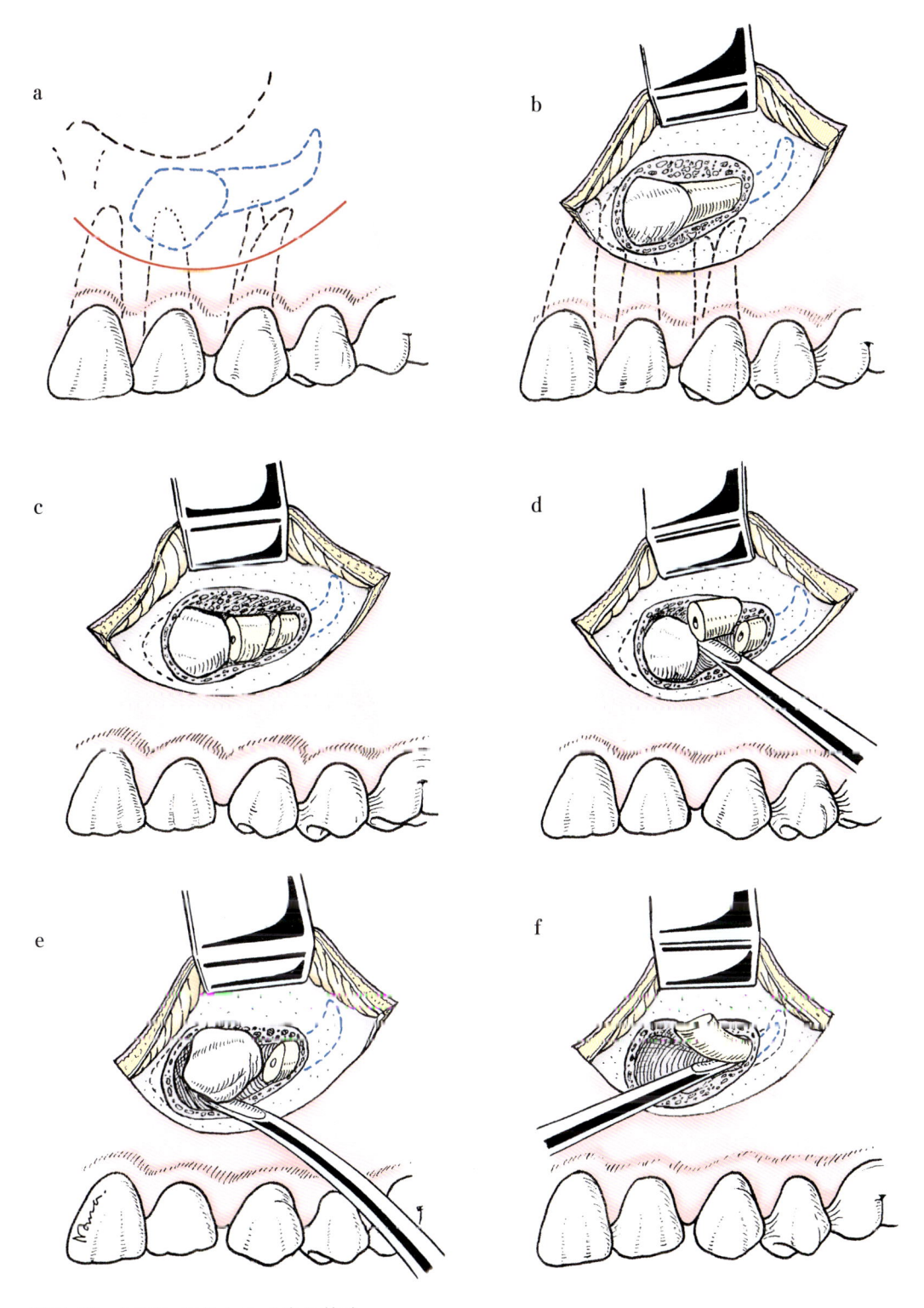

図11-53 唇側に埋伏した犬歯の抜歯．

唇・口蓋側にまたがった埋伏犬歯の抜歯

原則として，歯冠の存在する側に粘膜骨膜弁を形成して，抜歯を行う（この症例では口蓋側に歯冠がある）．上顎犬歯では多くの場合，根尖1/3が大きく弯曲しているので，根尖の存在する側にも粘膜骨膜弁をつくり，根尖部を被う骨を除去し，歯根の弯曲部で歯根を分割し，先にこれを抜歯した後に埋伏歯本体を抜歯することになる（**図11-54**）．

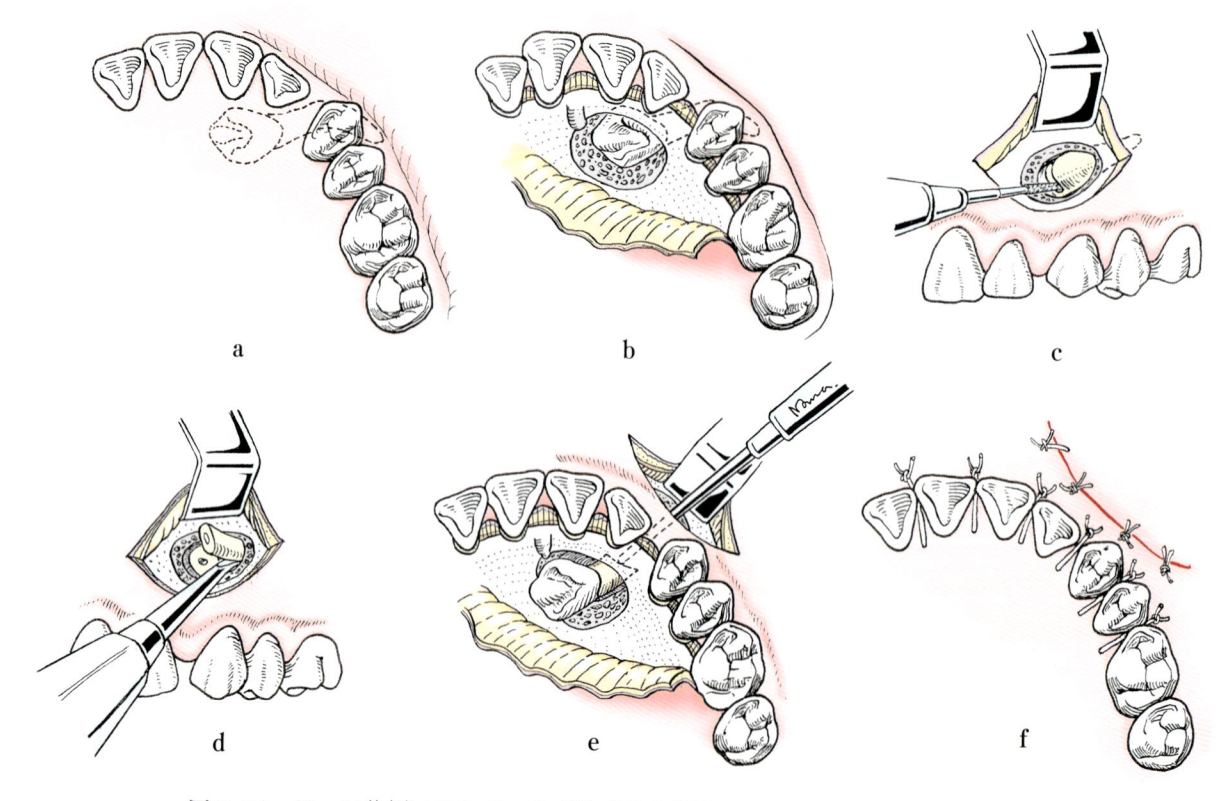

図11-54 唇・口蓋側にまたがった埋伏犬歯の抜歯．

埋伏下顎犬歯の抜歯

唇・頬側に位置した場合には，唇側に大きな粘膜骨膜弁を形成する．通常，Neumannの切開法を用いるが，埋伏歯が下顎底近くにある場合はPartshの切開法により粘膜骨膜弁を形成する．粘膜骨膜弁を形成する際は，粘膜骨膜弁の遠心側でオトガイ神経を損傷しないように注意する．オトガイ神経はオトガイ孔からでると粘膜下の表層を走行するので，遠心部の剥離時にも気をつける（**図11-55**）．

舌側に位置した場合には，下顎の舌側は視野が悪く抜歯操作がきわめてやり難いので可能な限り唇側からのアプローチを考える．舌側に縦切開をいれず，歯頸部切開のみで骨膜下剥離する．必要に応じて対応する唇・頬側歯槽骨に骨窓を開け broken instrument method を試みる．

歯・歯槽骨の手術

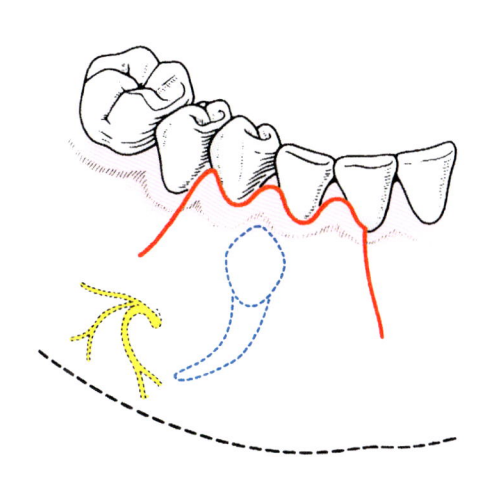

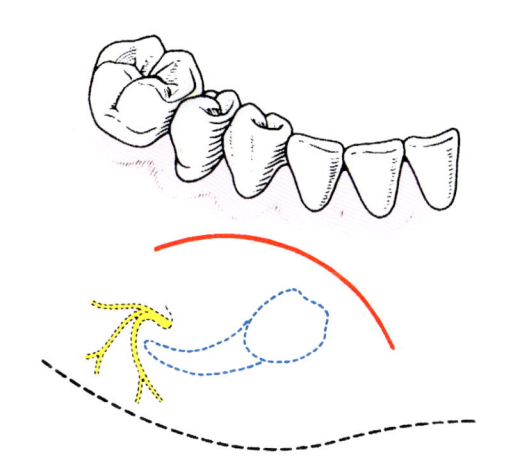

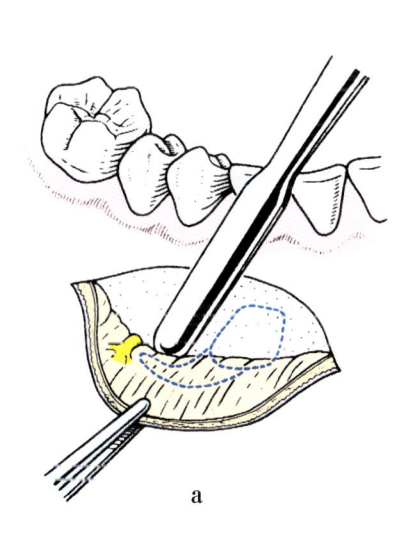

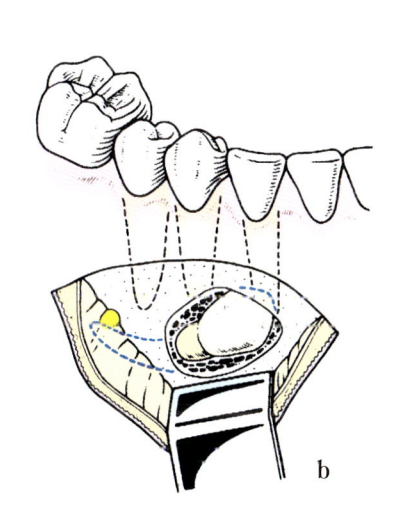

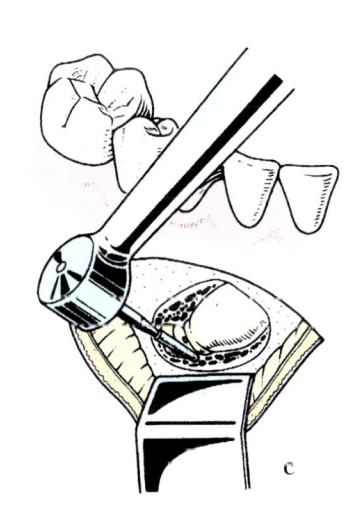

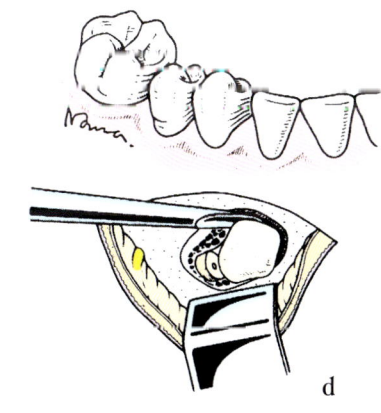

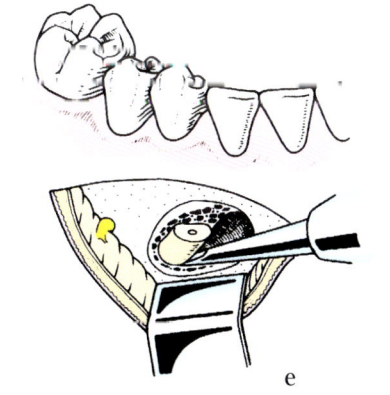

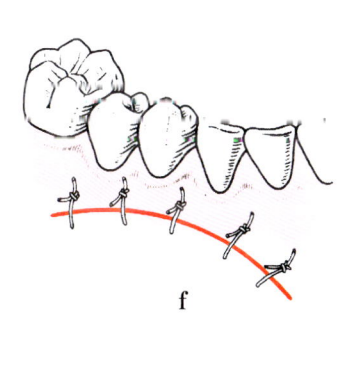

図11-55 埋伏下顎犬歯の抜歯．

埋伏小臼歯の抜歯

　萌出順序の関係から第一大臼歯の近心偏位により萌出スペースが狭められ，下顎第二小臼歯が舌側に傾斜して埋伏するケースが多い．その他，稀ではあるが，近心ないし遠心方向に傾斜ないしほぼ水平位に埋伏し，埋伏歯歯冠が隣在歯歯根と密着している場合もある．通常，頰側に大きな粘膜骨膜弁を形成する．Neumannの切開法を用いるが，埋伏歯が下顎底近くにある場合はPartshの切開法により粘膜骨膜弁を形成する．粘膜骨膜弁を形成する際は，犬歯の場合と同様にオトガイ神経の走行に注意する．抜歯も犬歯のときと同じく『だるま落とし』が有効である(図11-56a〜h)．

　舌側に埋伏した下顎小臼歯の抜去は，前述のbroken instrument methodを試みる．舌側の歯頸部の剥離に際しては，骨膜がきわめて容易に剥離されるので過大な骨膜剥離は行わないように注意する．また決して縦切開を入れてはならない．場合によっては，唇・頰側の歯肉を翻転し，歯間中隔を一部削去して埋伏歯がみえるようにしてからbroken instrumentを適合する(図11-57a〜f)．

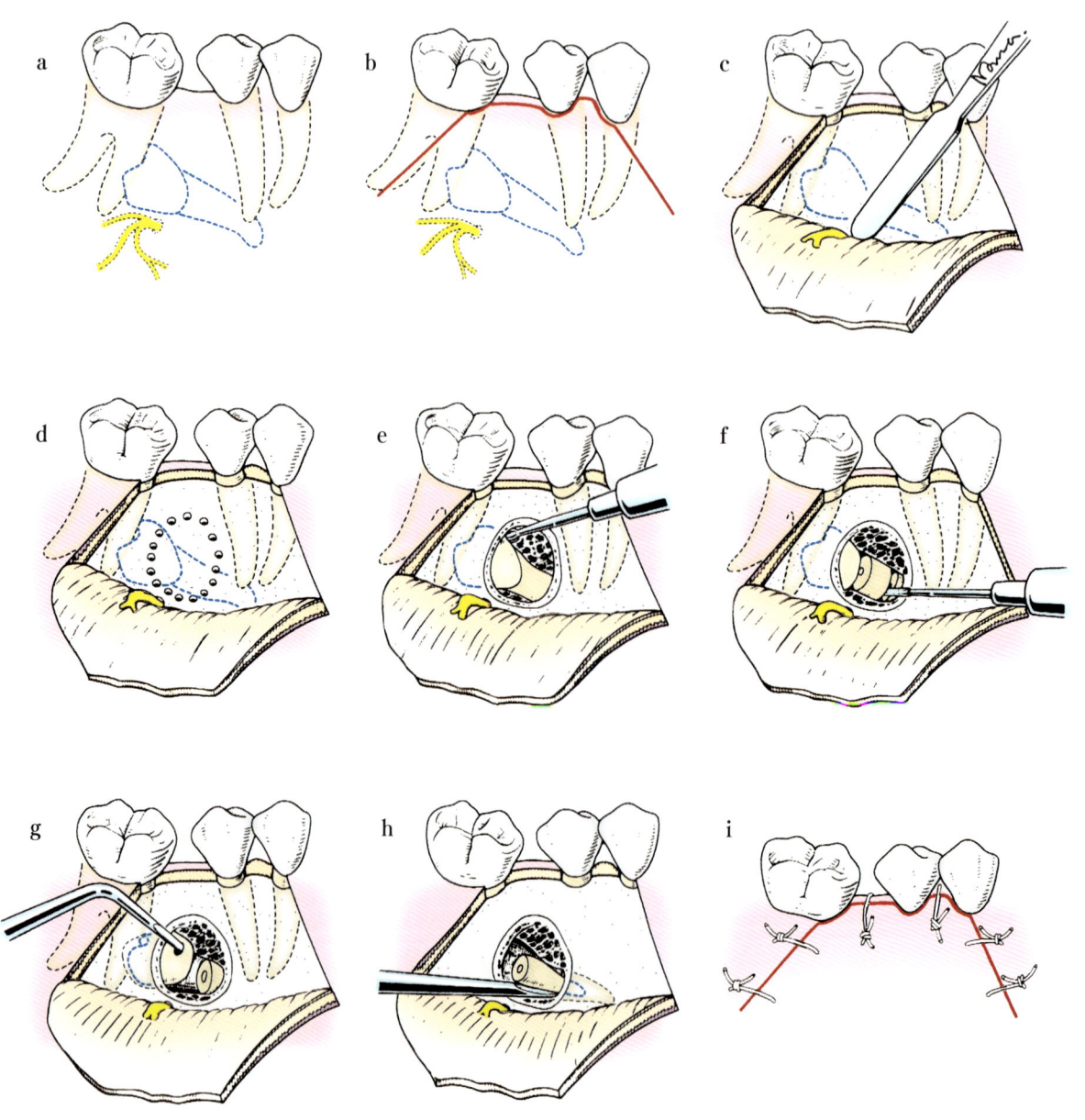

図11-56　埋伏小臼歯の抜歯．

歯・歯槽骨の手術

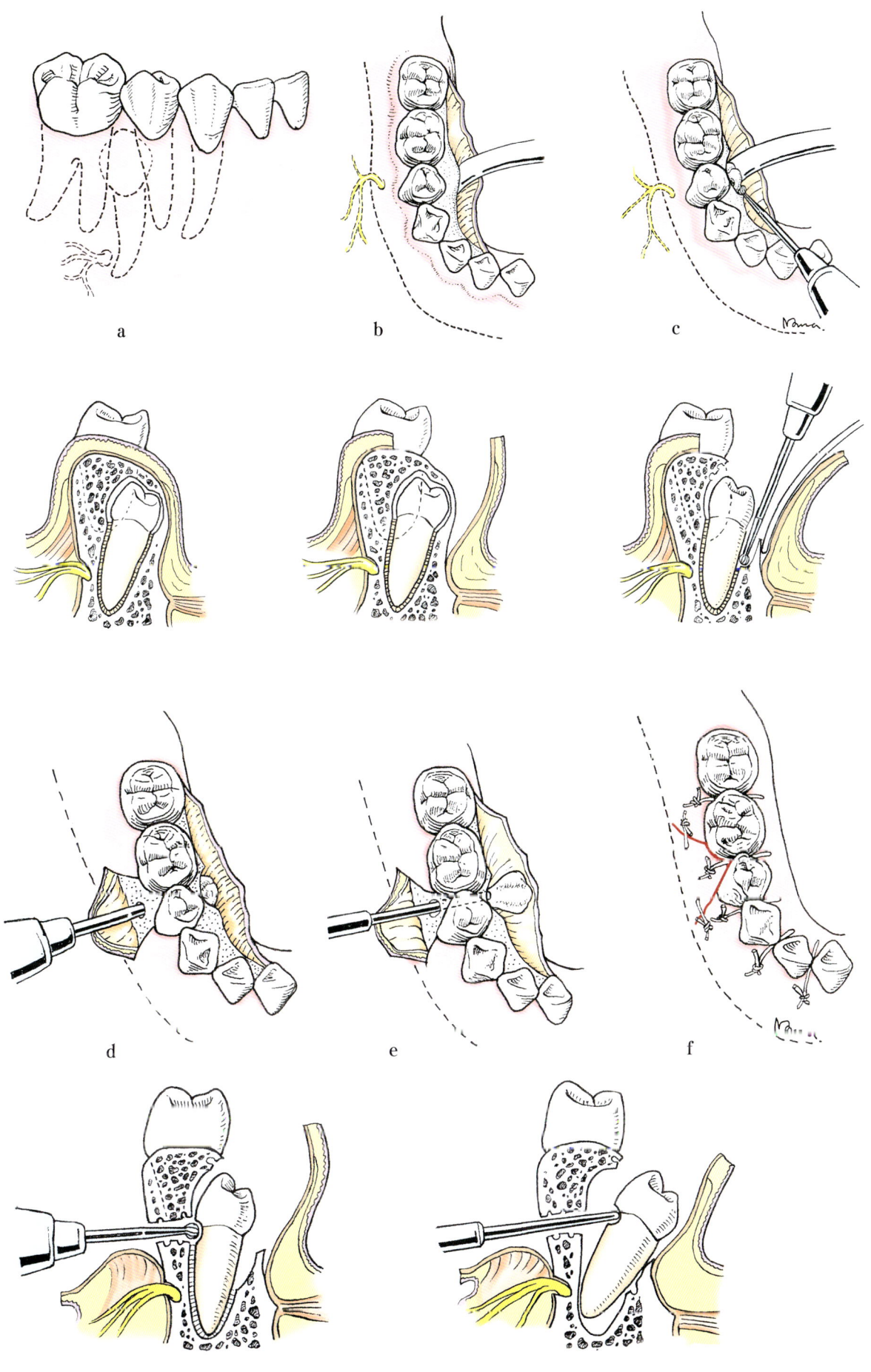

図11-57 舌側に埋伏した下顎小臼歯の抜歯．

■迷入歯根の摘出

上顎洞迷入歯根の摘出

　　　　上顎第二小臼歯から第三大臼歯までの歯根と上顎洞底とはきわめて近接しているので，これらの抜歯に際しては常に歯根を上顎洞へ迷入させる危険がともなう．歯根を上顎洞へ迷入させた場合には，まず歯根の位置を確認する．むやみやたらと掻爬や摘出を試みるべきでない．また迷入した歯根は，上顎洞炎を引き起こすため放置してはならない．

　迷入した歯根の位置を確かめるには，エックス線撮影が必須である．

　上顎臼歯歯根が迷入する位置は，
①上顎洞粘膜を突き破って洞内にある
②上顎洞粘膜と上顎洞骨壁の間にある
③頰側の骨壁を破って頰側の骨膜下にある
④骨膜を破って頰側の軟組織中にある
など4つの場合が考えられる（**図11-58**）．

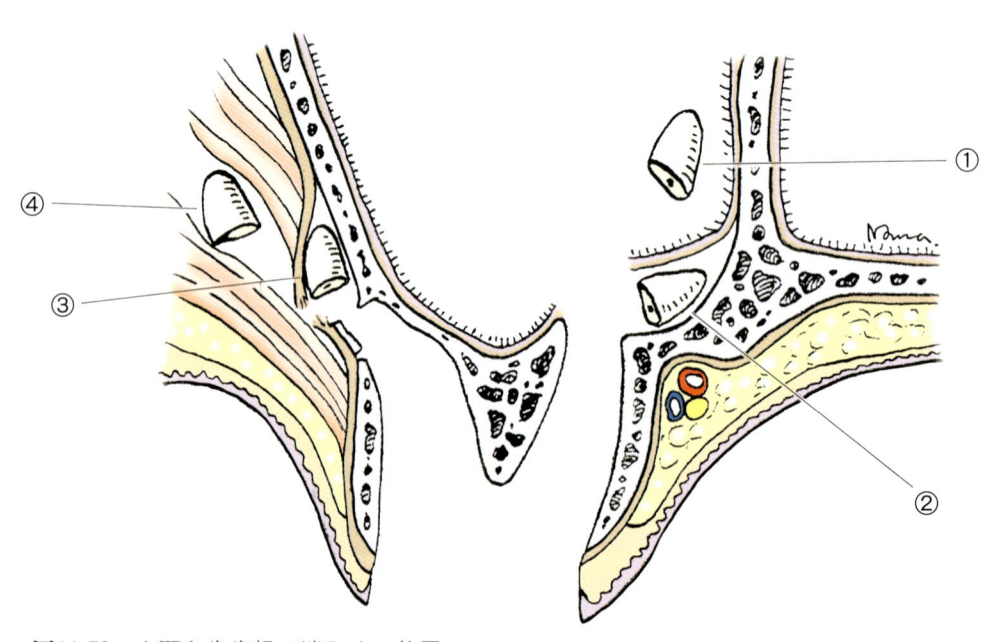

図11-58　上顎臼歯歯根が迷入する位置

上顎洞迷入歯根の摘出法として，迷入した歯根が穿孔部の近くにある場合には，抜歯窩上部の頬側からの supra-alveolar アプローチがよい（**図11-59**）．上顎洞に炎症があり，浮腫性に肥厚した洞粘膜がみられる場合には，消炎をさせてから洞粘膜の肥厚が消失したところで摘出手術を行う．

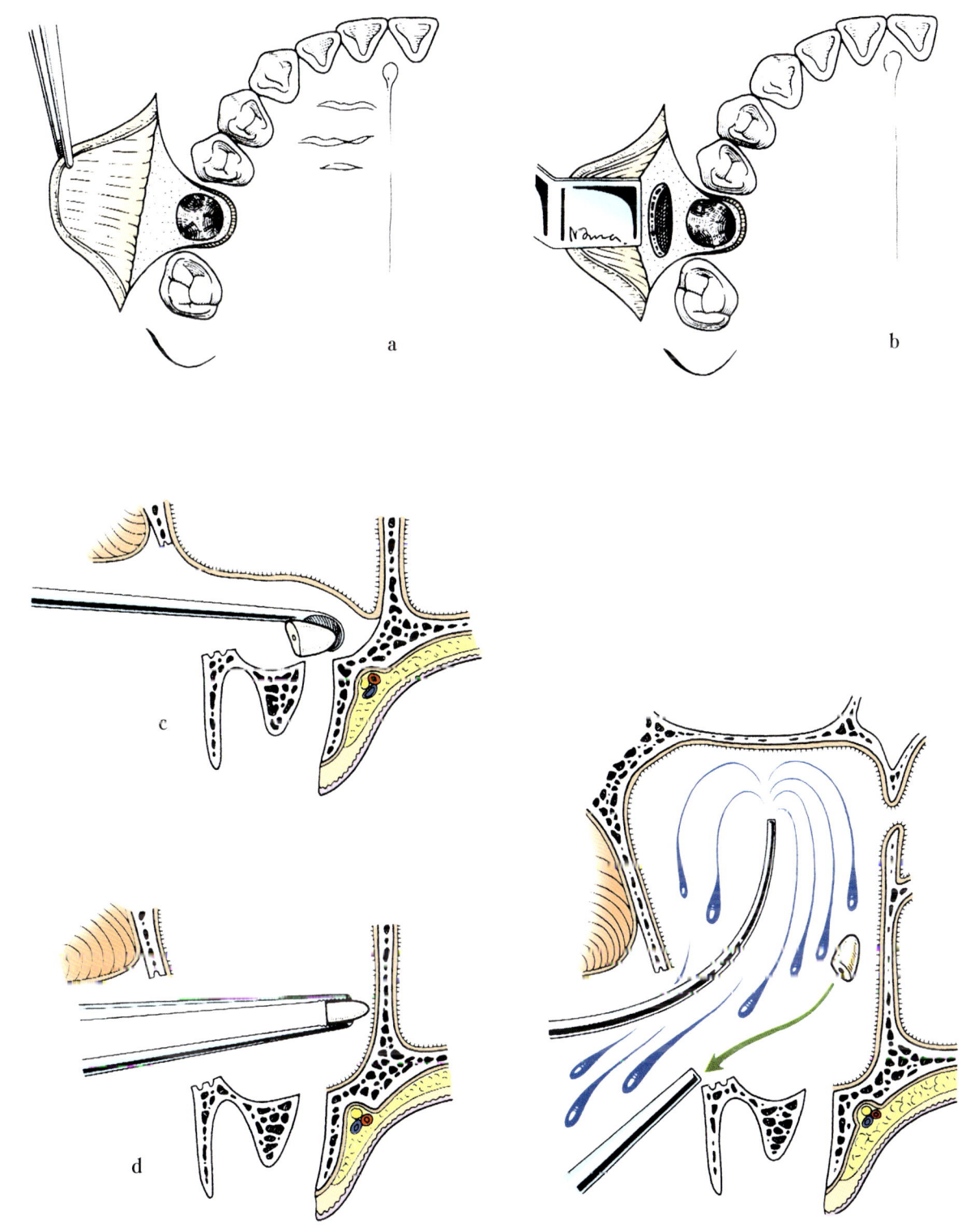

図11-59 上顎洞迷入歯根の摘出法．

口腔上顎洞瘻の閉鎖法としては，頰側の歯肉に粘膜骨膜弁を翻転し，骨膜に減張切開を施してこれを進展させて瘻孔を閉鎖する方法と，口蓋側の粘膜骨膜弁を用いた閉鎖方法とがある（図15-5 a〜j, 175〜177頁参照）．

口底に迷入した歯根の摘出

下顎智歯部の歯槽は，顎骨体のカーブから舌側にバルコニーのように張りだしており，しかも舌側の歯槽骨壁はきわめて薄い．そのため暴力的な抜歯操作をしたり，挺子やマイセルの操作を誤ると，歯根または歯全体を口底に迷入させることになる．この部分は顎舌骨筋の後方限界にあたり，顎下隙と容易に交通しているため，放置すると重篤な合併症を引き起こす．

このような場合には，抜歯窩から摘出を試みても，かえって破折歯根を一層深部へ押し込んでしまう．まず，上顎洞の場合と同様にエックス線撮影をして迷入歯根の位置を確認する．

歯根の位置は，
①舌側の骨膜下
②骨膜を破って口底の疎性結合織のなか，あるいは顎舌骨筋の下の顎下隙
の2つのうちのどれかである（図11-60）．

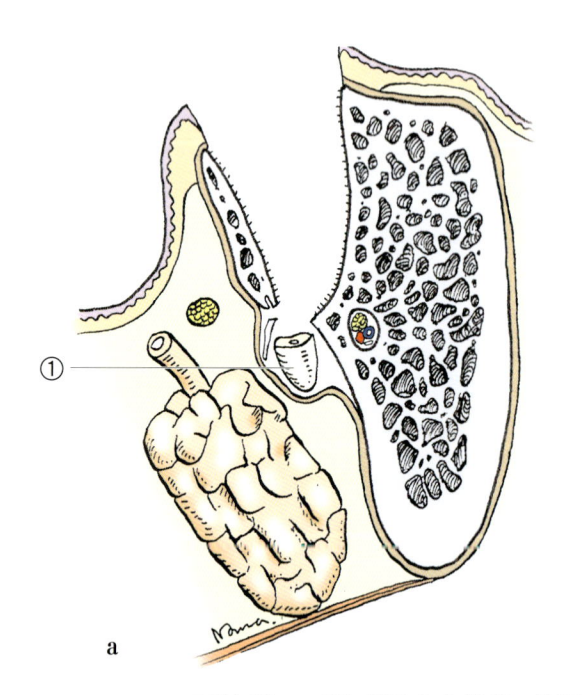

図11-60　口底に迷入した歯根の位置．

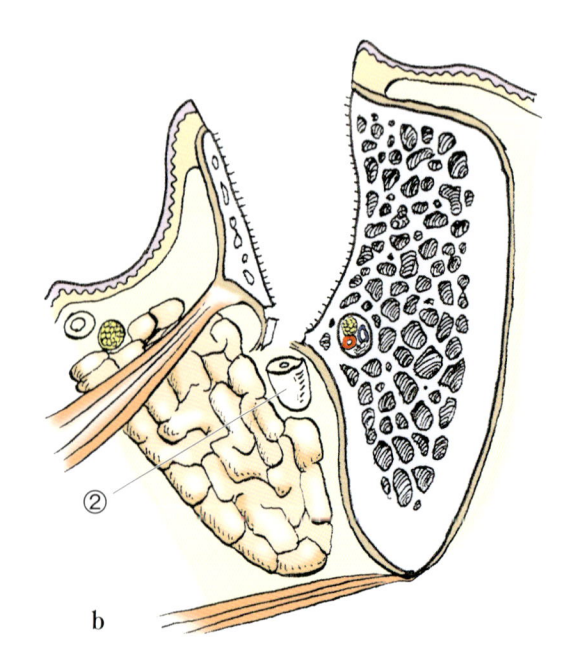

発症後はできるだけ速やかに摘出すべきである．時間をおくと浮腫や感染などの影響により開口障害を起こし，適切な治療時期を逸することになる．

摘出法としては，舌側の歯頸部から遠心へ向けて切開を加え骨膜下剥離をする方法と口底に切開を入れて舌下隙，顎下隙へアプローチする方法とに分けられる（図11-61, 62）．い

ずれにしろ大変に処置がやり難い場所であるため，助手の介助が必須である．介助者に患側顎下部を皮膚側から示指，中指で口底側へ向けて圧迫させることも有効な方法である．

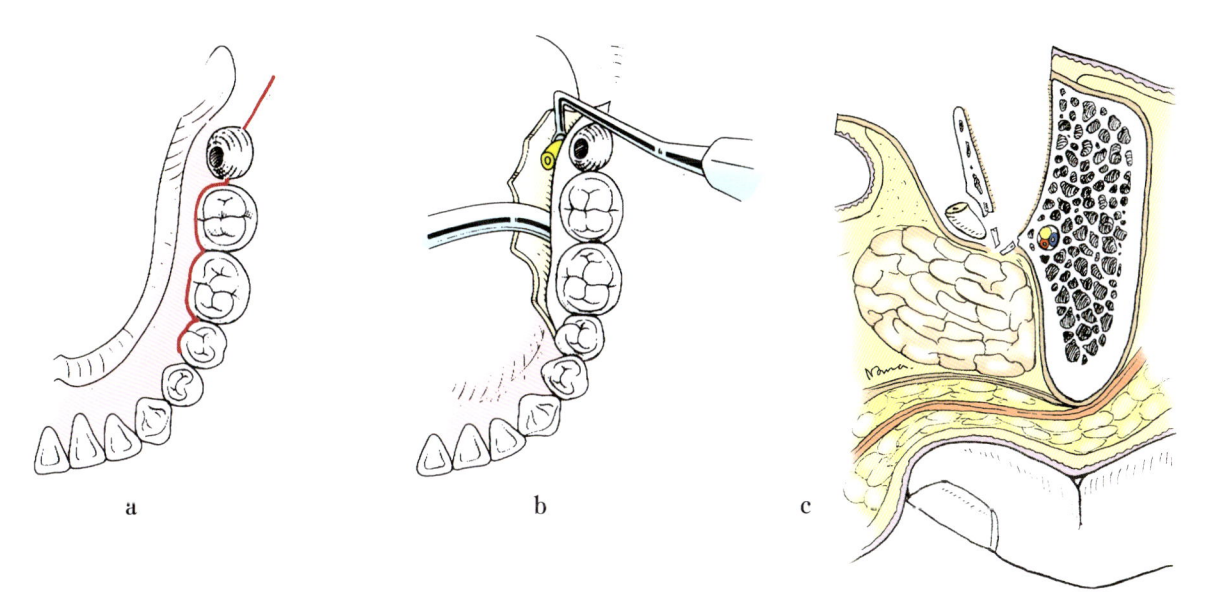

図11-61 舌側の歯頸部から遠心へ向けて切開を加え骨膜下剥離して摘出する方法．

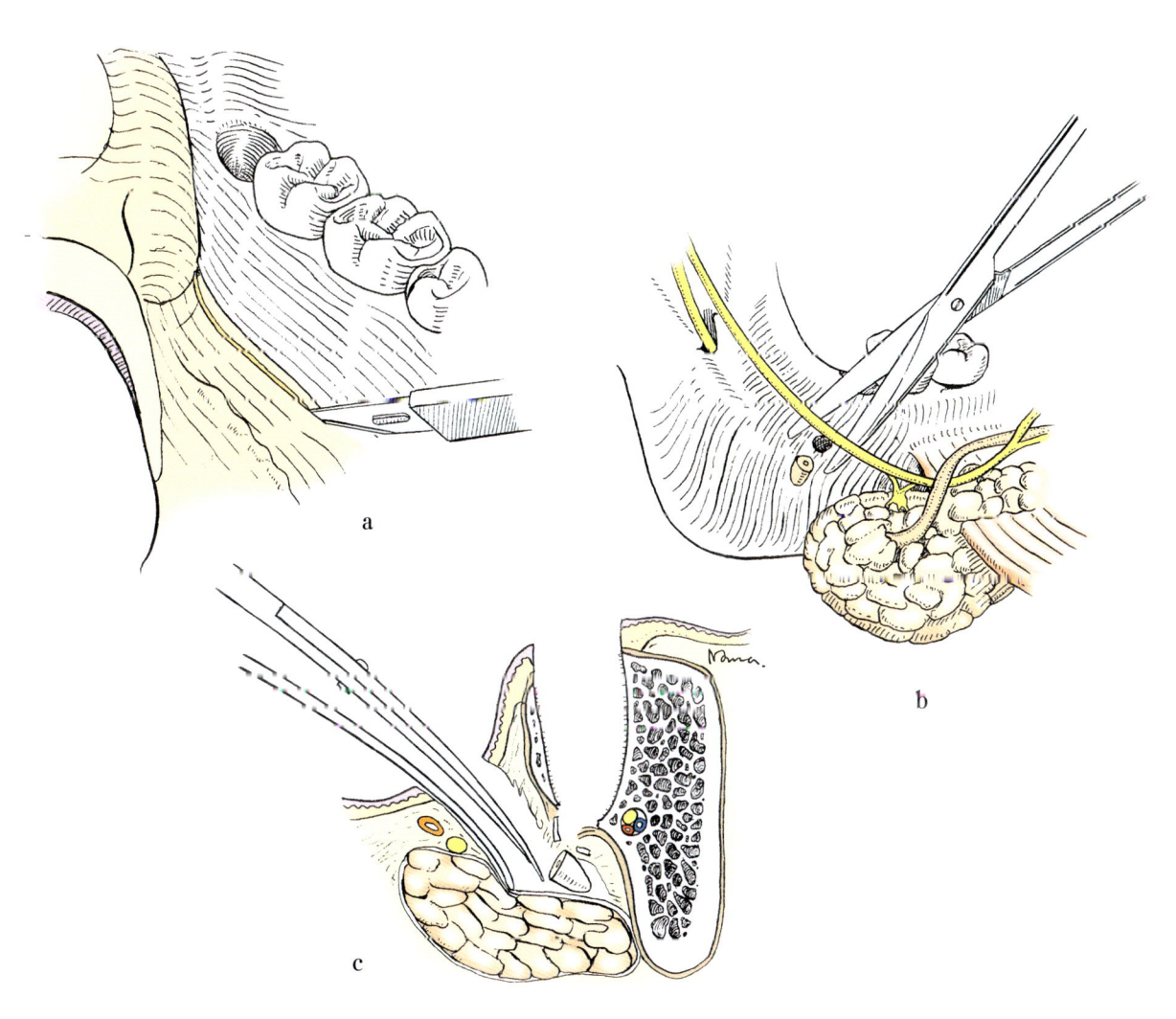

図11-62 口底に切開を入れて舌下隙，顎下隙へアプローチして摘出する方法．

歯根尖切除術

　歯根尖切除術は，歯根尖部あるいはその周囲組織に病変が存在し，感染した根管の処置だけでは治癒不可能な場合，外科的に病巣の除去と同時に根尖の切除を行う方法で，保存された歯は引き続き機能を果すことができる．

歯根尖切除の適応症

　根尖部に歯根肉芽腫，歯根囊胞などの根尖病巣があり，根管治療で治癒が望めない以下のような場合に行う．

①根管治療で治癒しないか，治癒しないと思われる慢性根尖性歯牙支持組織炎に罹患した歯．病巣による骨吸収が歯根全長1/3以内のもの
②継続歯や充塡物があって根管治療のできない歯
③根尖孔まで根管を完全に開通できない歯(弯曲，狭窄，分岐，異物など)
④外傷によって歯根の破折をきたした歯
⑤根尖部の側壁を穿孔し慢性炎症を生じた歯
⑥顎骨内の囊胞，腫瘍(良性)によって根尖部が侵された歯

歯根尖切除に用いる特殊な器材

　ミニコントラ，ミニバーなど通常よりも小型のものを用いる．根尖孔を閉鎖するため，スーパーボンド®充塡セットを用意する(**図11-63**)．

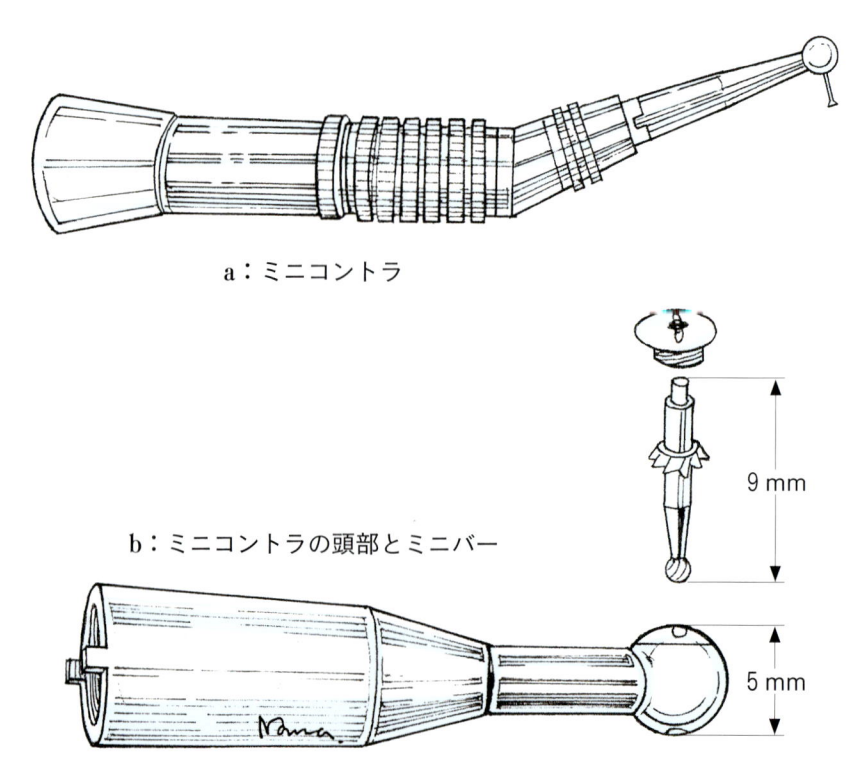

a：ミニコントラ

b：ミニコントラの頭部とミニバー

9 mm

5 mm

図11-63　歯根尖切除に用いる特殊な機器．

手術術式

■粘膜骨膜弁の設計

　前述のNeumann, Partsch, Pichlerの切開法を用いて，粘膜骨膜弁を形成する．術前にエックス線検査を行い，当該歯の歯根形態や位置，根尖病巣の大きさや形態，歯頸部歯槽骨の状態，隣在歯の歯根，鼻腔底，上顎洞，下顎管，オトガイ孔などとの関係を調べ，切開法を選択する（図11-64a）．

■根尖部の骨切除

　病巣部の骨面は，一部菲薄化，吸収され病巣の露出，着色，または膨隆がみられる．このような変化のない場合でも，探針を骨面に刺してみることで容易に根尖の位置を知ることができる．根尖直上の骨を骨ノミまたはバーで除去する．目的とする歯を脱臼したり，隣在歯の歯根を傷つけないように注意する．骨除去の範囲は，歯根の切断部位や根尖病巣の大きさによって異なるが，一般に大きいほど以後の操作が容易となる（図11-64b, c）．

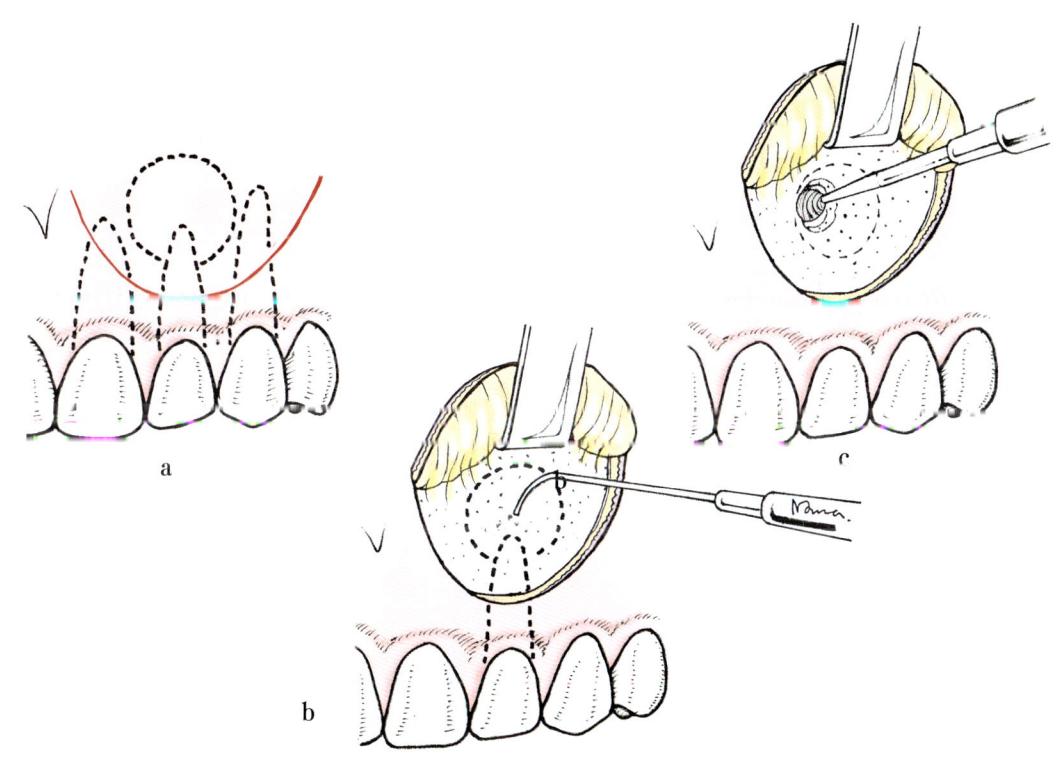

図11-64a〜c　歯根尖切除の粘膜骨膜弁の設計と歯根尖部の骨切除．

■歯根の切断

　根尖前面にある病巣を鋭匙で剥離し排除して，根尖前面を露出する（図11-64d, e）．根尖切除の最大の目的は，清掃消毒のできない歯根尖の除去と，その後面にある病巣の完全摘出である．そのため歯根の切断部位は病巣が付着している根面で，歯頸部に最も近い部位でなければならない．バーで溝をつけ，ついで角ノミで切断する．バーのみで歯根を切断すると創面が汚染される．この際，根の切断面が直視できるように図11-64f, g のように，切断面が唇側に傾斜するようにすると，後の操作がやりやすい．

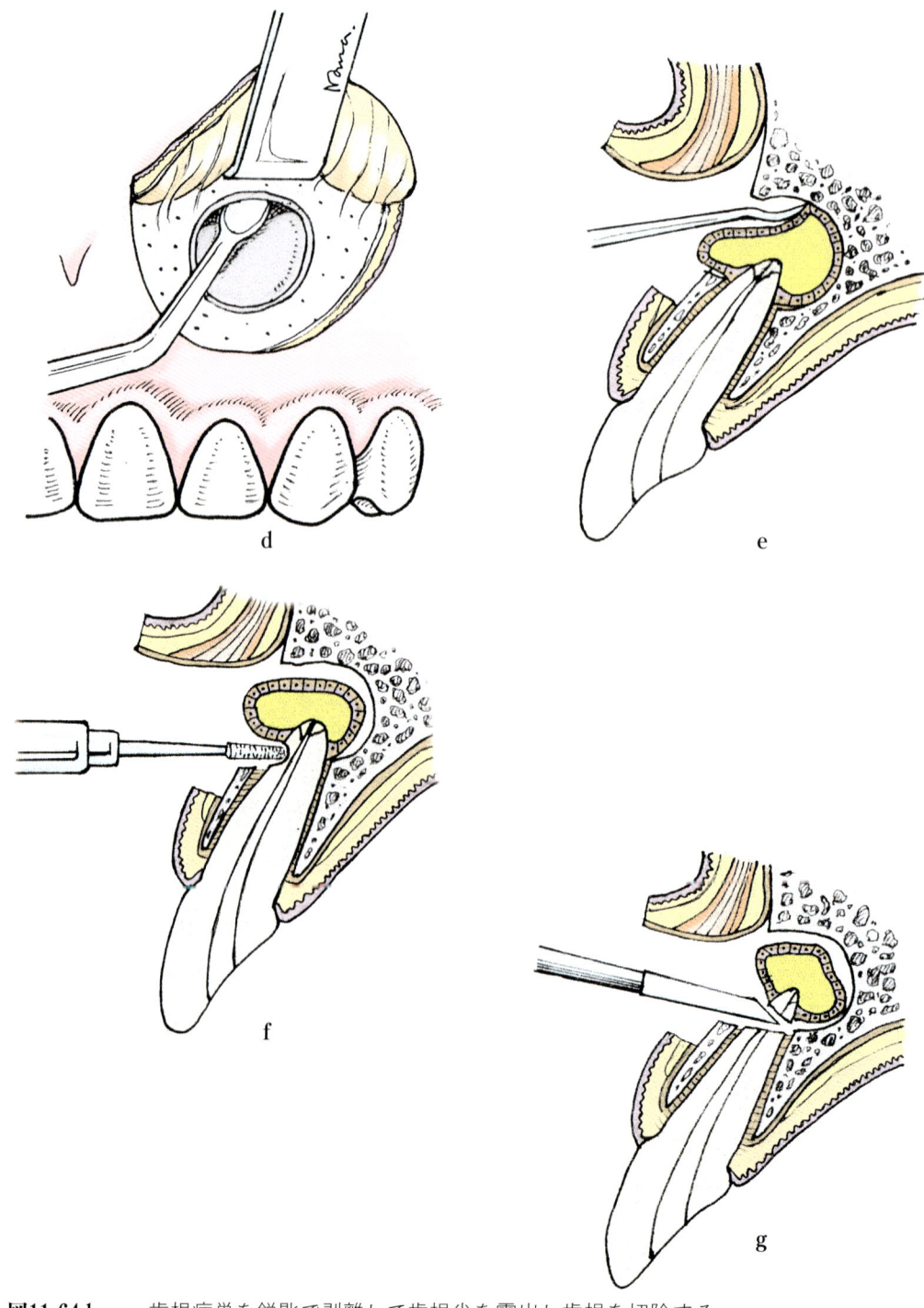

図11-64d〜g　歯根病巣を鋭匙で剥離して歯根尖を露出し歯根を切除する．

■ 根尖病巣の摘出

　　鋭匙で根尖病巣を一塊としてとりだす．この際，隣在歯の歯根，付近の口腔粘膜，下顎管やオトガイ孔の神経・血管，鼻腔や上顎洞の粘膜などを損傷しないように注意する．切断された歯面と骨面をバーで平坦にする．

■ 根管充填

　　前準備として根管拡大，根管清掃，シーラーとガッタパーチャポイントによる根管充填は，施術1週間前（シーラーが完全に固まるまでの時間が必要）にすませておく．補綴物や充填物のため前もって根管充填ができない症例では，歯根尖の切除後に根管充填を行う．その場合は根管内に血液が流入しないよう注意するとともに，根管を完全に封鎖するため歯根の切断端に鳩尾形の窩洞を形成し，根管孔を封鎖するためスーパーボンド®などを充填する（図11-64h，i）．

■ 粘膜骨膜弁を旧位に復し縫合

　　手術創内を清掃した後，粘膜骨膜弁を旧位に戻し，創を縫合閉鎖する．縫合には0-3〜0-4のblack silkを用いる（図11-64j, k）．瘻孔が存在していた症例では，この部の肉芽組織を掻爬して，1〜2糸縫合する．術後反応性炎症が強く現れると予想されるときには，一部を開放創としリボン状ガーゼを挿入しておく．縫合後，剥離した粘膜骨膜弁を骨面に密着させるため，創面上に綿花またはガーゼを置き数分間軽く圧迫する．

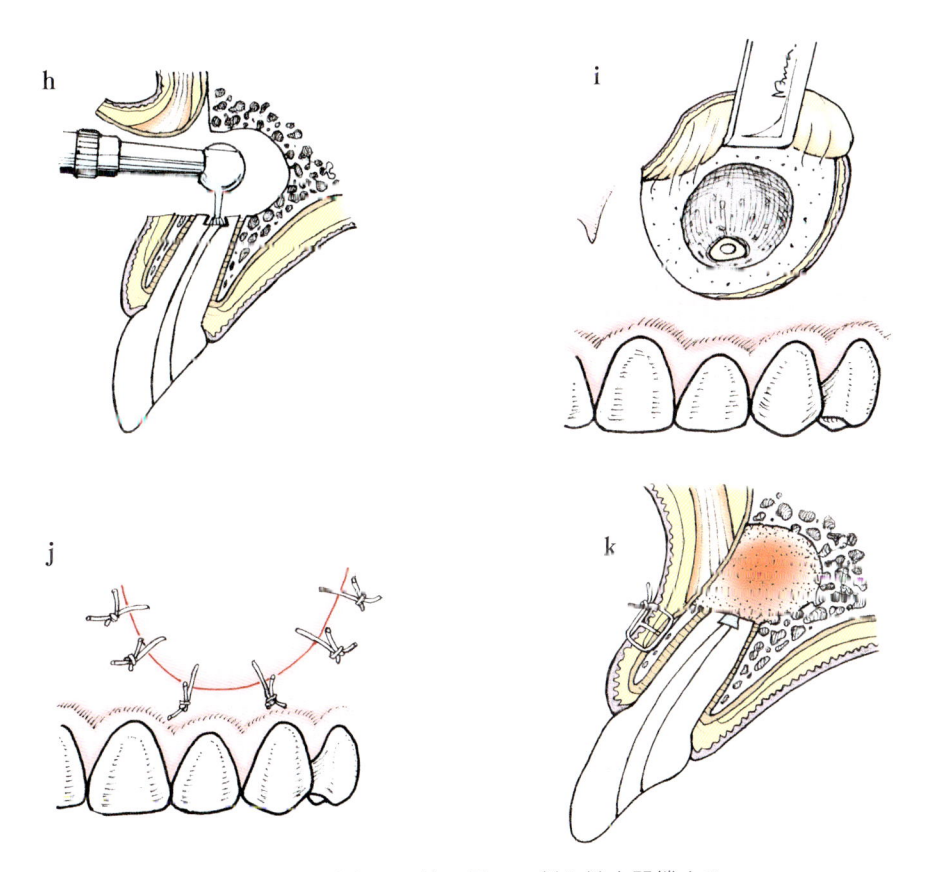

図11-64h〜k　逆根管充填と粘膜骨膜弁を旧位に戻し，創を縫合閉鎖する．

歯根嚢胞摘出術

　顎骨内嚢胞の摘出術には嚢胞の一部を残存させる副口腔形成術(Partsch 1 法)と嚢胞を全摘出して創を完全閉鎖する術式(Partsch 2 法)があったが，今日では顎骨の骨のボリュームを温存するため，もっぱら後者が行われている．手術に先立って，エックス線所見で嚢胞の大きさや形，位置などや，嚢胞と付近の歯の根尖ならびに上顎洞，鼻腔，下顎管などの関係を調べておく．使用器材は，メス，骨膜起子，剥離子，鋭匙，骨バー，タービンバー，縫合セットなどで，特殊なものはない．

■簡単なもの

　大きくない歯根嚢胞(ϕ 1 cm 以内)の場合には，抜歯窩からの摘出が可能である．抜歯窩に鋭匙を挿入し，まず近遠心側面から嚢胞の剥離をはじめる．**図11-65**に示すように，鋭匙のブレードの背の部分を骨壁に向け，骨面を滑らせながら嚢胞を骨壁から剥離する．次いで鋭匙を同様に操作して唇(頬)舌壁から嚢胞を剥離する．

　唇(頬)側の骨が一部吸収していて，嚢胞壁と粘膜下組織が癒着している場合は，指を唇(頬)側粘膜にあてがって，粘膜面に裂傷ができないよう注意する．側切歯の歯根嚢胞では，口蓋粘膜と癒着していることがある．嚢胞の全周にわたって剥離が完了したら，鋭匙のスプーン面を嚢胞に向け，嚢胞を掬いだす．

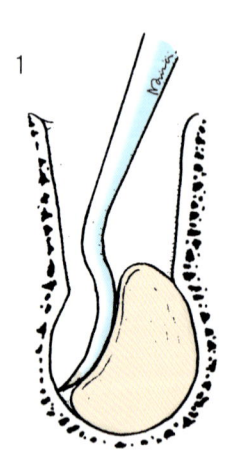

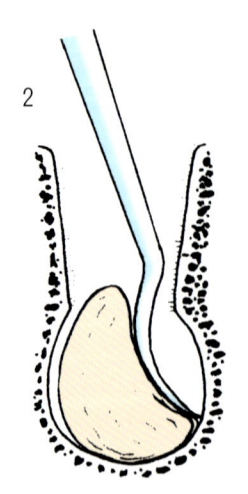

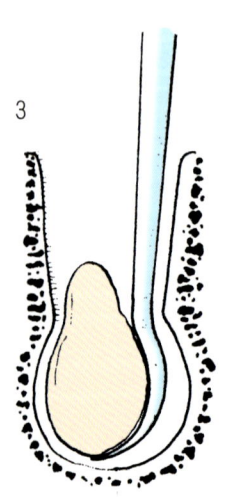

図11-65 大きくない歯根嚢胞．

■鼻腔，上顎洞に及ぶもの

鼻腔底にゲルベル隆起を表した上顎側切歯歯根嚢胞の摘出（図11-66a～f）

　　　　右側側切歯の歯根嚢胞は切歯部から鼻腔底の骨を大きく吸収している．単純エックス線写真では，右側中切歯の歯根も嚢胞に取り込まれているようにみえるが，側切歯の根尖は口蓋側に偏しているので**図11-66b** ①のように側切歯の歯根嚢胞は中切歯の後方にあって，中切歯の歯髄は健全に保たれていることが多い．このような場合には中切歯と犬歯を損傷しないよう保存して嚢胞を摘出する．その際，側切歯の状態によっては歯根尖切除を行って保存するか，抜歯するかを決める．**図11-66c** はNeumann切開により粘膜骨膜弁を梨状口下縁まで広く翻転して嚢胞を摘出したところを示す．中切歯と犬歯の歯根に異常がないことを確かめたら，通法にしたがって側切歯に歯根尖切除手術を行う．側切歯が保存できない場合は，抜歯して粘膜骨膜弁の骨膜に減張切開を行って，創を縫合閉鎖する．

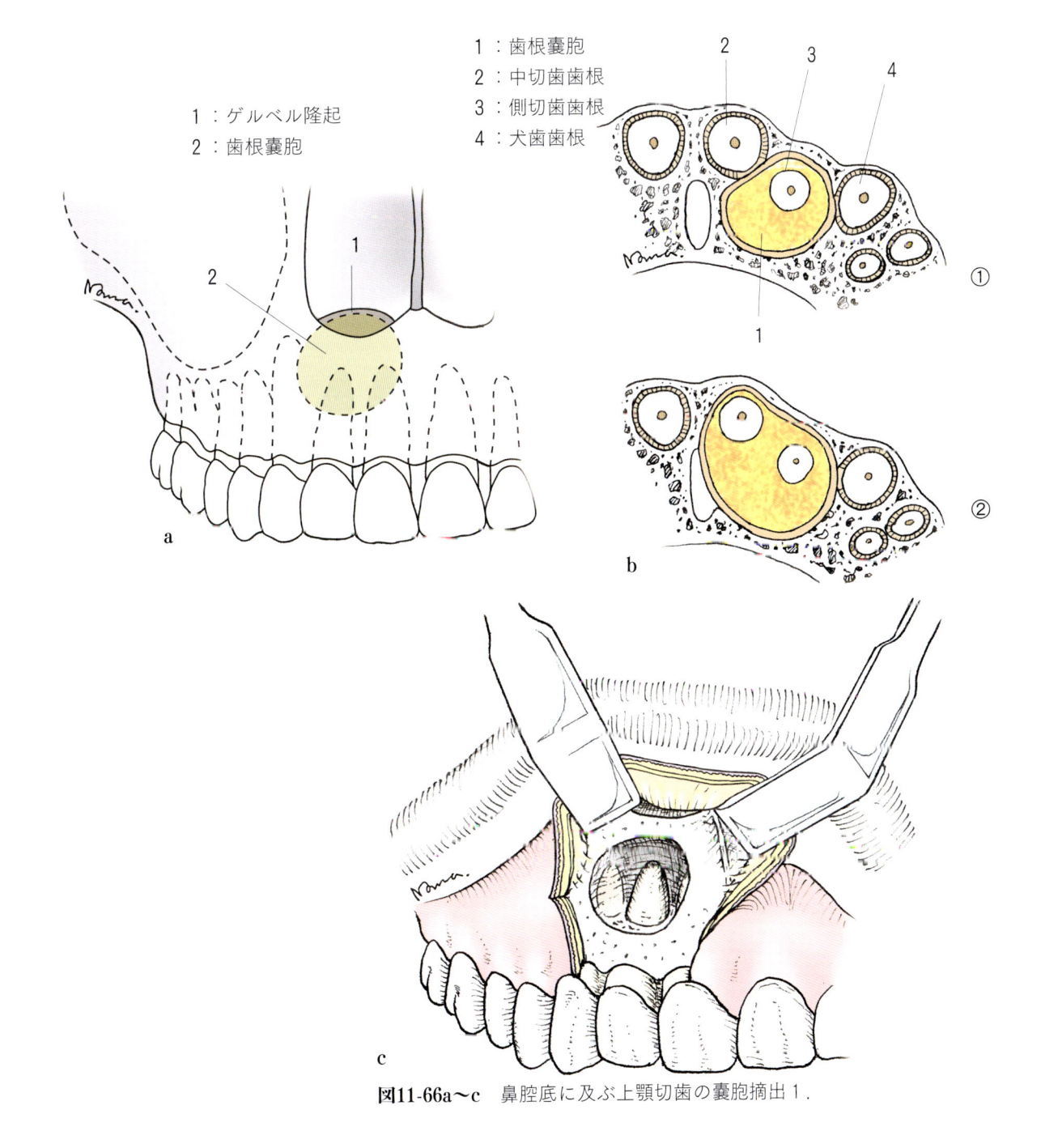

1：ゲルベル隆起
2：歯根嚢胞

1：歯根嚢胞
2：中切歯歯根
3：側切歯歯根
4：犬歯歯根

図11-66a～c 鼻腔底に及ぶ上顎切歯の嚢胞摘出1．

歯髄電気診断で中切歯の生活反応がみられない場合は**図11-66b ②**のように，中切歯の根尖も囊胞に取り込まれているので，**図11-66d**に示すように，中切歯の唇側の歯槽骨も含めて大きく開窓し囊胞を摘出する．囊胞が大きい場合には，切歯骨の大半が吸収されているが，前鼻棘と梨状口下縁の骨はできる限り保存する．なお鼻腔底の骨が吸収していて，鼻腔底の骨膜と囊胞壁が直接接している部位がある場合には，その部分は後回しにして，先に骨との境界を剝離する．

　側切歯も保存できる場合は**図11-66e**のように，通法にしたがって中切歯とともに歯根尖切除手術を行って，創を縫合閉鎖する（**図11-66f**）．

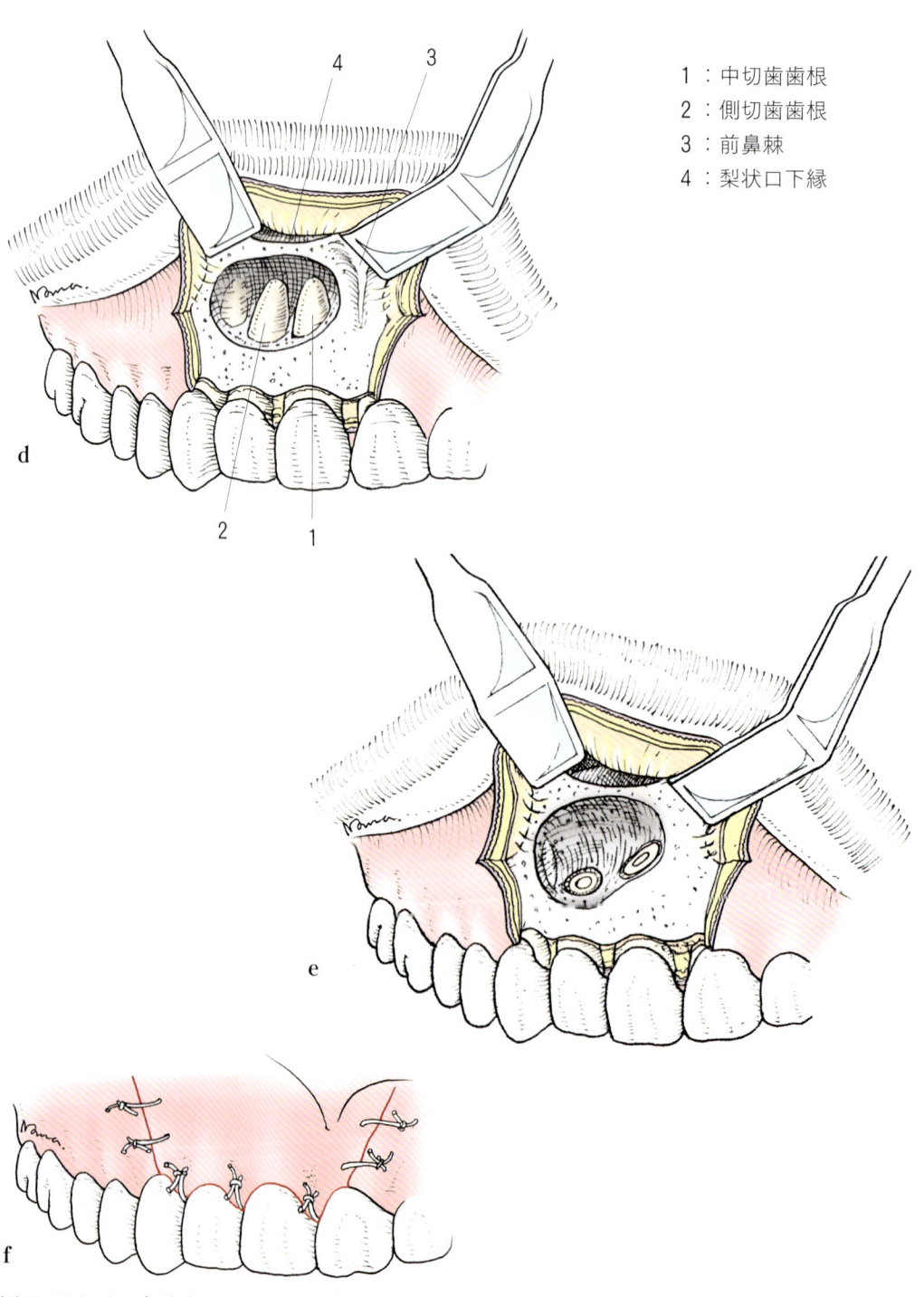

1：中切歯歯根
2：側切歯歯根
3：前鼻棘
4：梨状口下縁

図11-66d～f　鼻腔底に及ぶ上顎切歯の囊胞摘出2．

上顎洞に膨隆した歯根嚢胞の摘出（図11-67a～f）

　右側上顎第一大臼歯の歯根嚢胞が上顎洞内へ膨隆している．上顎洞底の骨は吸収されて消失しているが，上顎洞内へ膨隆した嚢胞の周囲には極めて菲薄ながら洞内の骨膜に由来する一層の骨がみられる（**図11-67a**）．

　上顎右側大臼歯の頬側に，**図11-67b**に示すような逆さ富士型の切開を加えて広く上顎洞前側壁を骨膜下剥離する．ついで第一大臼歯の頬側根の歯根尖に相当する部分の骨壁を小型の骨バー（ラウンド型）で穿孔し（**図11-67c**），ここから嚢胞壁に沿って上下左右に骨を削り，嚢胞の概形と嚢胞と第一大臼歯の歯根の関係を明らかにする．

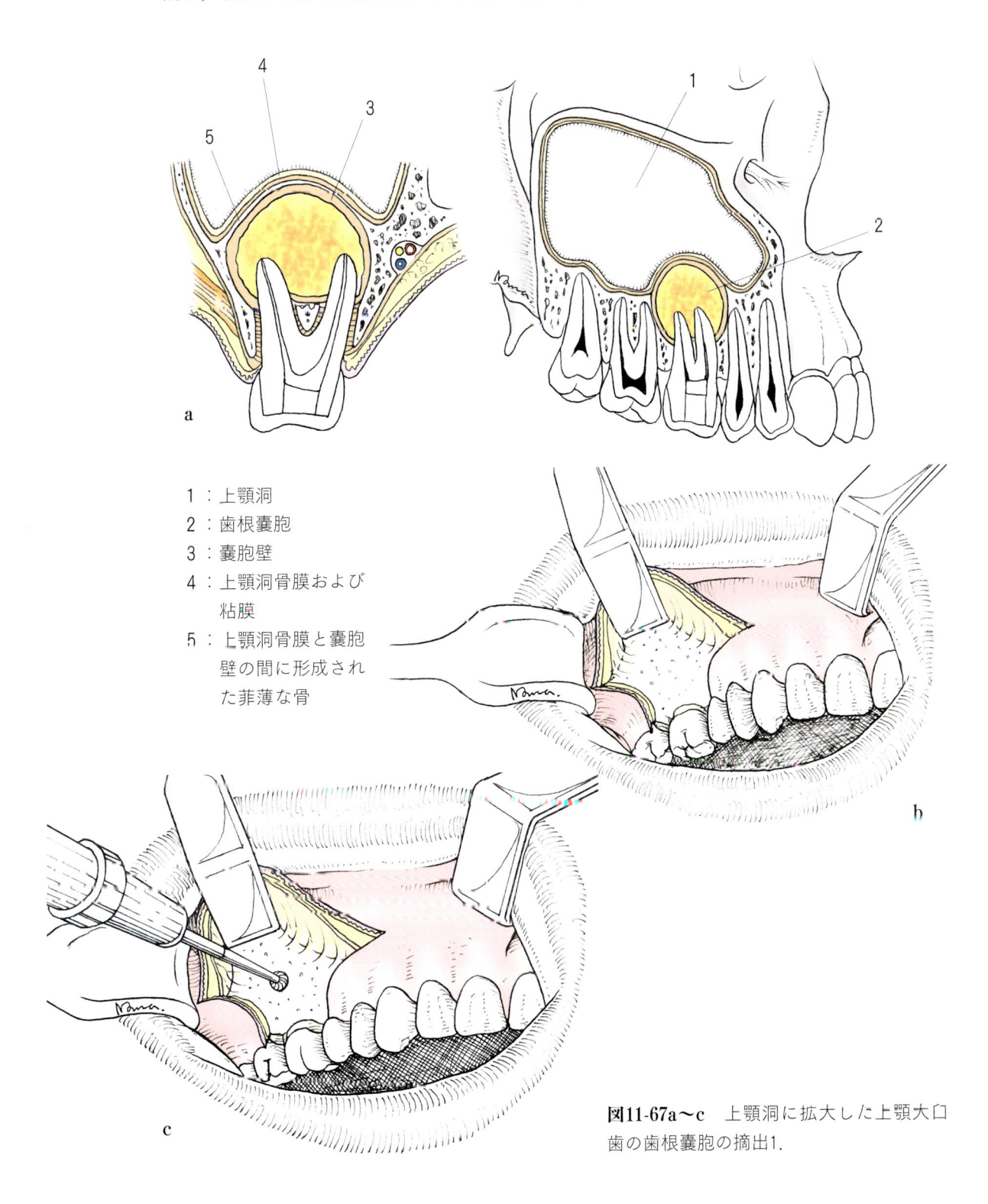

1：上顎洞
2：歯根嚢胞
3：嚢胞壁
4：上顎洞骨膜および粘膜
5：上顎洞骨膜と嚢胞壁の間に形成された菲薄な骨

図11-67a～c　上顎洞に拡大した上顎大臼歯の歯根嚢胞の摘出1．

ついで**図11-67d**のように，上顎洞前壁の骨と囊胞の境界部から，囊胞と囊胞の周囲に形成された骨との間を剥離する．上顎洞粘膜と囊胞が直接接している部分では，上顎洞へ穿孔しないよう注意する．囊胞と周囲組織との剥離が終わったら，囊胞をつけたまま第一大臼歯を抜歯し，頬側に翻転した粘膜骨膜弁の基底部の骨膜に減張切開を施し，口蓋側の粘膜と縫合し，創を閉鎖する．囊胞摘出後の創を副口腔としてタンポン交換を行う方法もあるが，上顎洞に穿孔した場合は必ず創を縫合閉鎖する．なお第一大臼歯の保存が可能な場合は，あらかじめ根管治療，根管充塡を済ませておき，通法にしたがって歯根尖切除を行う．

※下歯槽神経血管束に及んだ下顎の大きな囊胞の摘出については第13章で述べる．

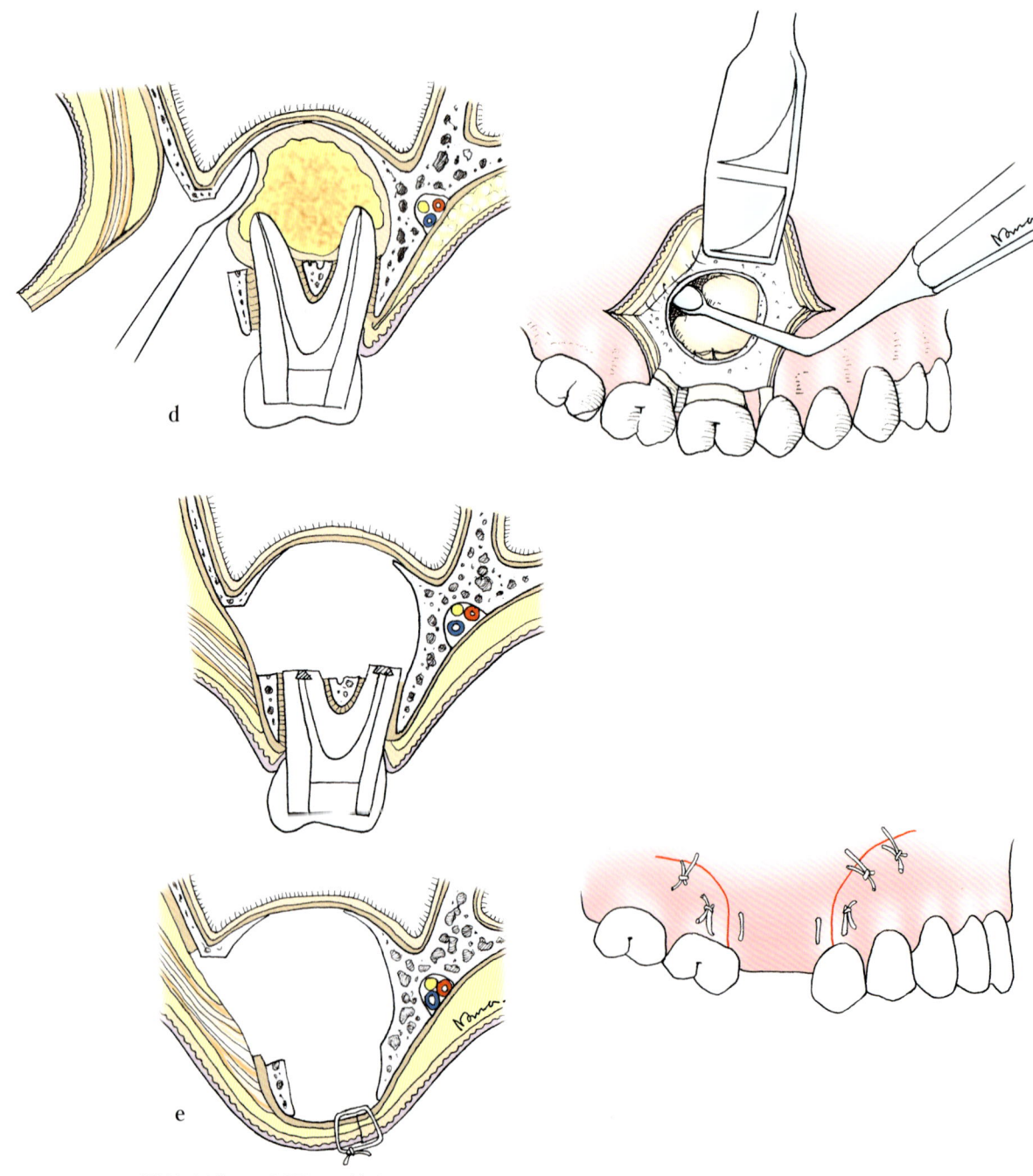

図11-67d, e 上顎洞に拡大した上顎大臼歯の歯根囊胞の摘出2．

埋伏歯の開窓，歯の再植，歯の移植

埋伏歯の開窓術

　萌出時期になっても歯槽内や歯肉下に留まっている歯を，その上部の歯槽骨や歯肉を除去することによって，萌出を促進させることができるし，適切な矯正装置を装着することによって，その歯を適正な位置まで誘導することもできる．また濾胞性歯嚢胞においては，原因歯の歯根が未完成で，その歯軸が正常方向である場合は，開窓によりその歯を正常な位置に萌出させることができる．

　手術に先立って，エックス線所見で埋伏歯の大きさや形，位置，さらに隣在歯との関係などを調べておく．使用器材は，メス，骨膜起子，剝離子，鋭匙，骨バー，縫合セットなどで，特殊なものはない．ときにフックを使用して牽引を行うこともあるので矯正装置も必要である．

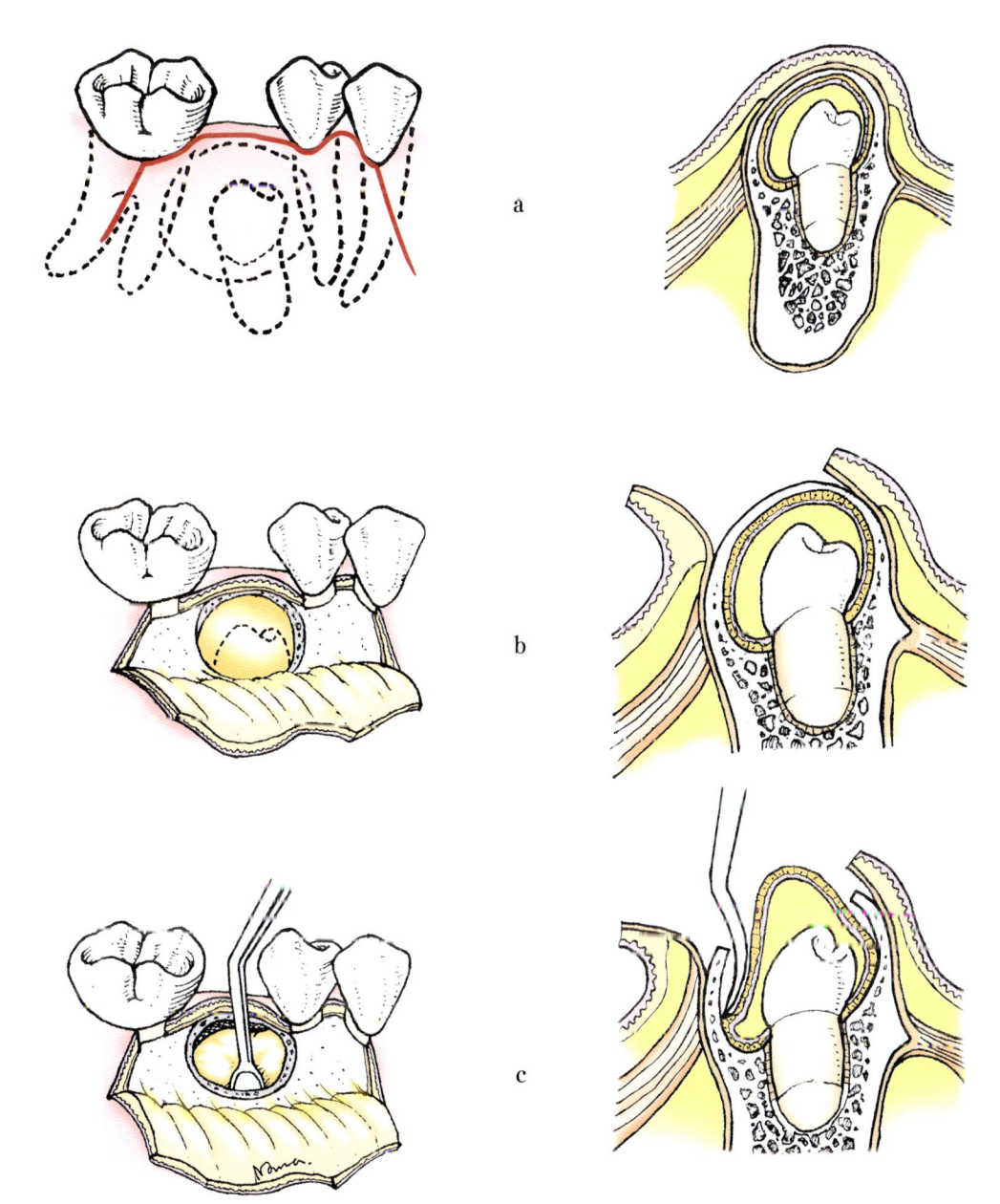

図11-68a〜c　未萌出歯の開窓術と挺出法．

埋伏している歯が浅い位置にある場合は，歯肉の切除は埋伏歯冠の大きさの範囲にとどめるが，歯肉，粘膜下組織と骨膜を含めて切除する．続いて埋伏歯上部の骨を，埋伏歯の最大豊隆部が露出するまで骨ノミまたはバーを用いて削去する．露出した埋伏歯歯冠の上に軟膏ガーゼなどを置き，tie over で固定して，周囲結合織が増殖して開窓部を狭めるのを防ぐ．

埋伏歯が深い位置にある場合は，骨の削去量も増え，手術操作も煩雑になるので粘膜の切除範囲を大きめに設定する．**図11-68a～e** に示すように，両側隣在歯にまたがる Neumann の切開法で翻転し，埋伏歯の歯冠を覆う歯槽骨を骨ノミまたは骨バーを用いて除去する．ただし過剰な骨削去は歯肉退縮を惹起させるので注意する．次いで埋伏歯の歯冠を覆っている囊胞壁の上方部分を丸く切除し，歯冠に牽引のためのフックを接着した後，粘膜骨膜弁を復位する．その際，骨開窓部に相当する粘膜骨膜弁の一部を切除し，囊胞壁と縫合する．その後の処理は浅い位置にある埋伏歯の場合と同じである．

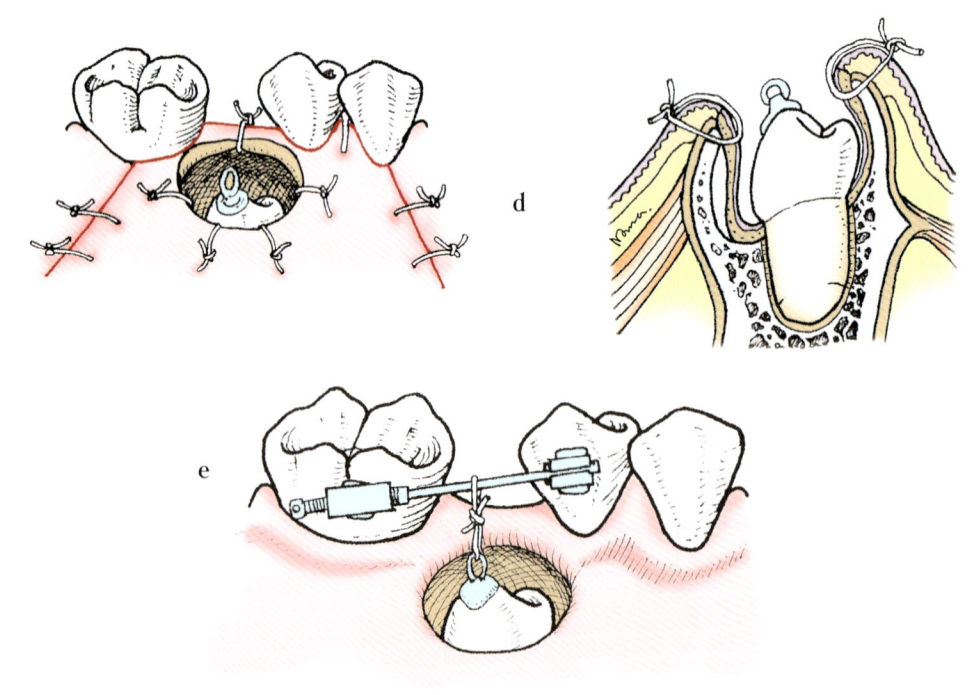

図11-68d, e 未萌出歯の牽引．

歯の再植

抜去または脱落した歯を，元の抜歯窩内に植立させる手術である．根管処置を行って再植する方法と，根管処置を行わずに再植する方法がある．前者は歯根と歯槽骨が部分的ないしは完全に骨性癒着をきたし，歯根はしだいに吸収され，最終的に歯は脱落する．しかし，小児に本法を行った場合，顎発育のほぼ停止する頃まで再植歯を利用できるので，顎の発育障害や歯列不正の防止に役立つ．

歯の再植には，外傷（誤抜も含む）により脱臼した歯の再植と治療不可能な根尖性歯周炎の治療や外科的矯正（外科的提出）などのための意図的な再植があり，それぞれ手順に違いがある．

意図的再植の場合は，歯および歯周組織，とくに歯根膜に余計な損傷を与えないよう注

意して抜歯する．再植に先だって，抜歯窩の清掃を行う．根尖病巣があれば掻爬除去し，滅菌生理食塩液で洗浄したあと，ガーゼを挿入して止血を図る．再植歯の処置は，歯髄も生着する可能性がある根未完成歯の場合は（場合によっては抜髄，根管充填を行うこともある），滅菌生理食塩液で洗浄する．根完成歯では歯根膜を損傷しないよう細心の注意を払いながら，抜髄し根管充填を行う．根尖性歯周炎歯では根管充填，場合によっては根尖を切除し根面窩洞形成と充填を行う．

　歯槽窩からガーゼを除去し，再植歯を歯槽窩内に植立させ，固定する．固定には絹糸結紮法，瞬間接着材を用いる方法が用いられる．咬合関係を観察し，対合歯を削合して再植歯に加わる機械的刺激を軽減するとともに，感染防止に努める．通常，固定期間は約3週間である．

　外傷歯の再植の場合は，脱臼から再植まで時間が短い方がよい．また脱臼歯の状態としては歯槽内に留まっているのがベストで，脱落していても牛乳，滅菌生理食塩液などに浸された状態であれば問題はない．汚染している場合は抗菌薬を含む生理食塩液で洗浄し消毒する必要がある．

　歯槽内の歯の植立，固定操作は，意図的再植の場合と同じである．なお，歯槽骨骨折がある場合や歯槽の汚染が著しい場合，歯が乾燥している場合は再植の対象にはならない．

歯の移植

　移植の適応となるのは歯根未完成歯で，歯根全長の1/3〜2/3程度のものがよい．また移植床となる部位には，急性炎症などの病変がみられず，さらに目的とする歯を入れる十分な大きさと形態を有すること，隣在歯が慢性根尖性歯周炎に罹患していないことなどが前提条件である．患者の年齢は20歳までがよい．

　移植を行う部位に歯がある場合は，抜去して抜歯窩を移植歯に見合った大きさに拡大する．移植床の大きさは，移植歯の歯冠が歯肉縁下に埋伏する程度とする．移植部に歯のない場合は，頬側に粘膜骨膜弁を作り，骨バーを用いて移植床を形成する．形成された移植床は，滅菌生理食塩液で洗浄した後，生理食塩液を含んだガーゼを挿入する．

　移植歯の抜去は，なるべくこれを損傷しないように，歯嚢の保存をはかりつつ抜去する．移植歯は直ちに移植床内に挿入する．その後，移植歯の歯冠を可及的に被覆するように歯肉縁を頬舌的に縫合する．移植歯の歯冠を歯肉で被覆し得ないときは，金属線または矯正装置による固定を行う．

　歯の移植においても再植と同様に，歯根に付着している歯根膜の保存，保護に努めることが最も重要である．そのためには適切な歯の保存液（牛乳，滅菌生理食塩液，NEO® など）の使用も有効である．

CHAPTER 12

消炎手術

東京歯科大学名誉教授
山根源之

弘前大学大学院医学研究科医科学専攻歯科口腔外科学講座
小林　恒／木村博人

口腔顎顔面領域の炎症性疾患で外科的処置の対象になるのは，歯原性感染症や外傷に起因する化膿性炎症である．抗菌薬が発達，普及した今日においては，これらの多くは早期の抗菌薬の投与により治療される．しかしながら，抗菌薬の投与が遅すぎたり，抗菌薬に耐性を持つ病原菌の感染や，生活習慣病や悪性腫瘍の治療を受けている，いわゆる"immuno-compromised patient"への感染においては，蜂巣炎型となり，病勢が速やかに拡大する恐れがある．原因菌の勢力と患者の抵抗力の関係によって，化膿性炎症の臨床像はさまざまな形をとる．また近年，炎症巣においては原因菌がバイオフィルムを形成し，抗菌薬が期待どおり有効に作用しない可能性も明らかになってきた．

　口腔顎顔面領域の炎症の治療においては，炎症のダイナミックに変化する病態を的確に把握する能力を養うとともに，その病態に対する的確な外科処置を修得する必要がある．

膿瘍および蜂巣炎の手術

外科的な切開・排膿処置が必要な病態は，膿瘍が形成されている場合と蜂巣炎の場合である．通常，膿瘍型の炎症では膿瘍の形成を待って切開するが，蜂巣炎型では炎症の滲出圧を減圧し，炎症の拡大を阻止する目的で切開手術が行われる．外科的処置を行う際に必要な基本的要件として①切開・排膿を行う時期，②膿瘍の位置と大きさの判断，③どこを切開するか，④膿瘍へのアプローチ，⑤排膿手段，⑥ドレーンを除去する時期などがある．

膿瘍型と蜂巣炎型の判別と切開・排膿を行う時期

表在性の膿瘍では，膿瘍形成の確認と切開・排膿手術を行うタイミングの決定は容易である．しかしながら，深在性の膿瘍では蜂巣炎との鑑別が難しく，触診などの官能的審査の他に試験穿刺を行って膿汁やガスの有無を検査する必要がある．口腔周辺の隙に拡大する蜂巣炎系に対しては，膿瘍の形成を待つのではなく，炎症の進行方向を予測し，"隙"の開放を目的とした早期の切開・排膿処置が必要となる．

炎症巣(膿瘍)の大きさと位置の診断

表在性の粘膜下膿瘍や皮下膿瘍では，視診と触診で容易に膿瘍の位置と大きさを確認できる．粘膜や皮膚の色調，緊張度，波動の触知は膿瘍の状態を把握する上で重要である．波動が触知しにくい深部の膿瘍では，圧痛の強い部位が炎症の中心で，膿瘍の存在する位置を示唆していることが多い．CT，MRI，超音波などの画像検査は，深部の膿瘍の位置や蜂巣炎の拡大部位を正確に示すので有用である．試験穿刺は，膿汁の確認ばかりでなく，膿瘍の位置や大きさ，原因菌の特定に役立つ．

切開を加える場所(どこを切るか)

血管，神経，唾液腺(耳下腺，顎下腺)の導管の損傷を避け，かつ膿瘍に最短距離で到達できる部位に切開を加える．また顔面や頸部の皮膚切開においては，術後に醜形が残らないよう，審美的な配慮も必要である．皮膚切開は皮膚の皺線に沿って行い，表情筋群より深部の結合組織は，顔面神経の走行に沿って鈍的に剥離する．

膿瘍へのアプローチ

粘膜，皮膚の切開はメスで鋭的に行い，表情筋より深部のアプローチは止血鉗子(曲のモスキート，ペアン，ケリー)を用いて鈍的に行う．血管・神経を避けながら，図12-1に示すように，鉗子の先端を閉じて組織に挿入し，開いて組織を剥離する操作を繰り返しながら膿瘍に接近し，止血鉗子の先端を閉じて膿瘍腔に挿入する．止血鉗子の先端が膿瘍腔に達したことを確認したら，止血鉗子の先端を開きながら引きだすことで，鈍的に排膿路を形成することができる．的確に排膿路を確保することが消炎手術成功の鍵である．深部に波及した炎症では，口腔内からの切開・排膿では不十分なことがあり，そのような場合にはためらうことなく，口腔外から対孔切開を加える必要がある．

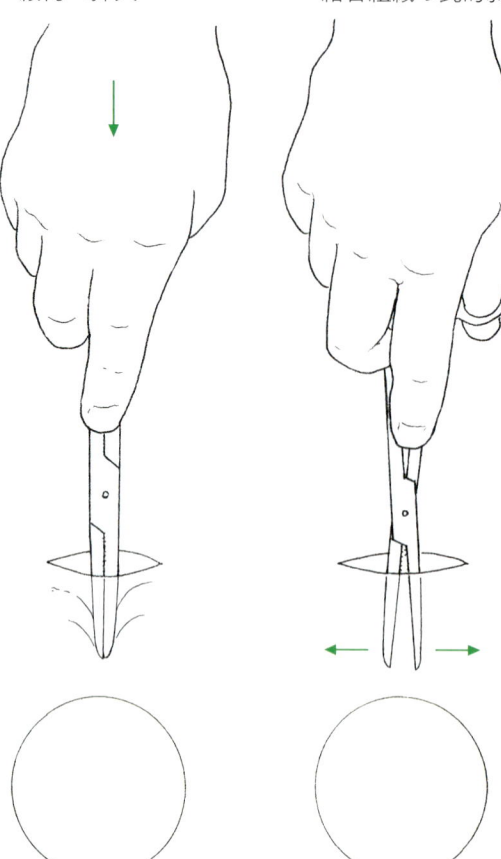

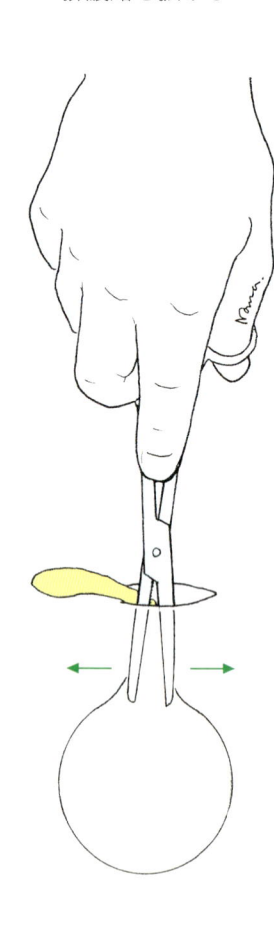

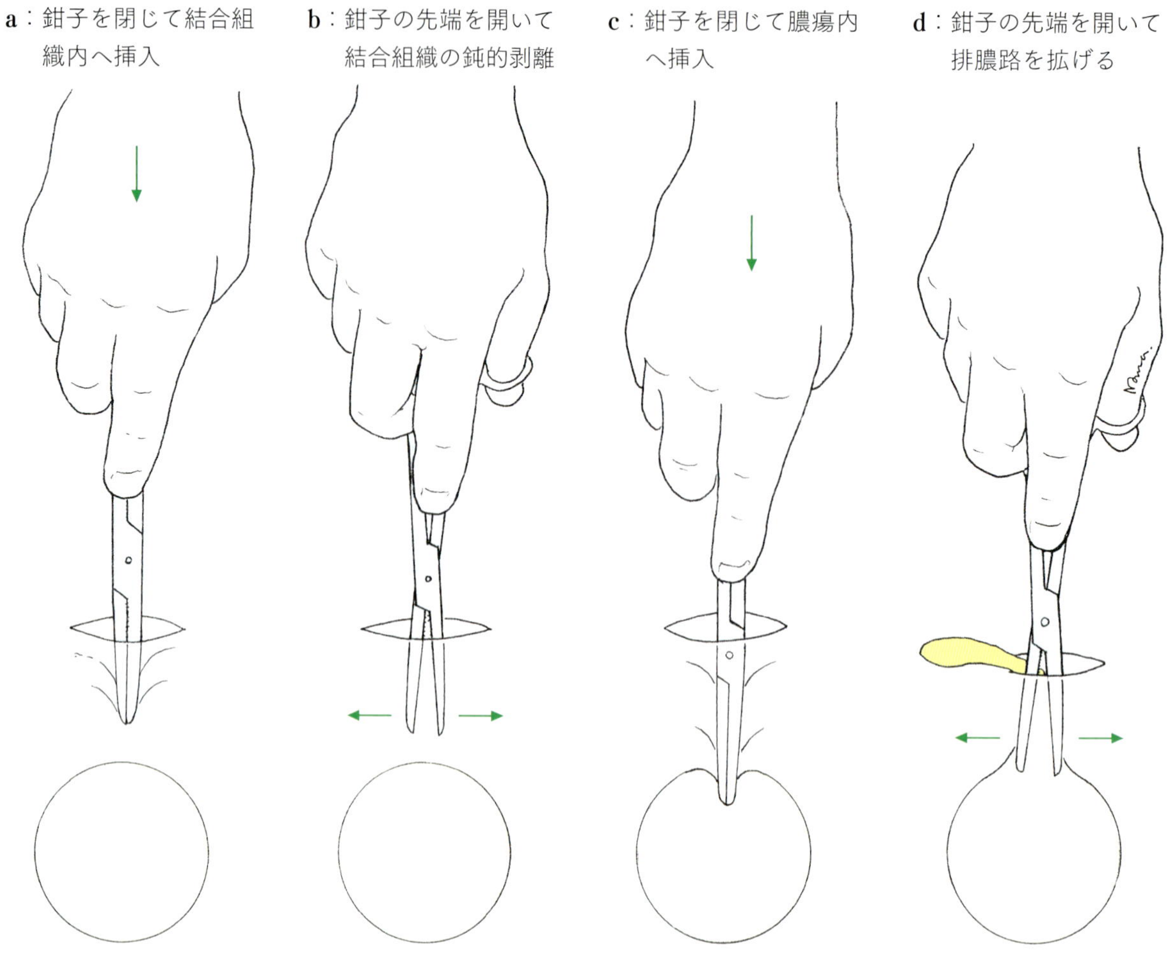

a：鉗子を閉じて結合組織内へ挿入　　b：鉗子の先端を開いて結合組織の鈍的剥離　　c：鉗子を閉じて膿瘍内へ挿入　　d：鉗子の先端を開いて排膿路を拡げる

図12-1 膿瘍への鈍的アプローチ．

排膿路の確保（ドレーンの種類）

　　排膿路の閉鎖を防止し，持続的な排膿を確保するために，膿瘍腔(隙)にドレーンが挿入される．歯肉膿瘍や皮下膿瘍などの浅い部位の膿瘍では，リボンガーゼが用いられる．深部の膿瘍に対しては，組織圧で排膿路が塞がるのを防ぐため，ゴムチューブドレーンやペンローズドレーンが用いられるが，最近では組織反応の少ないシリコーン製のペンローズドレーンが多用されている．ドレーンを用いる際には，ドレーンが迷入しないようドレーンの端に縫合糸を通しておき，口腔内では歯に結紮したり，口腔外では皮膚に接着テープで固定する．

ドレーンを除去する時期

　　ドレーンからの排膿がなくなり，発赤，腫脹，圧痛などの臨床症状が緩解し，血液検査所見の改善がみられた時期がドレーン除去の目安となる．ドレーンの除去が遅れると，治癒が遅れるばかりか，瘢痕が強く残ることになる．

膿瘍の切開・排膿手術

麻酔

　通常，膿瘍の切開・排膿手術は局所麻酔下に行われる．局所麻酔については第1巻CHAPTER 6 の局所麻酔（149〜161頁）を参照されたい．炎症巣では局所麻酔薬の効果は薄れ，また麻酔薬には抗菌作用がないので伝達麻酔が望ましい．しかしながら，眼窩下孔，大口蓋孔，下顎孔などが炎症巣に含まれていて伝達麻酔ができないときは，浸潤麻酔を工夫する必要がある．粘膜下膿瘍や皮下膿瘍のような表在性の膿瘍の切開には，表層浸潤麻酔（図6-19a）ないしは周囲麻酔（図6-19b）が用いられる．なお自壊寸前の粘膜下ないし皮下膿瘍であれば，表面麻酔でも切開可能である．また深部にある膿瘍（顎下隙膿瘍や側頭膿瘍など）の切開においては，図6-20に示すように，切開部位に限定して，表層から深層まで，順に浸潤麻酔を行う．

　深部の大きな膿瘍では，開口障害のため気管内挿管全身麻酔は利用できない．そのような場合には，超短時間作用の静脈麻酔を併用することも有用である．

口腔内からの切開・排膿手術

■歯肉，歯槽部の膿瘍

　歯肉膿瘍，歯槽部の骨膜下膿瘍では，図12-2 に示すように原因歯の根尖部の高さの歯頸部寄りに約1〜2cm程度の横切開を加える．歯肉膿瘍や粘膜下膿瘍であれば，これにより直ちに排膿する．骨膜下膿瘍の場合には，図2-22（第1巻38頁）のように骨膜を確実に

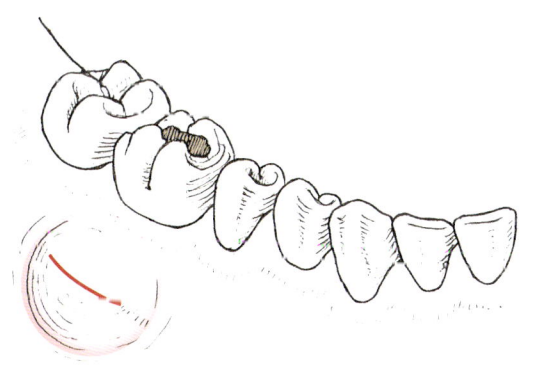

a：切開線の設定

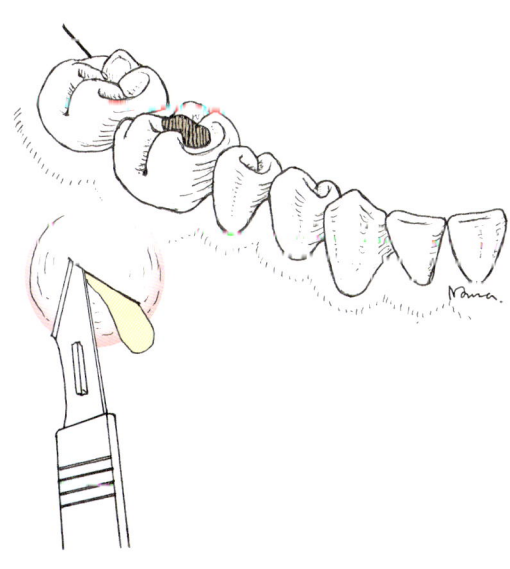

b：尖刃刀の刃を外側にむけて膿瘍に刺入するように切開

図12-2 歯肉膿瘍の切開・排膿．

切開し，骨膜と骨の間の膿瘍腔を解放する必要がある．排膿後は，止血の目的も兼ねて，ドレーンとしてリボンガーゼを挿入する．なお，下顎小臼歯部の骨膜下膿瘍の切開においては，**図2-25**に示すように，オトガイ神経を損傷しないよう注意する．

　下顎舌側歯肉の炎症は，速やかに口底へ拡がる傾向があるので，歯肉膿瘍であっても浸潤麻酔を控えて下顎孔伝達麻酔を行うなど，炎症を口底に波及させない工夫が必要である．

■口蓋の膿瘍

　口蓋粘膜と骨膜は強く結合しているので，口蓋膿瘍の多くは骨膜下膿瘍である．切開に際しては，口蓋神経・動・静脈を損傷しないよう，**図2-17a, b**（第1巻34頁），**図12-3**に示すように，大きな膿瘍では口蓋の正中寄りを，小さな膿瘍では歯頸部寄りを歯列に平行に切開する．この際，あまりに歯頸部よりの切開を行うと，消炎後に歯頸部歯肉が退縮することがあるので注意する．

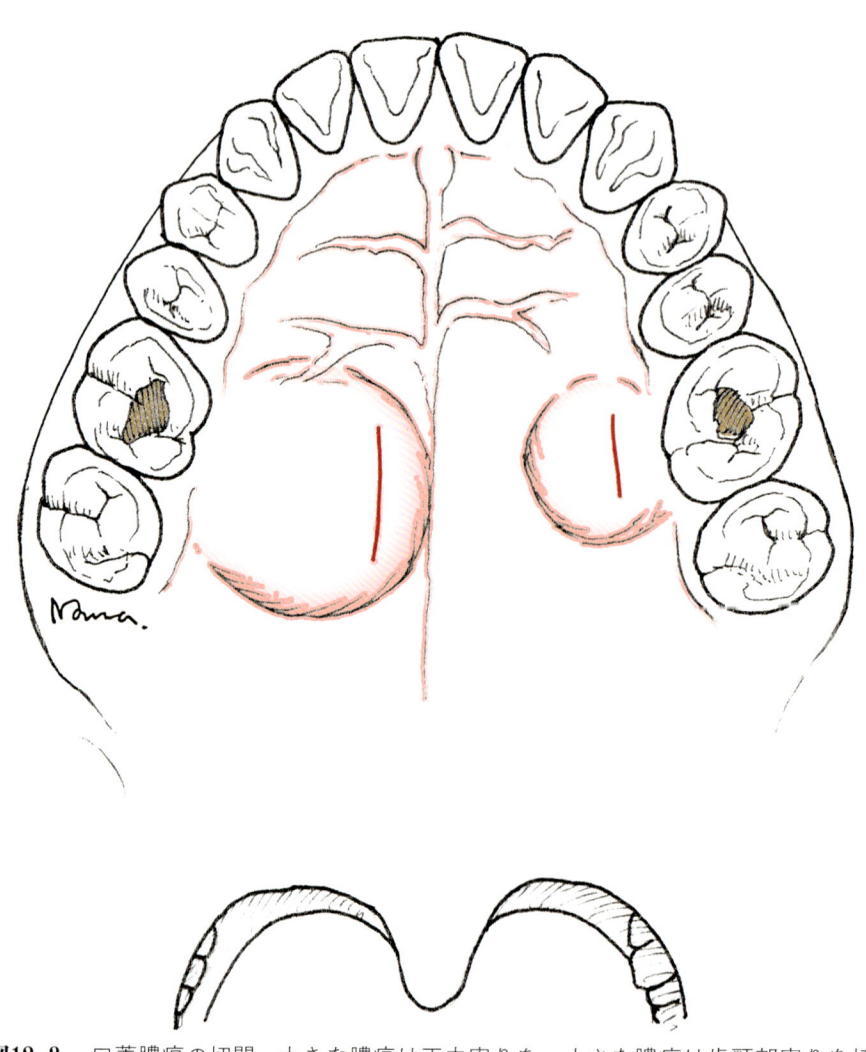

図12-3　口蓋膿瘍の切開．大きな膿瘍は正中寄りを，小さな膿瘍は歯頸部寄りを切開する．

■犬歯窩の膿瘍

　上顎犬歯の根尖病巣に起因する化膿性炎症は，犬歯窩に大きな骨膜下膿瘍を形成する．犬歯部の歯肉頬移行部の粘膜に横切開を加え，ついで骨膜を確実に切開し，骨膜起子を骨面に沿って挿入しながら膿瘍腔を解放する(**図12-4**)．この際，眼窩下孔の位置に注意し，眼窩下神経・動静脈の損傷を避ける．排膿後は適当なサイズのペンローズドレーンないしはガーゼドレーンを挿入する．

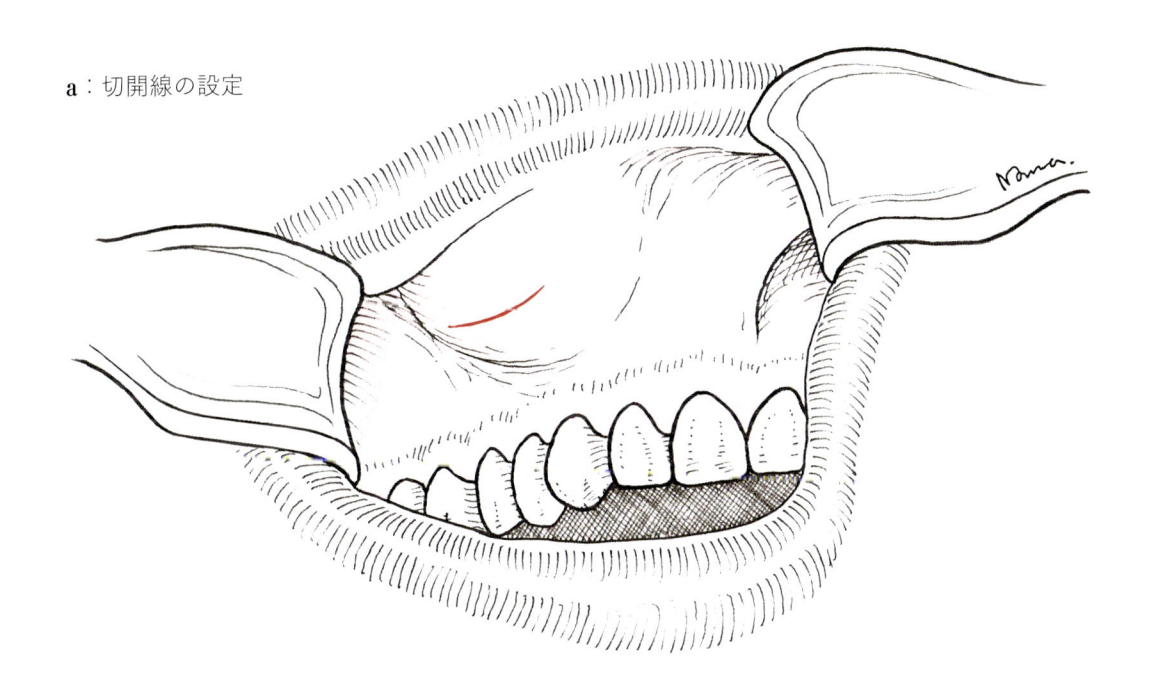

a：切開線の設定

b：眼窩下孔を避けながら骨膜下膿瘍を解放する

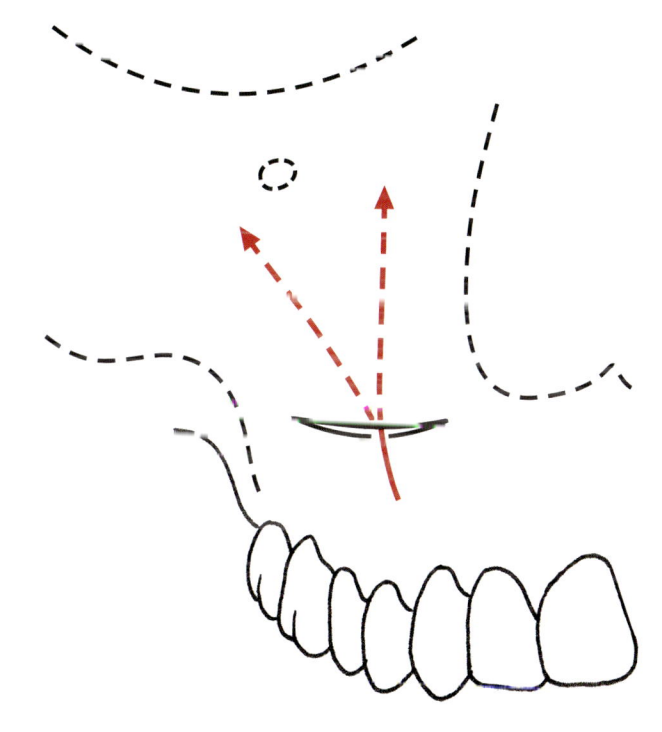

図12-4　犬歯窩膿瘍の切開・排膿．

■頬部の膿瘍

　上顎臼歯に起因する化膿性炎症が頬筋の起始部の下方に限局すれば，歯肉膿瘍ないしは歯槽部の骨膜下膿瘍となるが，頬筋の起始部の上方に拡大すると，頬部の組織隙や脂肪組織のなかに膿瘍を形成する(図12-5)．多くは限局性であるが，耳下腺隙，側頭下窩，翼口蓋窩へ拡大することがある．耳下腺唾液乳頭の位置を確かめたら，図12-6 a, b に示すように，唾液乳頭のやや下方の粘膜を水平に切開し，次いで止血鉗子を使って頬筋を筋線維の走行に沿って水平に拡大して膿瘍腔を解放する．この際，耳下腺導管と顔面動脈を損傷しないよう注意する．排膿後は，ペンローズドレーンを挿入する．

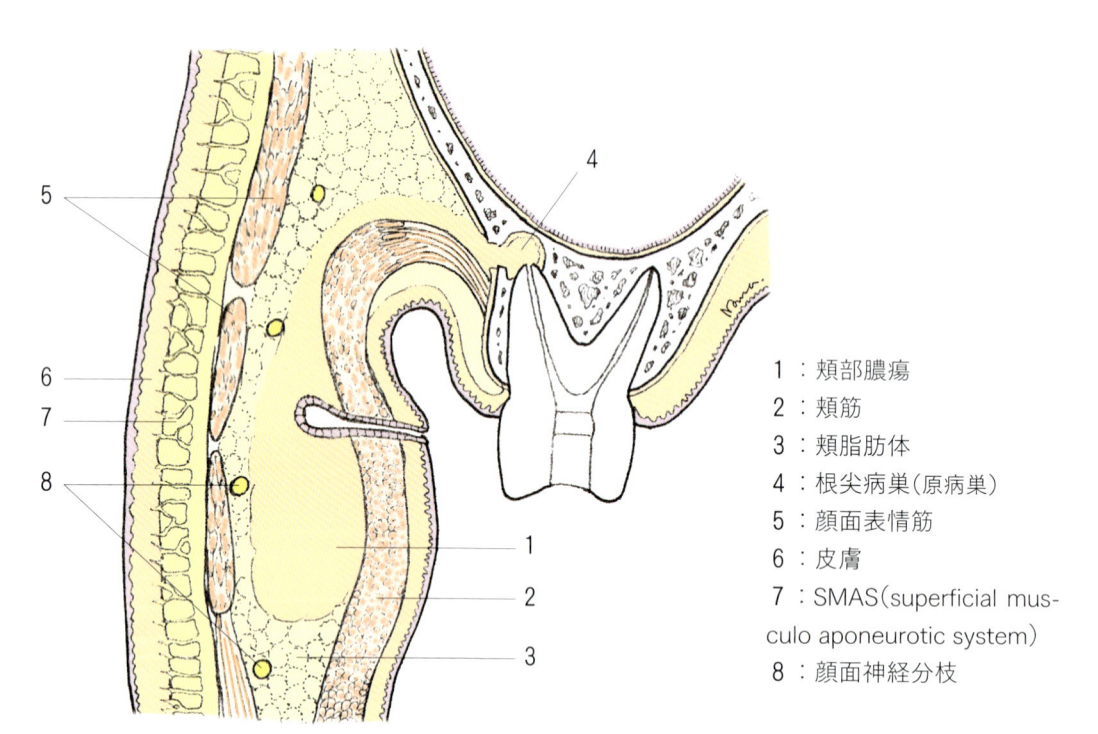

1：頬部膿瘍
2：頬筋
3：頬脂肪体
4：根尖病巣(原病巣)
5：顔面表情筋
6：皮膚
7：SMAS(superficial musculo aponeurotic system)
8：顔面神経分枝

図12-5　頬部膿瘍は頬筋の外側に形成される．

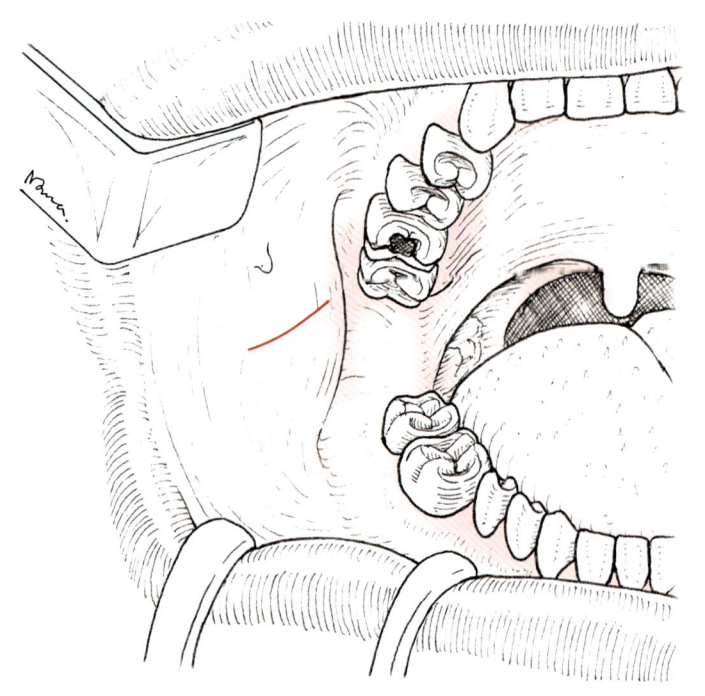

図12-6 a　耳下腺唾液乳頭を避け，頬筋の走行に沿って水平に切開する．

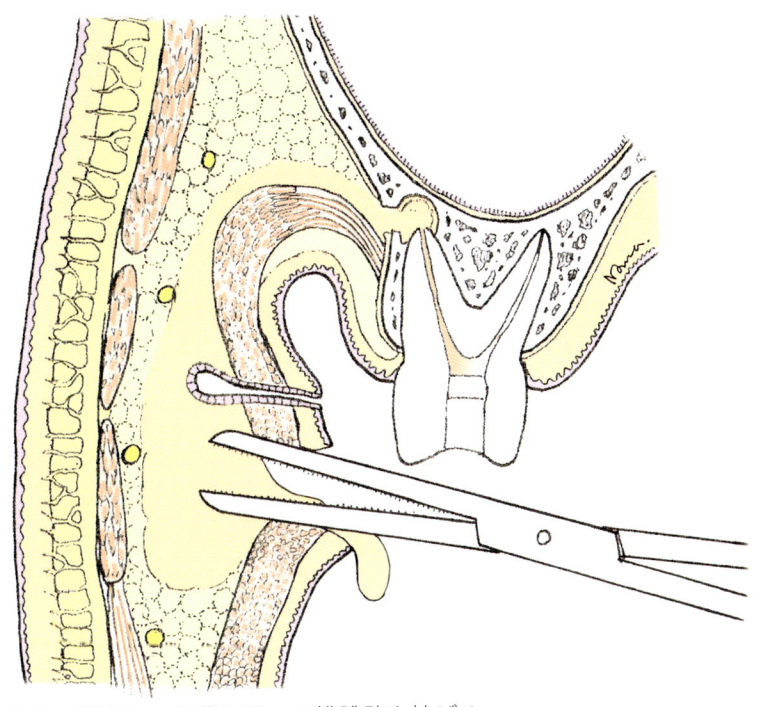

図12-6b 鉗子を膿瘍に挿入し，先端を開いて排膿路を拡げる．

■上顎後部の膿瘍

　上顎後部の膿瘍は上顎智歯の抜歯後感染や上顎結節の伝達麻酔による感染（歯垢のついた注射針を使うなど）によるもので，すう疎（やわらか）な結合織を介して側頭下窩，側頭隙，翼口蓋窩，眼窩，側咽頭隙に拡大する恐れがある．強い開口障害があるので，切開すべき部位を明示するのが難しいが，患者に下顎を患側に寄せるように指示し，幅広い鉤で頬部を外側に牽引すると上顎結節部へのアプローチが可能である．

　図12-7のように，頬骨下稜の後方に水平に切開を加え，そこからケリー鉗子を上顎結節の裏側に挿入して膿瘍を解放する．排膿後は，適当なサイズのペンローズドレーンを挿入する．

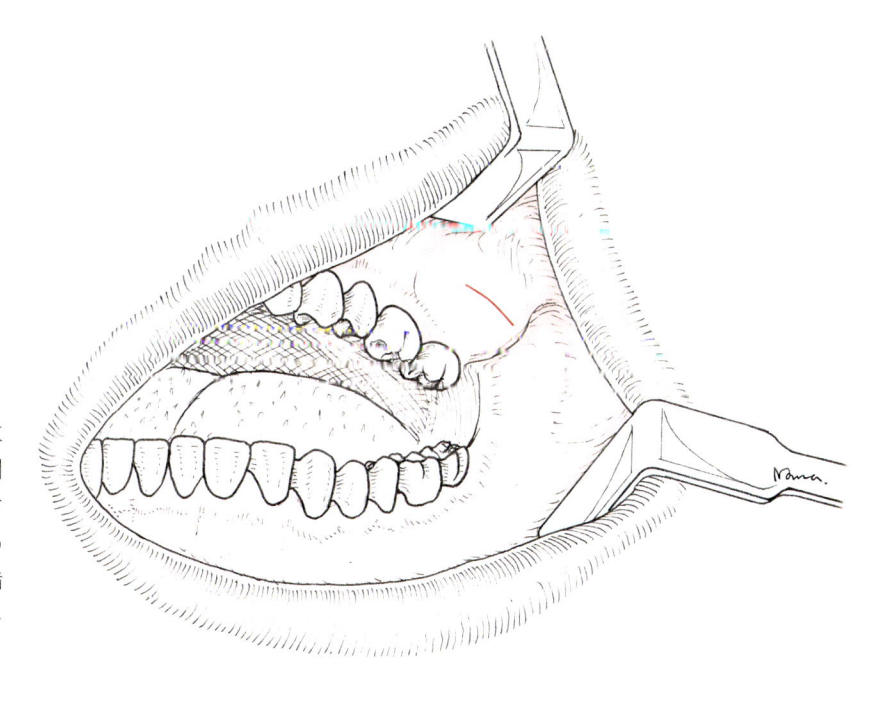

図12-7 第二大臼歯頬側の切開から，後内上方へ向かって曲のペアン鉗子を挿入して排膿路を作る．

■扁桃周囲膿瘍

　通常，扁桃周囲膿瘍は扁桃炎が扁桃と上咽頭収縮筋の間の扁桃周囲隙へ波及して生じるが，下顎智歯周囲炎が上咽頭収縮筋の表面を後内方へ波及して扁桃周囲隙に侵入して生じる場合があり，後者が口腔外科手術の対象となる（図12-8）．

　切開は，細長いメスハンドルに尖刃刀をつけ（第1巻図3-2b），図12-9a,bに示すように腫脹の中央部に加える．粘膜のみを切開し，粘膜下はケリー鉗子を閉じて，膿瘍腔に刺入し，先端を開いて切開創を拡げ，排膿路を確保する．

1：前上型扁桃周囲膿瘍
2：水平埋伏智歯
3：口蓋舌筋
4：口蓋扁桃
5：口蓋咽頭筋
6：耳管咽頭筋
7：上咽頭収縮筋
8：後咽頭隙
9：臓側筋膜
10：翼状筋膜
11：危険隙
12：総頸動脈・内頸静脈・迷走神経
13：耳下腺
14：内側翼突筋・下顎枝・咬筋
15：側咽頭隙
16：翼突下顎隙
17：下歯槽神経・動・静脈
18：舌神経
19：翼突下顎縫線
20：頬筋
※扁桃周囲膿瘍と側咽頭隙は上咽頭収縮筋によって隔てられている

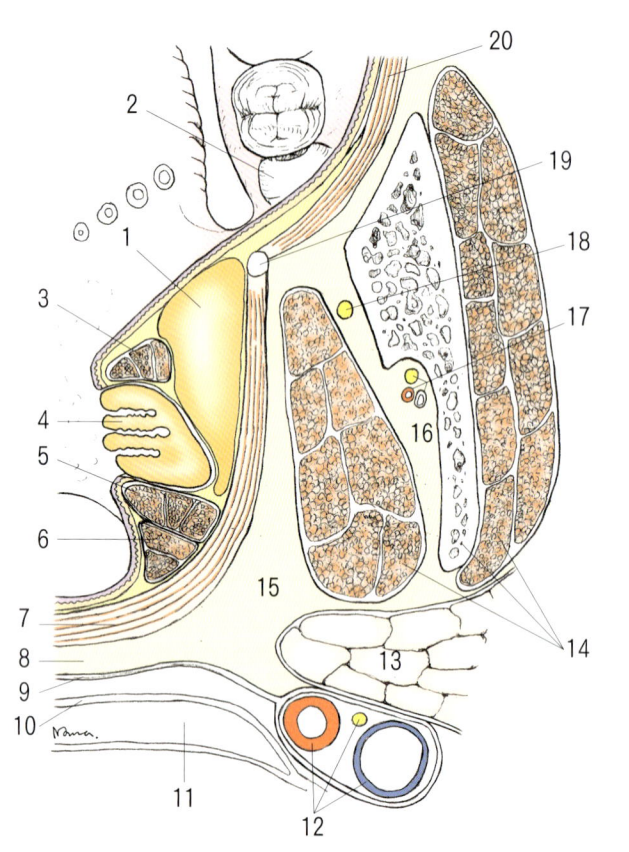

図12-8　口蓋扁桃部の水平断模式図．

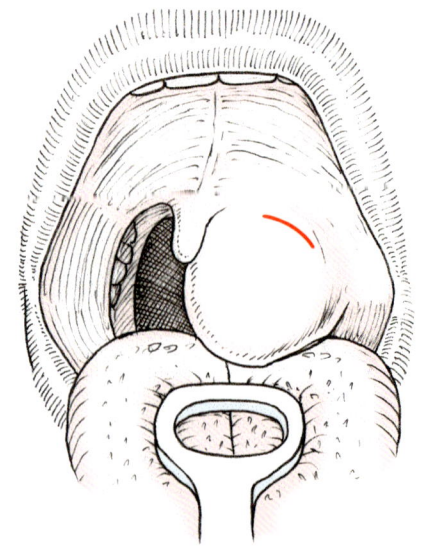

図12-9a　切開線の位置を示す（実際には強い開口障害のため，このようにはみえない）．

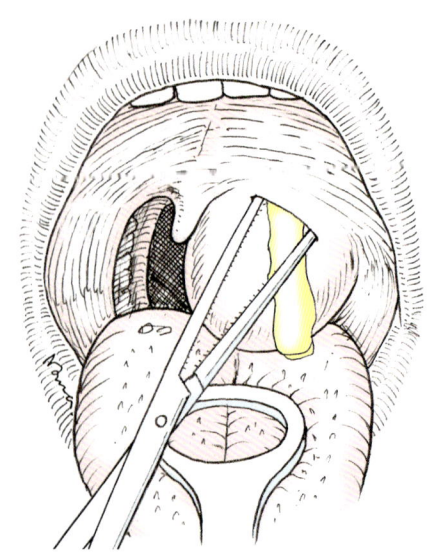

図12-9b　鉗子を膿瘍腔に挿入し，切開線に沿って先端を開いて排膿路を拡げる．

■翼突下顎隙の膿瘍

多くは下顎孔伝達麻酔による感染で，著しい開口障害を伴う．患者に下顎を患側に寄せるように指示し，できるだけ下顎枝の内斜線に沿うように約1.5cmの切開を加え，下顎枝の内面に沿って，下顎孔の上方に向かって先端の曲がりの強いケリー鉗子を挿入し，下顎小舌の上方で翼突下顎隙を解放する（**図12-10a, b**）．この際，下歯槽神経・動・静脈と舌神経を損傷しないよう，細心の注意をする．なお，側咽頭隙から波及した膿瘍の場合には，側咽頭隙の消炎手術が優先して行われる．

1：口蓋舌弓
2：翼突下顎縫線
3：内斜線部
※実際には強い開口障害のためこのようにはみえない

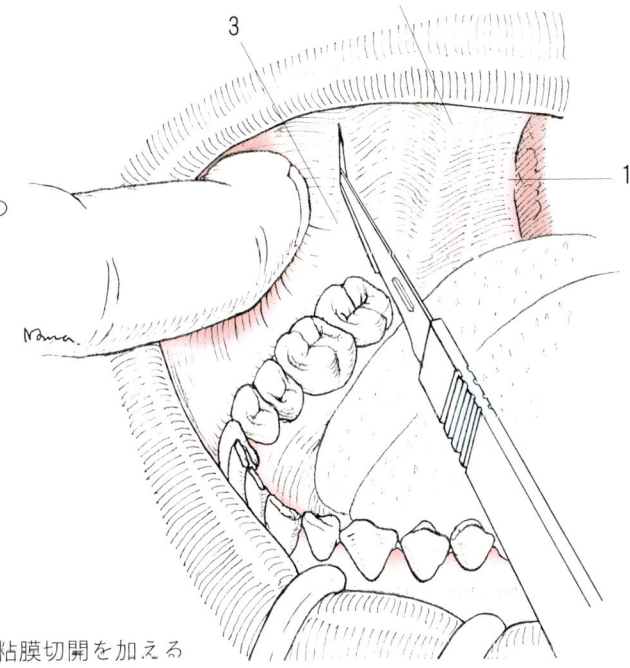

図12-10a 内斜線に相当する部位に粘膜切開を加える

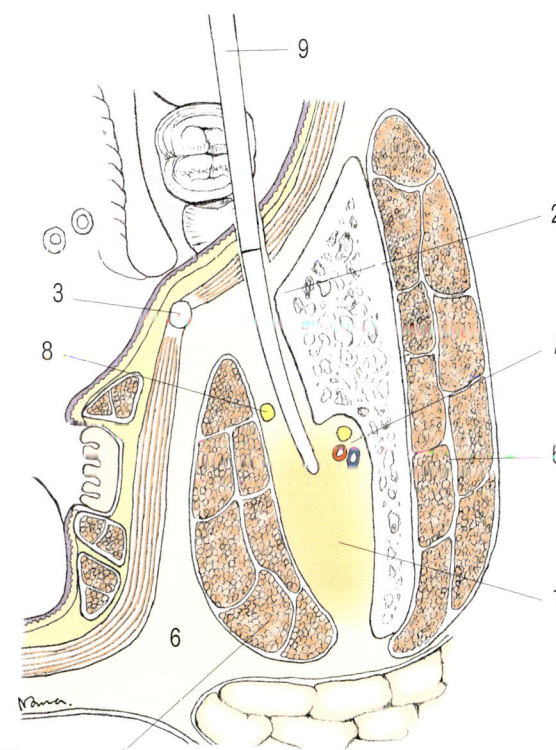

1：翼突下顎隙膿瘍
2：内斜線
3：翼突下顎縫線
4：内側翼突筋
5：咬筋
6：側咽頭隙
7：下歯槽神経・動・静脈
8：舌神経
9：ケリー鉗子

図12-10b 下顎小舌のレベルの水平断模式図．

■舌下隙の膿瘍

　下顎の歯性化膿性炎症が顎舌骨筋の上方へ波及すると，図2-40(第1巻54頁)に示すように，原因歯の周辺に限局した膿瘍が形成され，場合によっては舌下隙全体に拡大して口底が挙上され，二重舌を呈する．

　歯槽粘膜と口底粘膜の移行部(舌下ヒダの外側)の粘膜に，下顎内面のアーチに沿って1.5～2cmの切開を加え(**図2-38**)，そこから**図2-43**に示すように，曲の止血鉗子を挿入して鈍的に膿瘍腔を解放する．排膿後はペンローズドレーンを挿入する．

■舌の膿瘍

　舌の膿瘍は内舌筋内に生じる間質性化膿性舌炎と，舌底部の正中(顎舌骨筋の上で左右のオトガイ舌骨筋とオトガイ舌筋の間／**図12-11**)に生じる舌底部膿瘍があるが，いずれも比較的稀なものである．

　間質性化膿性舌炎のほとんどは食事中の外傷(魚の骨が刺さったなど)によるもので，内舌筋内に膿瘍が形成される．腫脹の外側寄りに縦切開を加えて排膿する(**図12-12**)．

　舌底部膿瘍は，下顎前歯部からの歯性感染症が直接この部位に拡大する場合と，舌下隙の化膿性炎症がここに波及する場合がある．切開排膿は，次に述べるオトガイ下からのアプローチで行われる．

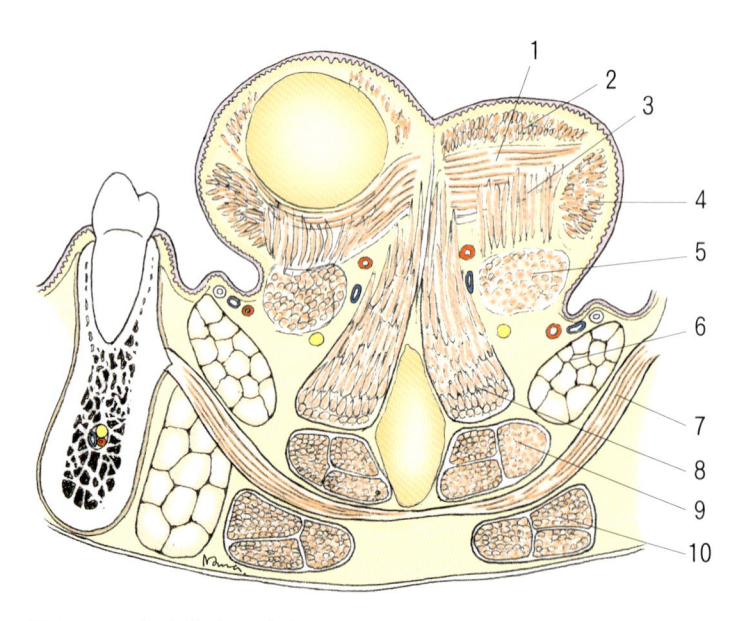

1：横舌筋
2：上縦舌筋
3：垂直舌筋
4：茎突舌筋
5：下縦舌筋
6：舌下腺
7：顎舌骨筋
8：オトガイ舌筋
9：オトガイ舌骨筋
10：顎二腹筋前腹

図12-11　内舌筋内の膿瘍(上縦舌筋と横舌筋の間)と舌底部の膿瘍(顎舌骨筋の上で，左右のオトガイ舌筋とオトガイ舌骨筋の間)の位置関係を示す．

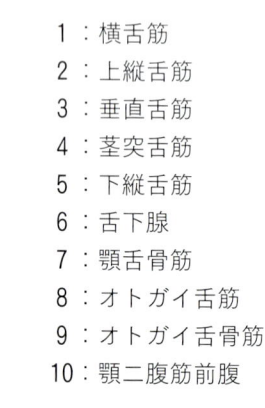

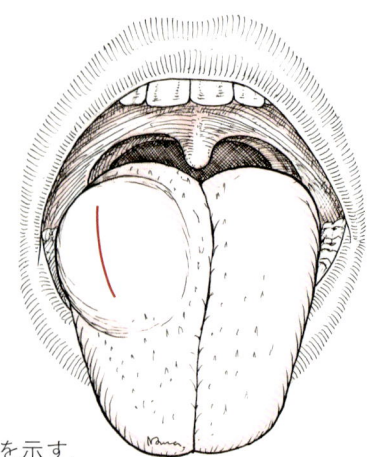

図12-12　内舌筋内膿瘍の切開線を示す．

顔面・頸部の皮下膿瘍の切開・排膿手術

■耳下腺咬筋部の皮下膿瘍

　この部位の皮下膿瘍は下顎智歯に由来することが多い．有痛性の腫脹から，皮膚直下に膿瘍を形成し明確な波動を触知できるものまで，病期によって臨床像は変化する．切開は**図12-13a〜d**に示すように，腫脹の最豊隆部の皮膚を，皮膚の皺線に沿って約2 cmほど切開し，皮下脂肪や表情筋を含む皮下の組織は，その部位における顔面神経の走行に沿って止血鉗子の先端で剥離しながら膿瘍腔に達し，排膿する．この際，顔面神経の下顎縁枝や頰筋枝，顔面動脈を損傷しないように注意する．

　排膿後は，膿瘍の大きさに応じてガーゼドレーンないしは適当なサイズのペンローズドレーンを挿入する．ドレーンを挿入する際には，ドレーンの一端をルーツェピンセットで把持し，膿瘍の最奥部に留置する．

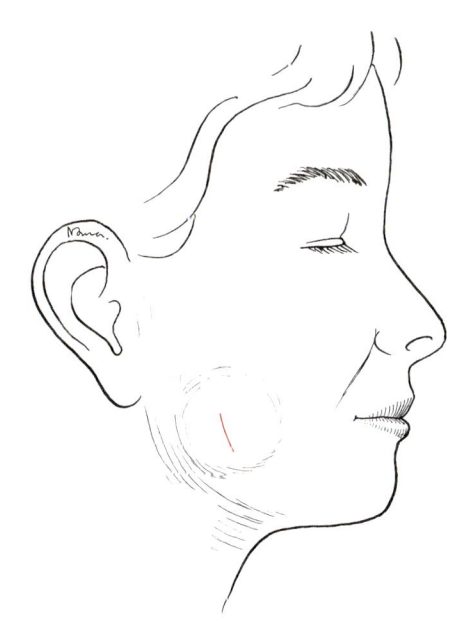

図12-13a　皮膚の皺線に沿った切開線の設定． 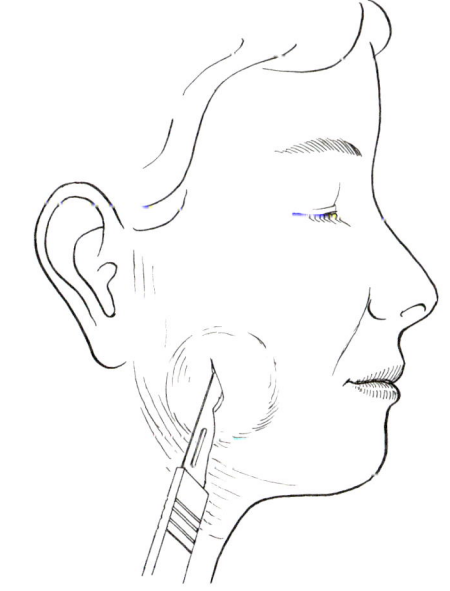　　**図12-13b**　皮膚はメスで鋭的に切開する

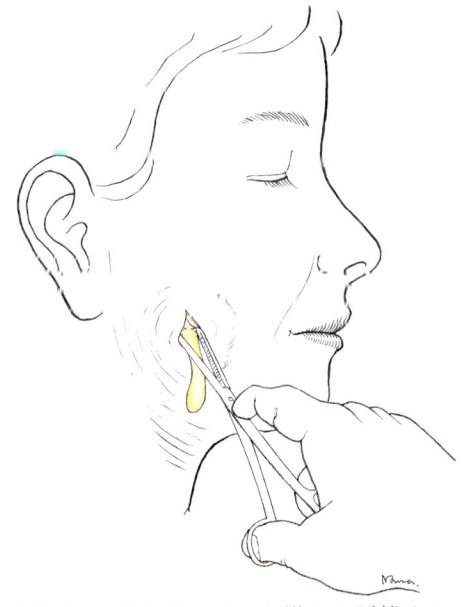

図12-13c　膿瘍腔まで止血鉗子で剥離する． 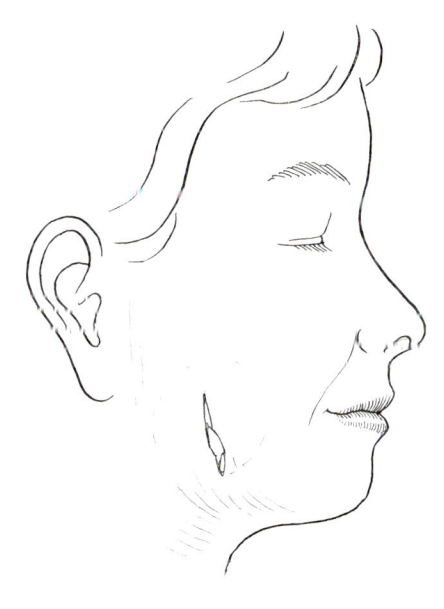　　**図12-13d**　ドレーンを留置する．

■オトガイ下隙の膿瘍

　オトガイ下隙は，上は顎舌骨筋，下は頸筋膜浅葉（浅頸筋膜），外側は顎二腹筋の前腹，前方は下顎骨下縁，後方は舌骨体で囲まれた，脂肪とリンパ節を含む隙で（第1巻図2-39），ここの膿瘍の多くは下顎前歯部の歯性感染症に由来する．臨床的にはオトガイ下部が著しく腫脹するが，開口障害はない．

　オトガイ下縁と舌骨の中間部の皮膚に，正中を跨いで**図12-14**のように長さ約3 cmの横切開を加える．この部位には広頸筋は存在しないので，止血鉗子で皮下脂肪を分けると直ちに膿瘍腔に達することができる．先に述べた舌底部膿瘍がある場合には，さらに**図12-15**のように，顎舌骨筋を正中縫線に沿って切開し，膿瘍を解放して排膿を図る．排膿後は適当なサイズのペンローズドレーンを挿入する．

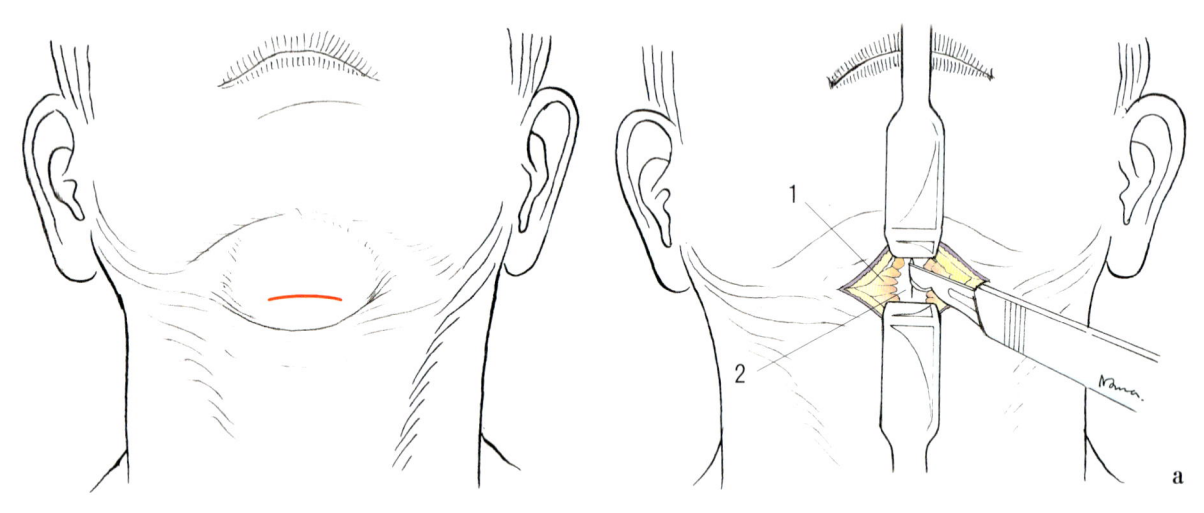

1：顎舌骨筋
2：顎舌骨筋の中央縫線

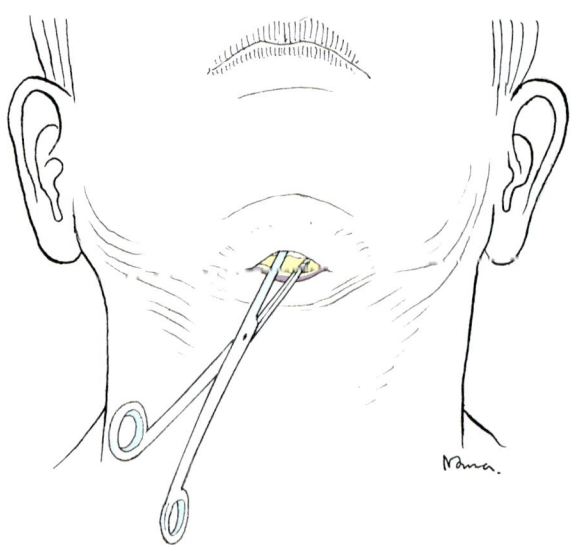

図12-14　オトガイ下膿瘍の最豊隆部に，正中を跨いで約3 cmの皮膚切開を加え，そこからペアン鉗子の先端を挿入し，縦方向に鉗子の先端を開いて排膿路を拡大する．

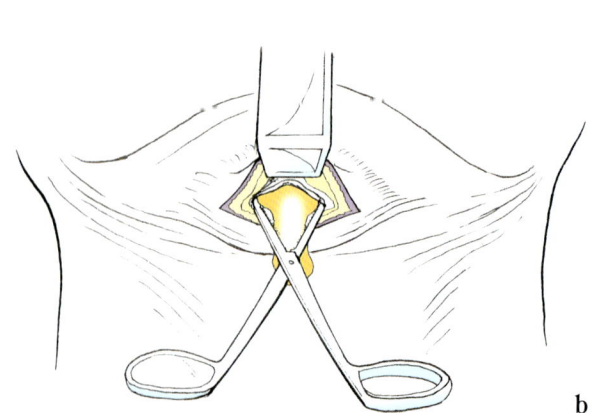

図12-15a, b　先に述べた舌底部膿瘍がある場合には，顎舌骨筋の正中部を明示し，正中の縫線部分を2 cmほど切開し，そこからペアン鉗子を挿入し先端を横方向に拡げて排膿路を拡大する．

口底蜂巣炎および関連する隙の膿瘍の切開・排膿手術

　CHAPTER 2（第1巻）で述べたように，口底から頸部の筋肉群の間には多くの"隙"が存在する．ここには血管の分布が少なく，感染抵抗力が低い結合組織（蜂巣構造）があり，ここに波及した化膿性炎症は，隙から隙へ速やかに拡大する．下顎の歯性感染症がこの"隙"の連鎖の入口である舌下隙に進入すると，図2-41, 42（第1巻）に示すように，下方の顎下隙，後方の側咽頭隙，側方の翼突下顎隙，後方の後咽頭隙，さらには翼状筋膜を破って危険隙（第1巻55頁，図2-41）に達すると，炎症は一気に拡大し，上方は頭蓋底，下方は縦隔洞の後部を通って横隔膜まで達し，生命の危険が訪れる．とくにクロストリジウム族の感染においては，この過程が極めて速やかに進行するので恐れられている（Ludwig angina）．

■舌下隙に炎症が拡がっている場合

　舌下隙に炎症がある場合，それが舌下隙の膿瘍で止まるのか，口底の蜂巣炎に拡大するのかの判別は重要である．臨床症状や検査データから蜂巣炎の初期と判断すれば，大臼歯から小臼歯部の歯肉と口底粘膜の移行部の粘膜を大きく切開し，そこから止血鉗子を舌下隙に挿入して舌下隙を解放し，排膿を図る．膿汁の代わりに肉汁様の滲出液がみられることもある．顎下隙への炎症の拡大が疑われる場合には，顎舌骨筋の後縁を超えて顎下隙まで曲がりのペアン鉗子を挿入し，膿汁ないしは肉汁様滲出液（クロストリジウム感染の場合は悪臭のあるガスを含む）の有無を確かめる．この際，舌下隙と顎下隙の境界である顎舌骨筋の後縁で，顎下隙から上昇して舌下隙へ進入する顎下腺導管（ワルトン管）と，後外方から下降してきてその下をくぐっている舌神経（第1巻，図2-29）を損傷しないよう注意する．

　顎下隙への波及が強く疑われる場合は，ためらうことなく，顎下隙を解放する．

■炎症が顎下隙に拡大した口底炎の切開・排膿手術

　顎下隙は顎舌骨筋の下側にあり，外側は下顎骨体と頸筋膜浅葉，内方は顎二腹筋と舌骨舌筋で囲まれ，後方では側咽頭隙や咀嚼筋隙と交通している．顎下隙の炎症の広がりの程度，膿瘍やガスの有無，気道に与える影響などを的確に把握するためには，積極的にCTおよびMRI検査を活用すべきである．

　CTで炎症の広がり，膿瘍の有無とその位置を確認したら，それに応じて切開の位置，切開線の長さを決定する．膿瘍が形成されている場合は，それに近い位置に排膿に必要な長さの切開線を設定し，ガス産生のみで炎症が拡大する恐れがある場合は，広く顎下隙を解放するのに必要な長さの切開線を設定する．切開線は，術後の審美性を考慮して，図12-16a, b のように下顎下縁より1横指半下に（下顎下縁と舌骨の中間），頸部の皺線に沿って設定する．

　皮膚，皮下脂肪，広頸筋をメスで切開すると，頸筋膜浅葉の内側に顎下腺が現れる．ここで曲がりのペアン鉗子を用いて，顎下腺のカプセルに沿って顎下腺の後極を前下方へ圧排し，上内方に向かって鈍的剥離を進めながら膿瘍へアプローチする．膿瘍に達したら排膿路を拡げて排膿した後，膿瘍腔内を生理食塩液で洗浄し，ドレーンを挿入する．この際，下顎枝後縁に沿って走行する下顎後静脈と，耳下腺下極からでて顎下腺被膜の表面を前上方へ走行する顔面神経下顎縁枝を損傷しないよう細心の注意をはらう必要がある．

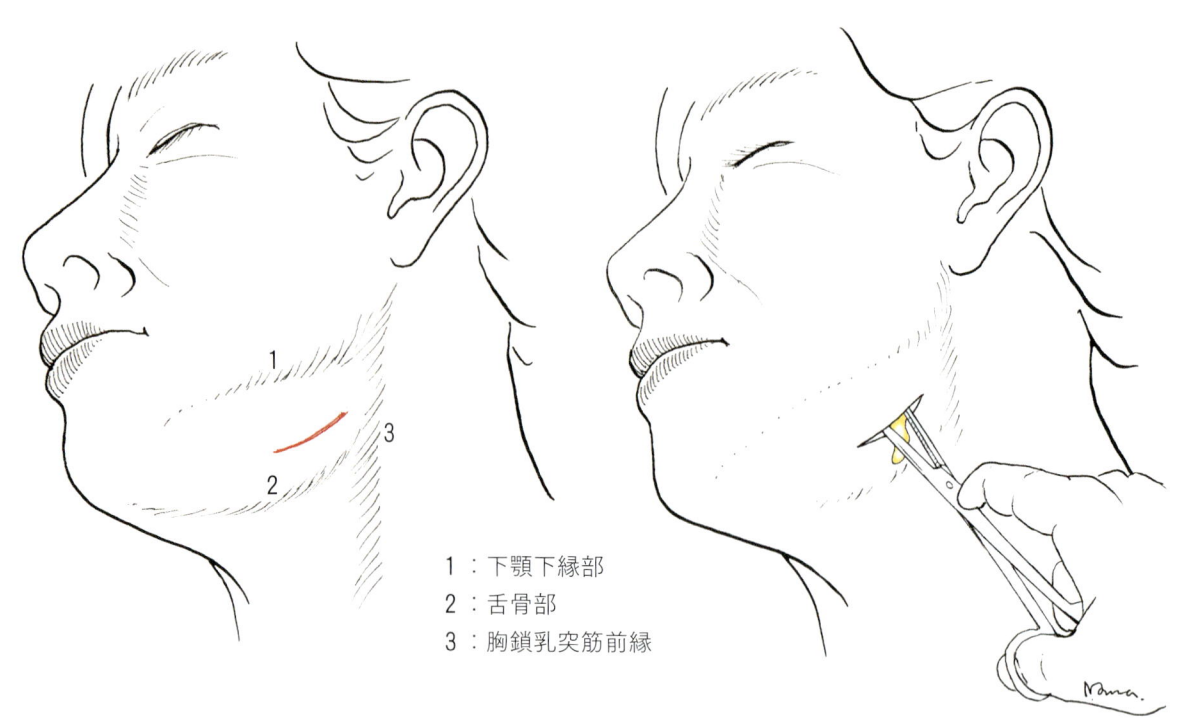

1：下顎下縁部
2：舌骨部
3：胸鎖乳突筋前縁

図12-16a 下顎下縁と舌骨の中間で，胸鎖乳突筋前縁の前方に皮膚の皺線に沿って切開線を設定する．

図12-16b 皮膚，広頸筋をメスで切開し，ペアン鉗子を膿瘍腔に挿入して排膿．

　側咽頭隙への波及が疑われる場合には，指先を下顎枝下縁から内側翼突筋の表面に沿って挿入し，膿瘍の有無を触診する．

■側咽頭隙まで拡大した口底炎の切開・排膿手術

　側咽頭隙は，内側翼突筋と上咽頭収縮筋の間の隙で，前方は顎下隙，後方は後咽頭隙に接している．そのため側咽頭隙に波及した化膿性炎症は，後咽頭隙から翼状筋膜を破って後方の危険隙に達すると，一気に危機的状態に陥るので早期にドレナージを行い，炎症の拡大を防止する必要がある．CT像で含気腔が多く含まれている場合には，クロストリジウム族（ガス壊疽）の感染を疑う必要がある．その場合は通常の切開・排膿では不十分で，炎症の波及した隙を広く開放する必要がある．重篤な歯性化膿性炎症の場合は，常にCTにより炎症の広がりを把握する必要がある．

　顎下隙と同時に側咽頭隙を解放する場合には，**図12-17a〜d**のように，先に述べた顎下隙解放の切開線より後方へ約1cm延長する．皮膚および広頸筋をメスで切開し，ペアン鉗子で顎下腺と胸鎖乳突筋の間を開き，顎下腺を前下方へ圧排しながら胸鎖乳突筋の内側で頸動脈鞘に沿って，内側翼突筋と上咽頭収縮筋の間を上方へ鈍的剥離を進めると膿瘍腔に達する．排膿後は，膿瘍腔を生理食塩液で洗浄しドレーンを挿入する．

消炎手術

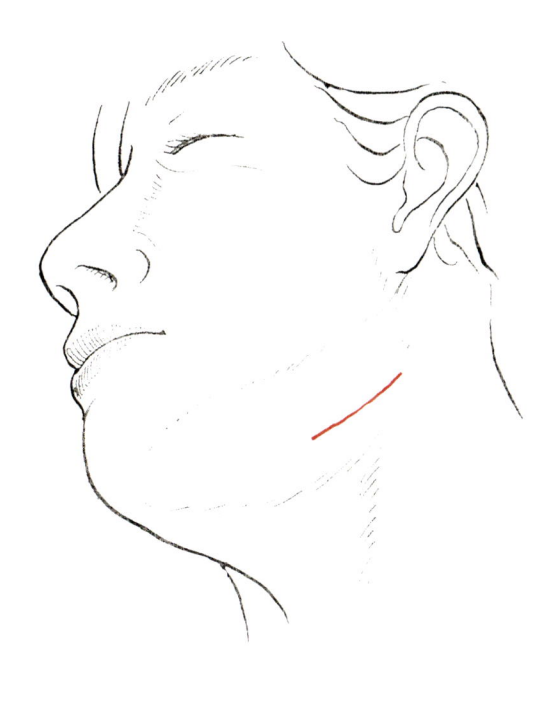

図12-17a 顎下隙膿瘍の切開線を，胸鎖乳突筋の前縁を超えて後方へ延長する．

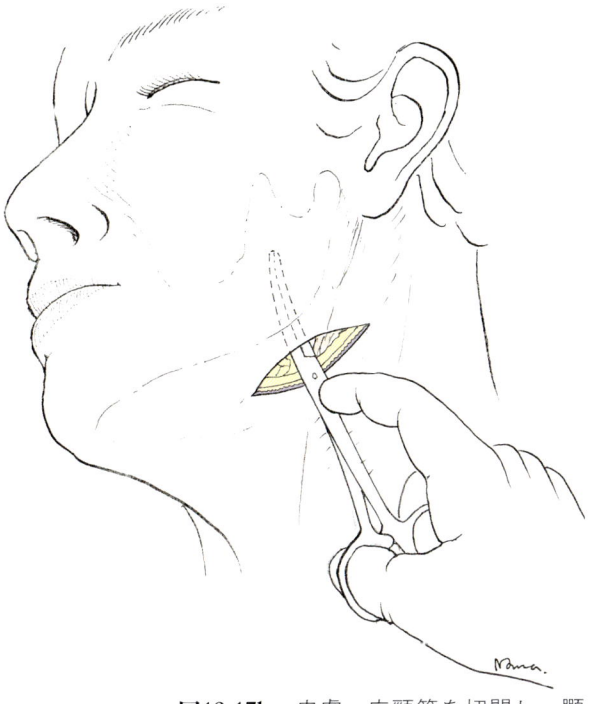

図12-17b 皮膚，広頸筋を切開し，顎下腺と頸動脈鞘の間を上方へ下顎枝内側へ向かってペアン鉗子を挿入する．

1：顎下腺
2：胸鎖乳突筋前縁

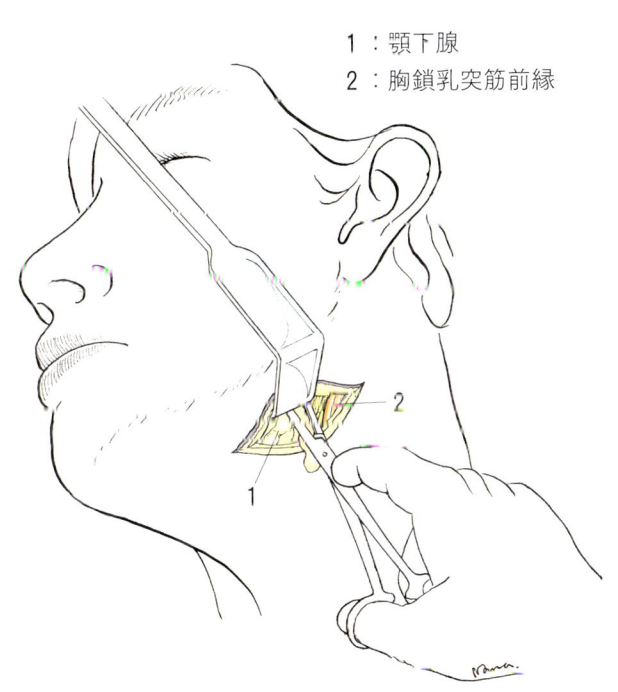

図12-17c 鉗子の先端を開いて排膿路を拡げる．

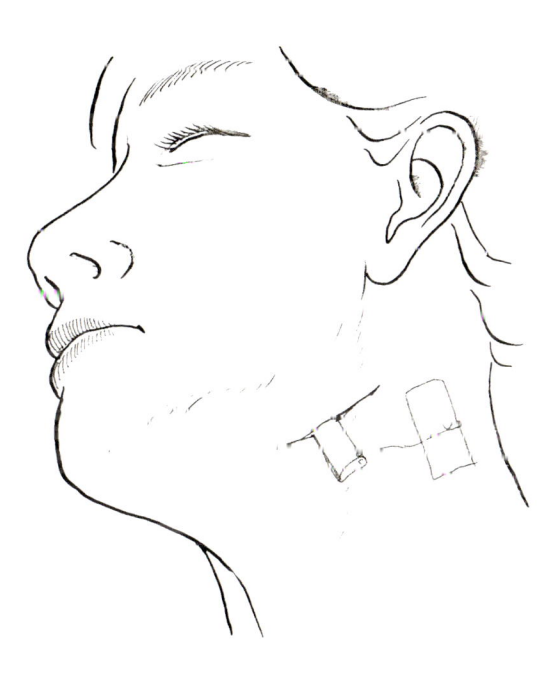

図12-17d ドレーンを挿入する．

膿瘍の切開・排膿手術

■翼突下顎隙の膿瘍

　　　　下顎孔伝達麻酔感染による翼突下顎隙膿瘍の切開・排膿手術については先に述べた．側咽頭隙の炎症から波及した膿瘍の排膿は，炎症が側頭窩下に波及していなければ，側咽頭隙膿瘍の切開・排膿手術の際に容易に行うことができる．

■側頭膿瘍および側頭下窩の膿瘍

　　　　側頭筋を被う側頭筋膜は，**図12-18**に示すように頬骨弓の外側上縁に付着する浅側頭筋膜と，頬骨弓の内面から下顎骨の筋突起に付着する深側頭筋膜の2葉に分かれている．この2葉の間と深側頭筋膜と側頭筋の間には，すう疎な脂肪体（頬脂肪体と連続している）で満たされた側頭筋膜間隙があり，これは側頭下窩を介して翼突下顎隙に連なっているため，両者を併せて咀嚼筋隙と呼ばれている．この部位の化膿性炎症のほとんどすべては，上顎結節伝達麻酔時の感染や翼突下顎隙を介して波及した炎症である．膿瘍は**図12-19a, b**に示すように，2葉の筋膜の間の浅い部位に形成される場合と，深側頭筋膜の内側や側頭筋の内側に形成される場合がある．浅在性の膿瘍では，局所の皮膚の発赤と波動を触知するが，深在性の場合は側頭部全体が腫脹し強い圧痛がある．

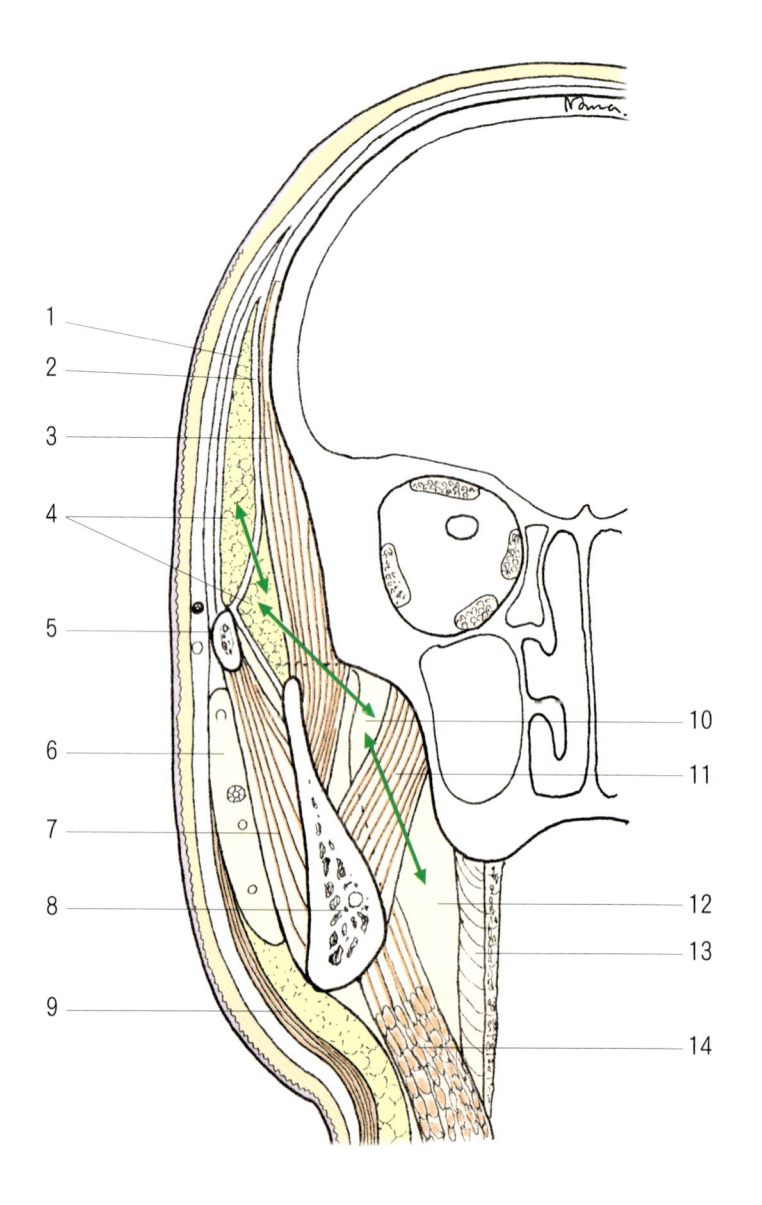

1：浅側頭筋膜
2：深側頭筋膜
3：側頭筋
4：側頭筋膜間隙
5：頬骨弓
6：耳下腺
7：咬筋
8：下顎枝
9：広頸筋
10：翼突下顎隙
11：内側翼突筋
12：側咽頭隙
13：上咽頭収縮筋
14：胸鎖乳突筋

図12-18　側頭筋膜間隙，翼突下顎隙，側咽頭隙の関係を示す．

図12-19a 側頭筋膜間隙の膿瘍.

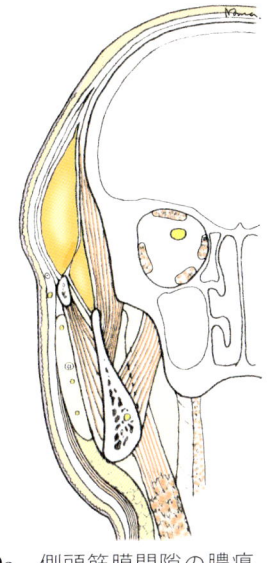

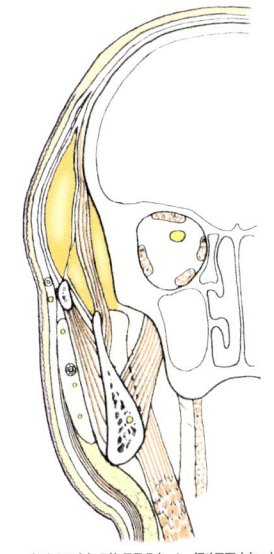

図12-19b 側頭筋膜間隙と側頭筋内側の膿瘍.

　切開線は，**図12-20a**に示すように耳前部の有髪部を剃髪し，長さ3〜4 cm の弧状の皮膚切開を加え，顔面神経側頭枝を損傷しないよう注意しながら側頭筋膜を明示し，筋膜上を頬骨弓の上縁近くまで剝離して切開する．浅在性の膿瘍であれば，これで膿瘍を開放できるが，深部の膿瘍の場合はさらに深側頭筋膜を切開し，側頭動静脈を損傷しないよう注意しながらペアン鉗子で側頭筋の内側の膿瘍を開放する必要がある（**図12-20b, c**）．

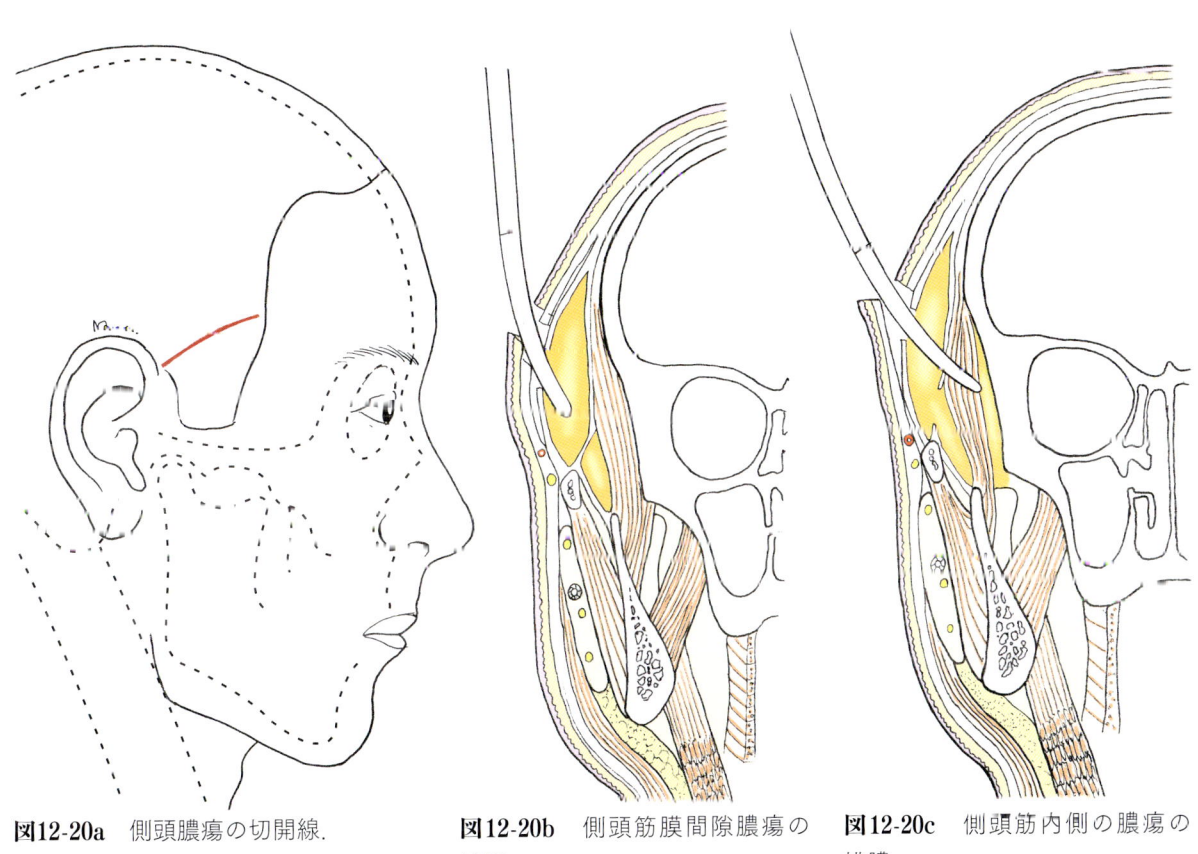

図12-20a 側頭膿瘍の切開線.

図12-20b 側頭筋膜間隙膿瘍の排膿.

図12-20c 側頭筋内側の膿瘍の排膿.

顎下隙→側咽頭隙→翼突下顎隙→側頭膿瘍と波及した症例では，側頭部の切開・排膿と同時に顎下部からのアプローチも必要であり，**図12-21**のように，上下の切開創を貫通するようにドレーンを配置する必要がある．この際，ドレーンの側面に小孔を開けておくと排膿効果がよい．

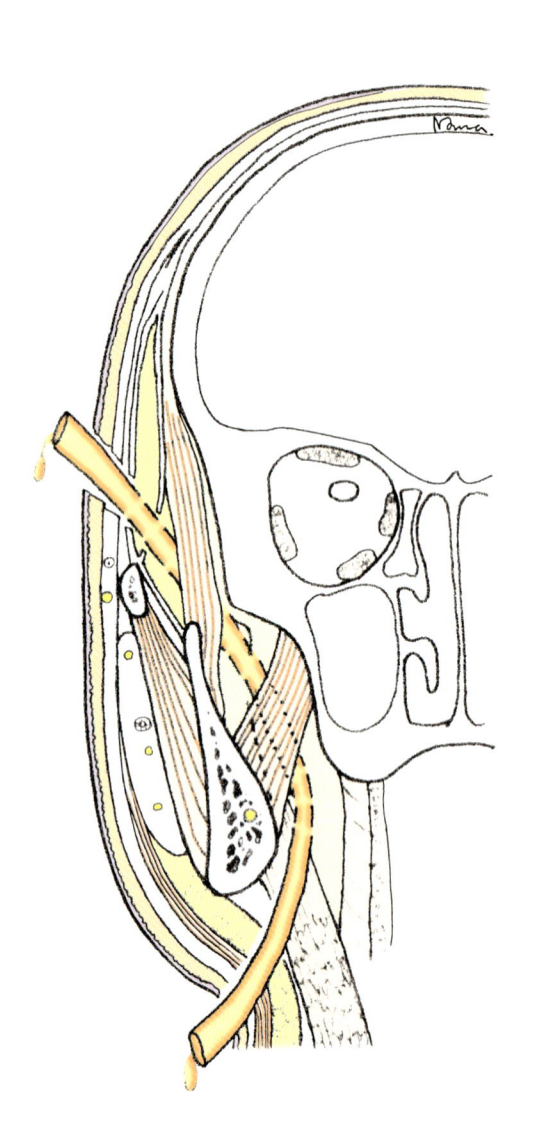

図12-21 側咽頭隙から，翼突下顎隙を経由した側頭膿瘍の切開・排膿．

顎骨骨髄炎の消炎手術

顎骨骨髄炎には，急性下顎骨骨髄炎と慢性下顎骨骨髄炎がある．近年，わが国においては急性の下顎骨骨髄炎はみられなくなったので，慢性下顎骨骨髄炎の外科的治療について述べる．急性下顎骨骨髄炎の外科的処置については，歴史的な文献を参照されたい．

慢性下顎骨骨髄炎の外科的治療法として，骨穿孔法(trepanation)，腐骨除去法(sequestrectomy)，皿状形成術(saucerization)，皮質骨除去術(decortication)が上げられている．また，これらの外科的療法と併用する治療法として高気圧酸素療法，抗菌薬動注療法，局所薬物灌流療法などが報告されているが，いずれも決定的に有効な治療法になり得ない．このなかで外科的療法として一般に用いられているのが皮質骨除去術であるが，除去すべき皮質骨の範囲の決定が難しく，そのため再燃することが多い．再燃のたびに同様な処置を何度か繰り返す必要があるのが欠点である．

皮質骨除去術は，罹患した部位の硬化した外側骨皮質を除去する方法であり，病変の範囲の決定は，骨シンチグラム，MRIによる骨髄の信号強度の変化を参考にする．除去する骨皮質の範囲は，病変部より1〜2cm大きめに設定すべきとされているが，硬化性下顎骨骨髄炎では全体的に硬化性変化があり，骨髄腔はみられず，臨床的(肉眼的)に何処までが皮質骨であるか判別が難しい．本治療法の目的は，病変の完全な除去ではなく，ある程度の病変骨の除去と，その後の血流の回復にあるため，下顎骨の強度を低下させ，病的骨折を起こす懸念が生じるほどに皮質骨を除去すべきではない．

軟組織に厚みのある歯肉頰移行部に近い歯槽部粘膜に，**図12-22a**に示すように，骨膜に達する切開を加え，下顎骨外側骨皮質を明示する．次いで，病変と思われる除去すべき骨皮質の周囲に骨バー(リンデマンバーなど)で溝を掘り，骨ノミを用いて病変を含む骨皮質を除去する．その後，骨髄腔から出血がみられるか否かを観察し，出血が生じなければ，さらに出血をみるまで，皮質骨の除去範囲を拡げる(**図12-22b〜d**)．骨の鋭縁は削除してなだらかにし，死腔を残さないよう創を縫合閉鎖する．

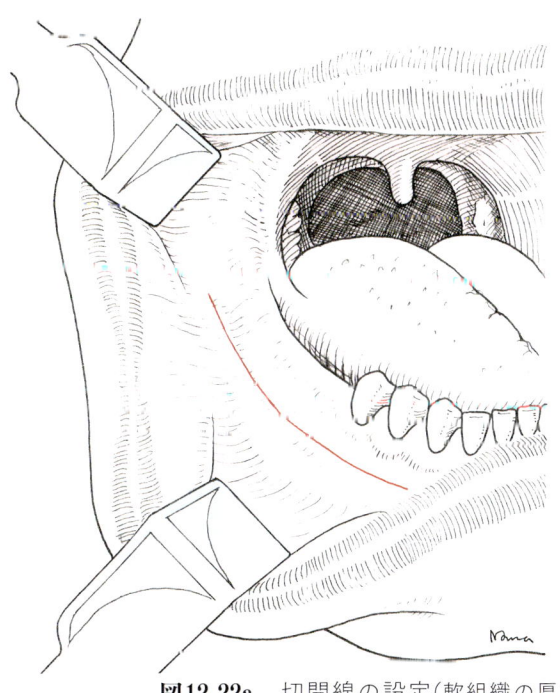

図12-22a 切開線の設定(軟組織の厚みのある部位に切開線を設定する)．

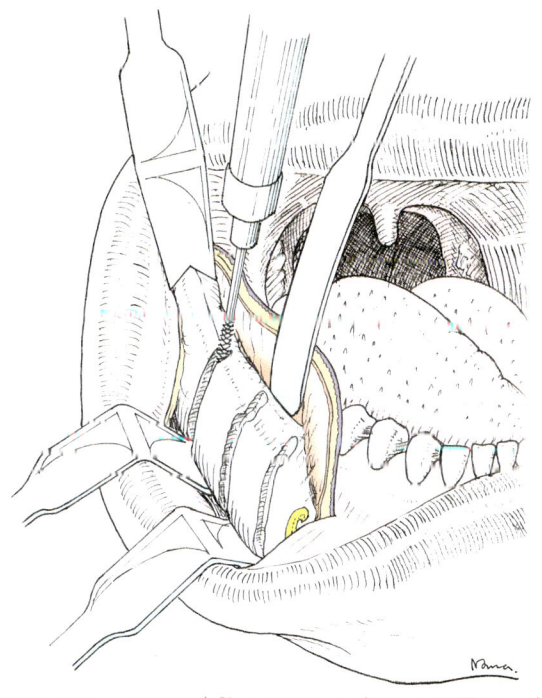

図12-22b 外側骨皮質の硬化した部分の周囲に，小分けして骨バーで溝を作る．

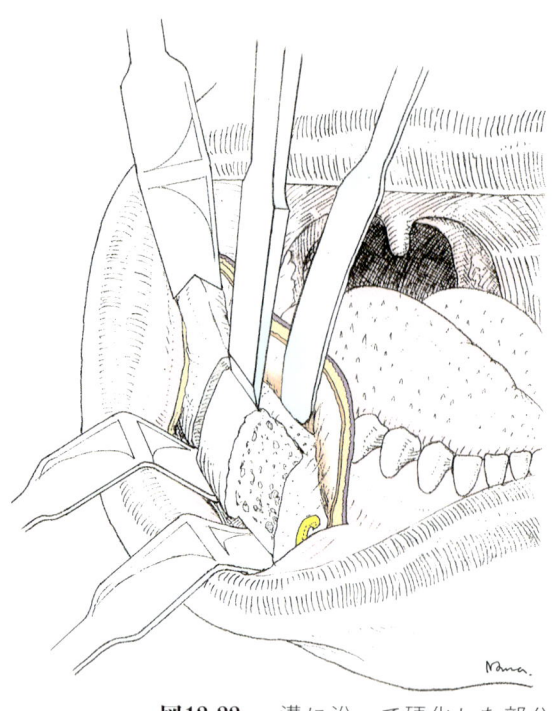

図12-22c 溝に沿って硬化した部分を骨ノミで除去する．

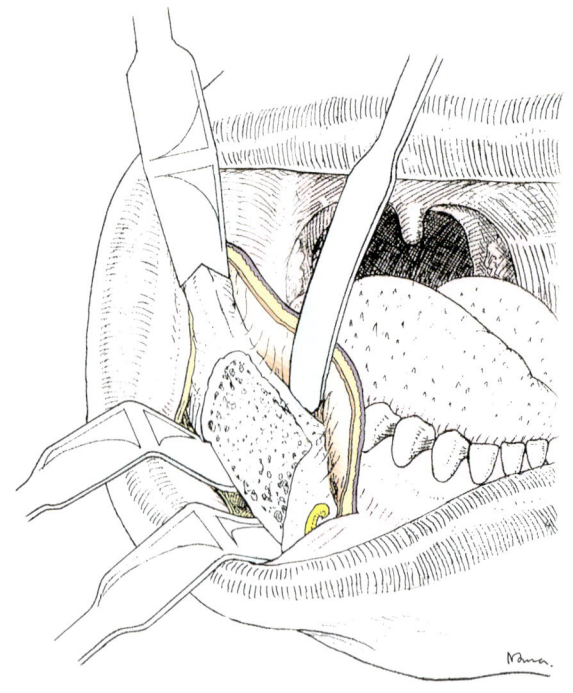

図12-22d 出血がみられるところまで骨除去の範囲を拡げる．

■ **薬剤関連顎骨壊死（ARONJ）の原因と治療**

　がんの骨転移による痛みや病的骨折，白血病や肺がんなどで起こる高カルシウム血症，骨粗鬆症などの治療に，骨修飾薬（bone modifying agents：BMA）が一般的に用いられる．破骨細胞のはたらきを抑制するなど，骨の修飾作用を有する薬で，ビスホスホネート薬（BP），デノスマブが該当する．BMAの副作用の1つに薬剤関連顎骨壊死（ARONJ）があり，本邦では約0.1％の発症と報告されているが，歯性感染症から顎骨骨髄炎を併発することが多い．顎骨骨髄炎を起こすと，病期はステージ0から3（**ステージ0**：骨露出・骨壊死なし，歯の動揺，粘膜潰瘍，開口障害，オトガイ部の知覚異常〔Vincent症状〕，歯原性ではない痛み．**ステージ1**：感染をともなわない骨露出・壊死または骨を触知できる瘻孔．**ステージ2**：感染をともなう骨露出・壊死，骨露出部に疼痛，発赤や排膿，下顎骨の肥厚，骨膜反応，腐骨形成．**ステージ3**：ステージ2に加えて，骨槽骨を越えた骨露出・骨壊死，病的骨折や口腔外瘻孔，鼻・上顎洞口腔瘻孔形成，周囲骨・下顎下縁や上顎洞への骨硬化／骨溶解進展）までに分類される．ステージが上昇すると治療に難渋するので，BMA開始前の歯科受診と口腔健康管理が重要である．

　ARONJの治療方針は，ARONJの進展抑制，疼痛，排膿，知覚異常などの症状緩和と感染制御によるQOLの維持，そして定期的な患者教育および経過観察，口腔健康管理の徹底が挙げられる．**ステージ0**の治療では鎮痛薬や抗菌薬による全身管理，**ステージ1**では洗口薬の使用，瘻孔や歯周ポケットに対する洗浄，局所的抗菌薬の塗布・注入が推奨されている．**ステージ2**以降では感染をともなっているため，鎮痛薬や抗菌薬による全身管理の他に，難治例に対しては複数の抗菌薬の併用，長期抗菌薬療法，連続静注抗菌薬療法，そして腐骨除去，壊死骨掻爬，顎骨切除などの外科療法が適している．**ステージ3**では腐骨除去，壊死骨掻爬，感染源となる骨露出／壊死骨内の歯の抜歯，栄養管理，壊死骨が広範囲に及ぶ場合には顎骨の辺縁切除や区域切除などの外科療法，が選択されるが，どの処置に対しても処方主治医との綿密な医療連携が必須である．

（柴原孝彦）

外歯瘻の手術

　歯性化膿性炎症が限局化して自潰すると，膿汁を排出する排膿路が形成され，これが口腔内に形成された場合は内歯瘻，口腔外に形成された場合を外歯瘻と呼ぶ．内歯瘻の多くは，原因歯を抜歯することにより容易に治癒するが，外歯瘻は原因歯の抜歯と同時に瘻管を切除する必要がある．外歯瘻の周囲には瘢痕が形成され，瘢痕拘縮が生じるため，瘻孔周囲の皮膚は陥凹し，醜形を呈する．したがって，外歯瘻の手術は単に瘻管を切除するだけでなく，審美的な配慮も必要である．

　耳下腺咬筋部皮膚にある外歯瘻の切除手術を示す．

①瘻孔からゾンデを挿入し，原因病巣（原因歯）を確認する．

②瘻孔の周囲の皮膚を，皮膚の皺線に沿って紡錘形に切開する．図12-23には耳下腺咬筋部下端の切開線の他に，顔面頸部のさまざまな部位における紡錘切開線を示す．

③瘻管に挿入したゾンデを指標として，尖刃刀や小型の剥離剪刀を用いて瘻管を健常組織から剥離しながら原病巣まで追求し，切除する（図12-24, 12-25a）．この際，顔面神経の分枝や顔面動・静脈を損傷しないよう注意する．形成されて間もない瘻管は別として，通常，瘻管の周囲には瘢痕組織が形成されていて，単にリボンガーゼでしごくだけでは瘢痕組織が除去できないので，皮膚の陥凹は改善されない．

④原病巣の摘出（抜歯および根尖病巣の摘出）を行う．

⑤瘻孔周囲の皮下組織を図12-25b, c に示すように数mmアンダーマインし，皮下縫合した上で，表皮縫合を行い，創の陥凹を防ぐ．なお瘻孔部に著しい陥凹や変形がある場合にはZ-plastyなどの修正技術を用いる必要もある．

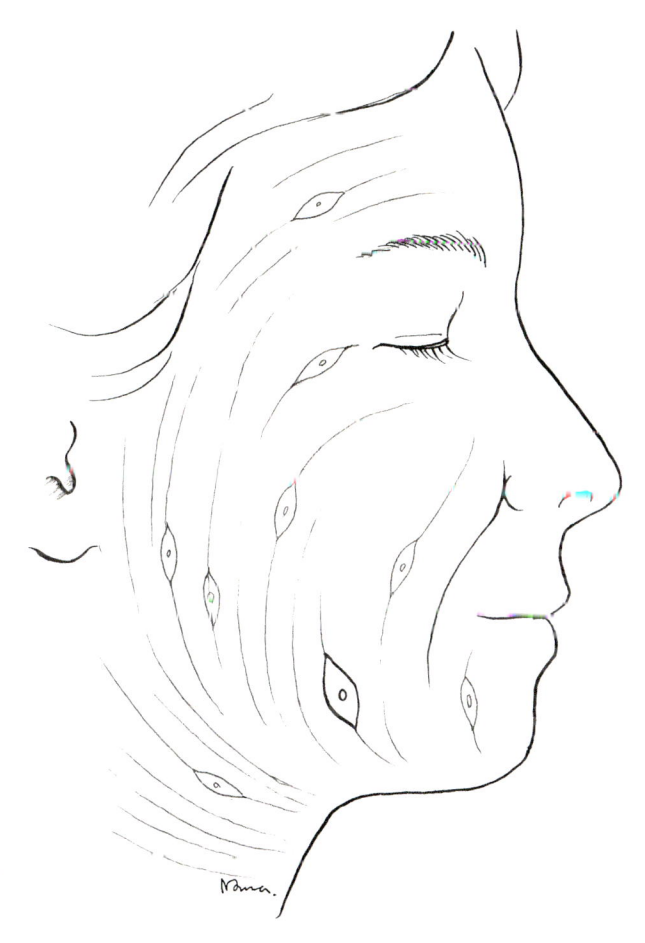

図12-23 外歯瘻周囲の皮膚の紡錘状切開（顔面各部の皮膚の皺線に沿って設定する）．

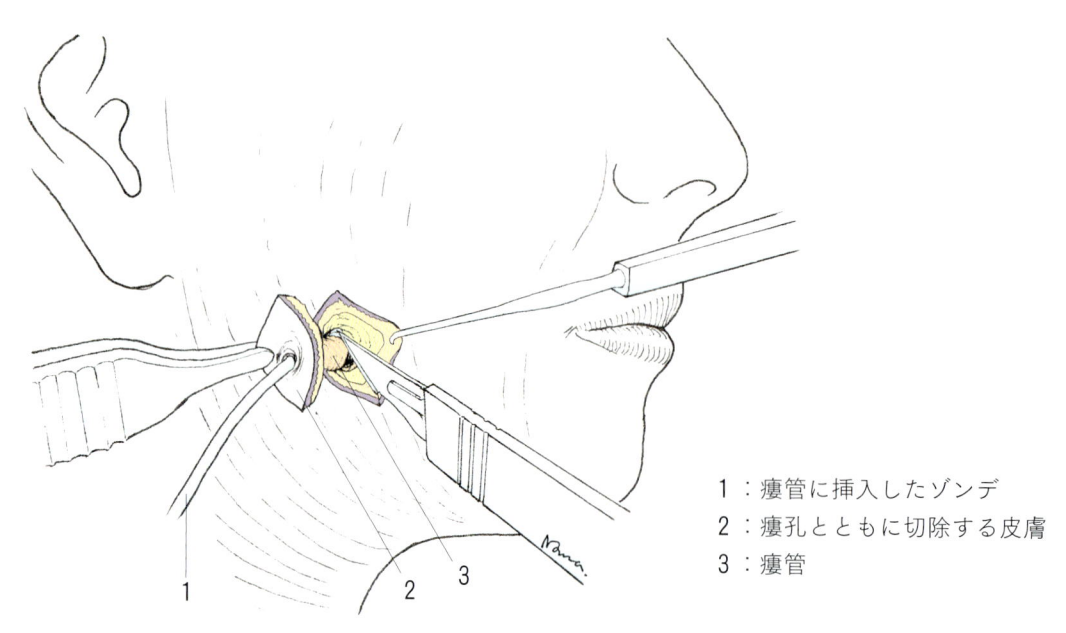

1：瘻管に挿入したゾンデ
2：瘻孔とともに切除する皮膚
3：瘻管

図12-24 外歯瘻の切除．

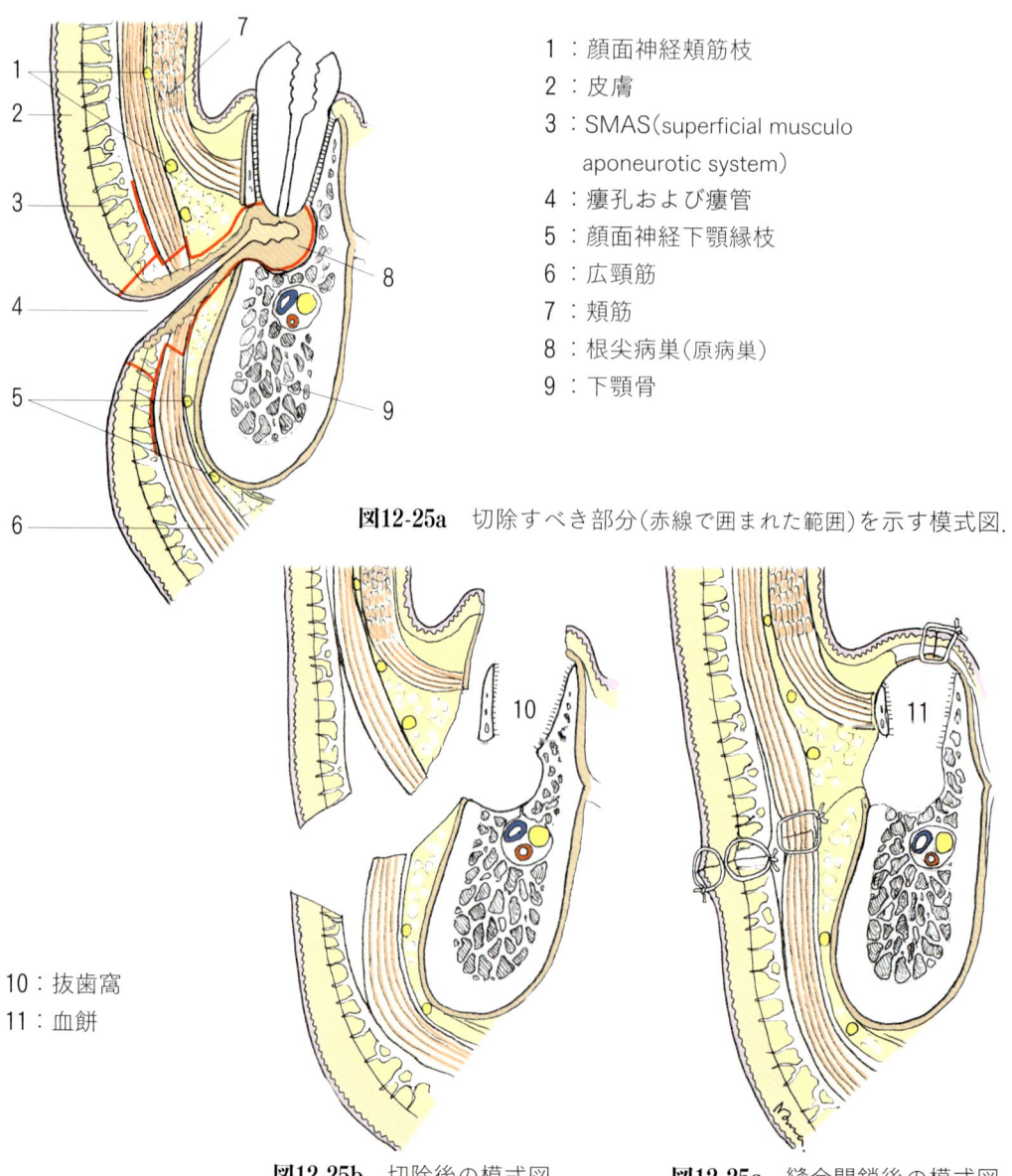

1：顔面神経頬筋枝
2：皮膚
3：SMAS(superficial musculo aponeurotic system)
4：瘻孔および瘻管
5：顔面神経下顎縁枝
6：広頸筋
7：頬筋
8：根尖病巣(原病巣)
9：下顎骨

図12-25a 切除すべき部分(赤線で囲まれた範囲)を示す模式図．

10：抜歯窩
11：血餅

図12-25b 切除後の模式図．　　**図12-25c** 縫合閉鎖後の模式図．

CHAPTER13

良性腫瘍，エプーリスおよび嚢胞の手術

東京歯科大学名誉教授
柿澤　卓

東京歯科大学名誉教授
山根源之

良性腫瘍，囊胞，腫瘤形成性疾患に共通することは，それぞれの病変は周囲の健常組織と明瞭な境界部を有していることである．このことは周囲との境界が不明瞭な悪性腫瘍と大きく異なる点である．これらはいずれも薬物療法や放射線療法が適応でないため，手術の対象となる．

　例外として，良性腫瘍に属する歯原性腫瘍のエナメル上皮腫や唾液腺腫瘍の多形腺腫は，境界が不明瞭な部分がある．そのため境界ギリギリの切除では腫瘍の一部を取り残すことがあるので注意が必要である．

　良性腫瘍で内容が充実性の場合は，腫瘤を牽引することで周囲との境界である被膜（カプセル）が明瞭になるので，被膜の外側を剥離剪刀で切離していくか，モスキートやペアンなどの止血鉗子を用いて鈍的に剥離を進める．しかし血管腫のように腫瘍に傷をつけると出血する場合は，健常組織を一層腫瘍本体につけて，その外側を剥離剪刀で切離していく．それぞれについて図説する．

　囊胞は歯根囊胞のように顎骨内に発生するものと，ガマ腫のように軟組織内に発生するものがある．顎骨内のものに対しては粘膜骨膜弁形成，骨除去，囊胞摘出，関連歯の処置が必要である．軟組織の囊胞では境界部の確認が重要である．いずれも全摘出する場合とガマ腫のように開窓術を行う場合がある．

　骨瘤やエプーリスのような腫瘤形成性疾患に対しては，基本的には良性腫瘍と同じ手術になる．それぞれについて解説する．

良性腫瘍切除手術

腫瘍切除手術の基本は腫瘍の取り残しをしないことである．良性腫瘍は，一部の例外（ameloblastoma, pleomorphic adenoma など）を除いて，カプセルに包まれていて異所浸潤性がないので，健常組織との境界は明瞭である．したがって良性腫瘍は，境界の外側にそって切除すれば取り残しはない．ここが悪性腫瘍手術との大きな違いである．

口腔内良性腫瘍の切除手術

■頬粘膜部の線維腫の切除手術

口腔領域の線維腫は頬粘膜，舌，口唇，口蓋などにみられる．多くは線維組織の反応性ないしは修復性増殖によるもので，真の線維腫は少ない．

切開線の設定

耳下腺導管（Stensen duct）の開口部を避けて，腫瘍境界からわずか外側に水平に紡錘形の切開線を設定する（図13-1a）．これは頬粘膜の粘膜固有層と密接している頬筋の走行に一致させるためである．

粘膜の切開

鉤を用いて頬粘膜を緊張させ，有鉤鑷子で腫瘍を上方へ牽引しながら No.15 のメスを用いて腫瘍の下側に設定された切開線に沿って切開する．切開の深さは，頬筋の表面に達する程度とする（図13-1b）．

図13-1a 切開線の設定．

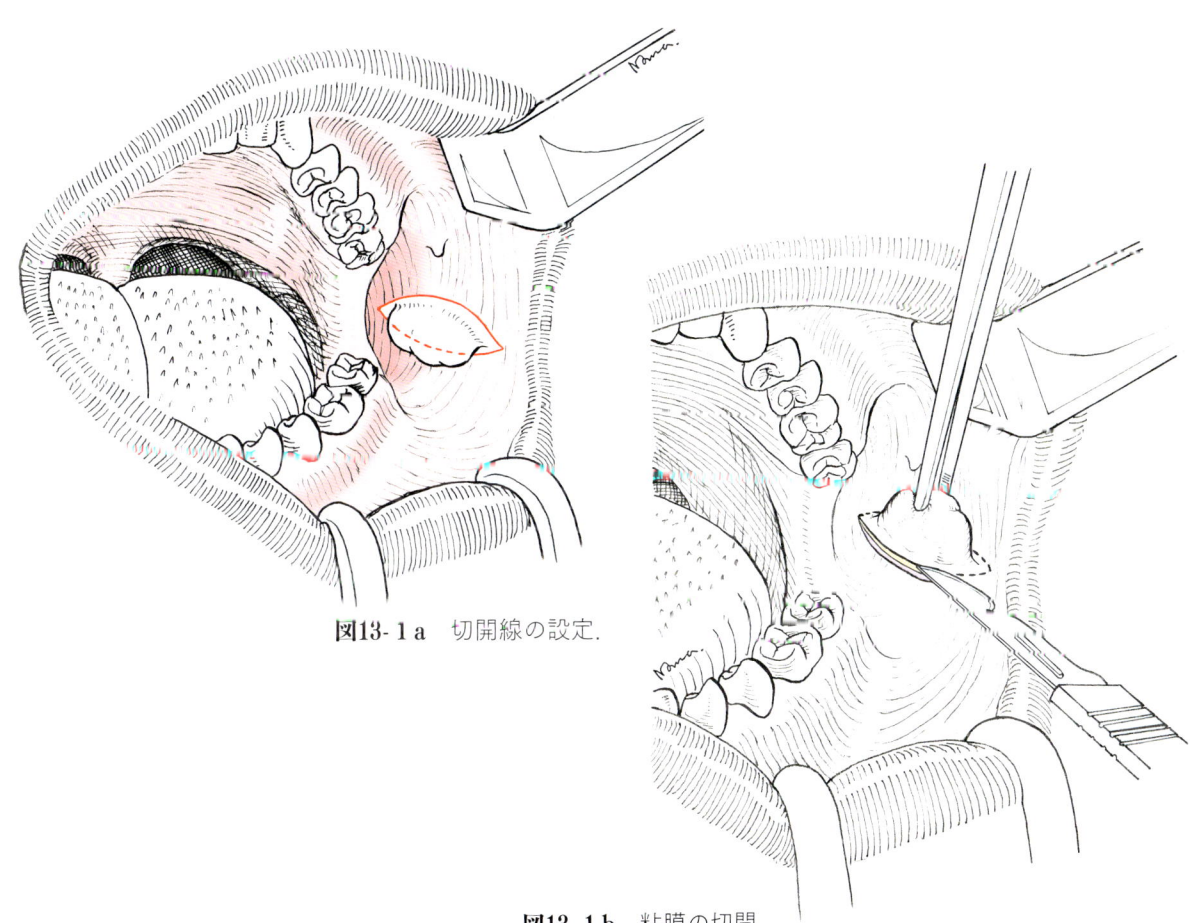

図13-1b 粘膜の切開．

線維腫の切除

ついで**図13-1c**に示すように腫瘍の上側に設定された切開線に沿って頰筋の深さまで切開し，ここから頰筋の表面に沿って剝離して，腫瘍を切除する．本腫瘍はカプセルで被覆されてはいないが，頰筋との境界は明瞭で，切離は容易である．

創の縫合閉鎖

通常頰粘膜の単一結節縫合のみで十分であるが，頰筋の一部が切除された場合には頰脂肪体が創内にはみだしてくるので，頰筋の縫合ないしは垂直マットレス縫合と単一結紮縫合を交互に行う必要ある(**図13-1d**)．

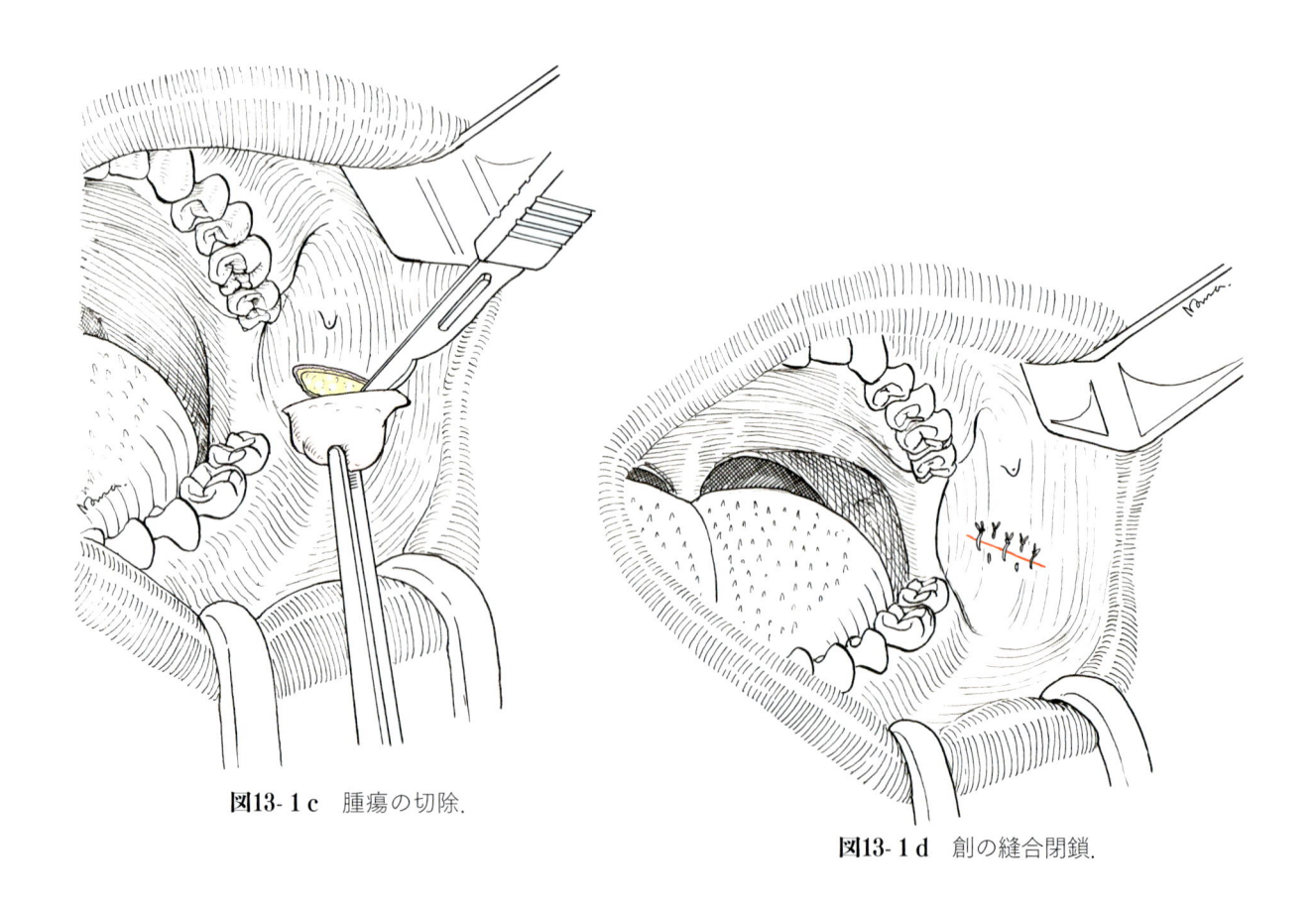

図13-1c 腫瘍の切除．

図13-1d 創の縫合閉鎖．

■舌の血管腫の手術

血管腫は，過誤腫的性格の腫瘍で，対症療法として梱包療法や栓塞法で治療されることが多い．しかしながら治療後も徐々に増大し，とくに口腔領域においては摂食に際して絶えず機械的刺激に晒されることから出血をきたすようになり，最終的には外科的切除が必要になる．したがって血管腫は小さなうちに切除することが望ましい．

ある程度大きな腫瘍に対しては，前準備として単純エックス線撮影により静脈石の有無を診査するとともに，造影CTおよびMRIにより血管腫の範囲や関連する動・静脈の有無を把握しておく．なお，表在性で静脈石のない小範囲の血管腫に対してはcryosurgeryを適用することもできる．

切開線の設定

表在性の血管腫の形状は，膨隆を呈するものから比較的平坦なものまでさまざまであるが，粘膜の表面が暗紫色を呈していて境界が不明瞭な場合が多い．不用意に腫瘍に切り込むと出血するので，腫瘍の周囲の健常組織にある程度の安全域をとって切開線を設定する（**図13-2a**）．

粘膜の切開

舌の血管腫は，**図13-2b**に示すように内舌筋群のなかにあり，腫瘍に切り込むと激しく出血するので，粘膜切開はNo.15のメスを用いて舌腱膜の深さまで行う．それ以上深く切り込んではならない．

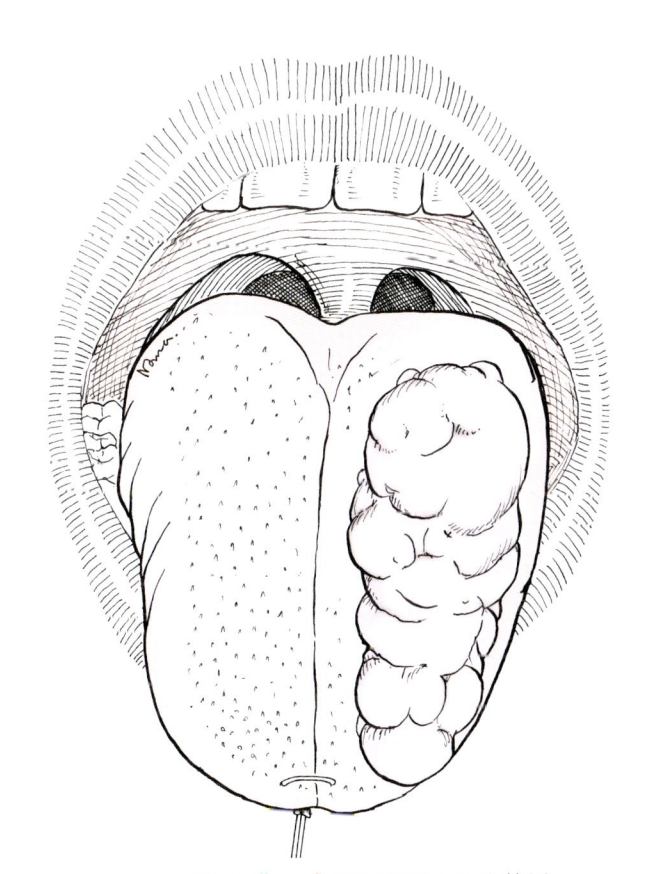

図13-2a 舌背に膨隆した血管腫．

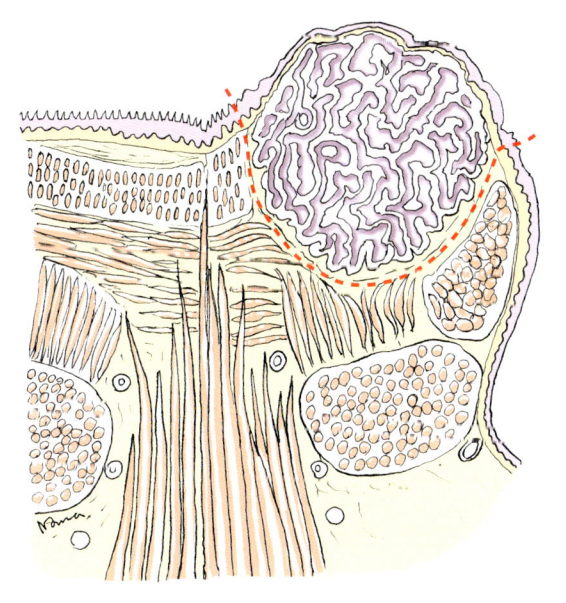

図13-2b 血管腫に一層の健常組織を付けて切除する．点線は健常組織を一層つけた切離面を示す．

血管腫の切離

血管腫は，薄い線維性の皮膜に包まれていることが多く，拡張（怒張）した毛細血管と小静脈の集合体（とくに頬脂肪体などのなかの血管腫）として肉眼で健常組織とは識別できる．切開した健常粘膜を鉤付き鑷子で牽引し，腫瘍と健常組織の境界を明視しながら，腫瘍に健常組織の一層をつけながら剥離剪刀を用いて切離を進める（**図13-2c**）．血管腫と健常組織の境界は，小児では明瞭であるが加齢とともに不明瞭となる傾向がある．

腫瘍と関連した動・静脈や動・静脈吻合の処理

　　　　血管腫には周囲からの輸出および入血管が豊富に存在するため，これらをこまめに止血しながら，絶えず明瞭な視野のもとに切離を進めることが肝要である．細い血管は双極止血鑷子で電気凝固止血し，術後出血の恐れのある血管は結紮止血する（**図13-2d**）．

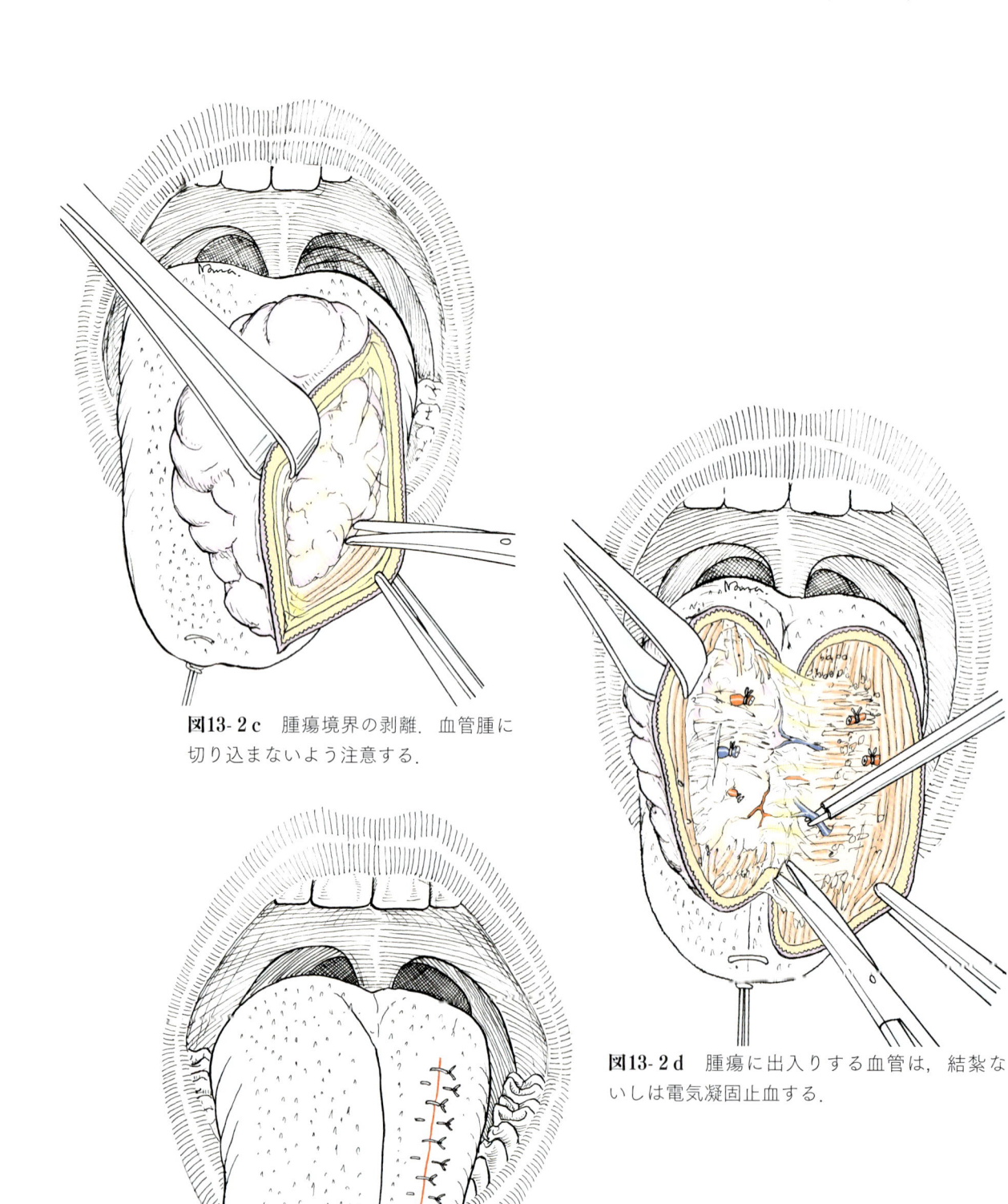

図13-2c　腫瘍境界の剥離．血管腫に切り込まないよう注意する．

図13-2d　腫瘍に出入りする血管は，結紮ないしは電気凝固止血する．

図13-2e　創の縫合閉鎖．完全止血を確認して創を閉鎖する．

創の縫合閉鎖

　　舌の血管腫は，深く内舌筋の内部におよんでいるので，術後出血と死腔（血腫）形成を防ぐため筋層の縫合が不可欠である．創縁はマットレス縫合と単一結節縫合を組み合わせて行う（**図13-2e**）．

経皮的腫瘍切除手術

■下顎の大きなエナメル上皮腫の切除手術と神経移植を伴う下顎再建手術

　　下顎の大きなエナメル上皮腫の切除手術においては，腫瘍の位置，腫瘍と下歯槽神経との関係などに応じて，下顎の離断や神経の処理にバリエーションがある．ここでは下顎骨体から下顎枝に拡がった大きなエナメル上皮腫の切除，ならびに下歯槽神経欠損部への大耳介神経移植を伴う下顎再建術について図説する．なお術式のバリエーションについては，関連した項目ごとに解説する．

皮膚切開線の設定

　　皮膚切開は**図13-3a**に示すように，患側のオトガイ下から顎下部を通り乳様突起に至る切開線を設定する．この症例では，下歯槽神経欠損部へ移植する大耳介神経を採取するため，通常の顎切除に用いる切開線より後方の部分を約1.5横指後方へ膨らませて設定する．なお切開に先立って切開線の両側に3～4cmの間隔で，注射針を用いてピオクタニンで皮内にマーキングする．

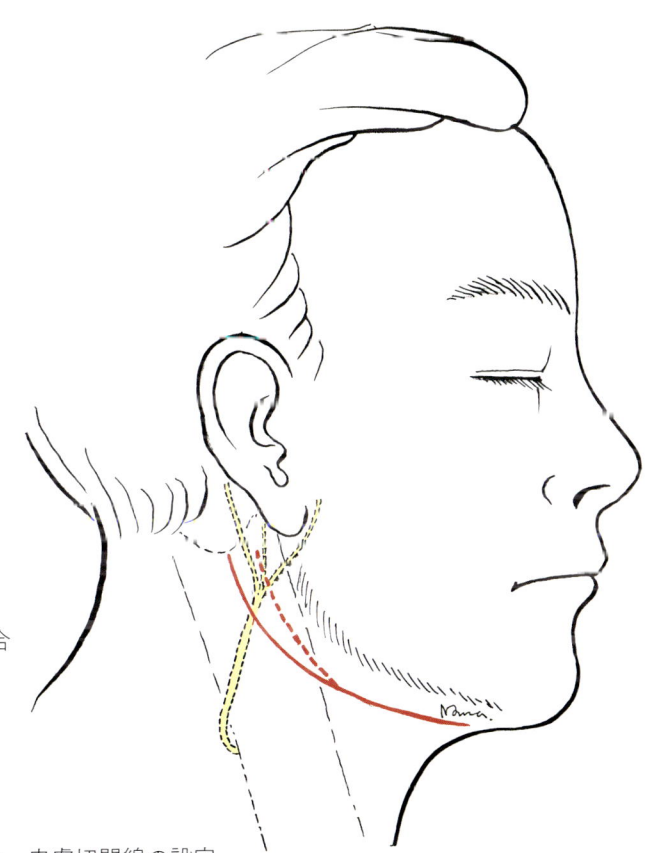

実線は大耳介神経移植を行う場合
点線は大耳介神経移植を行わない場合

図13-3a　皮膚切開線の設定．

皮膚の切開

頸部の皮膚切開にはNo.10のメスを使用する．下顎角の下部までは**図13-3b**に示すように皮膚の下層に広頸筋があり，これが顔面神経や大耳介神経を覆っているが，これより後上方では大耳介神経は胸鎖乳突筋の筋膜の上を走行していて，これをカバーする浅頸筋膜は薄くかつ不明瞭である．したがって顎下部までは皮膚から広頸筋筋膜の深さまで一気に切開するが，それより後方では皮下脂肪の深さまでに止め，大耳介神経の損傷を避ける．

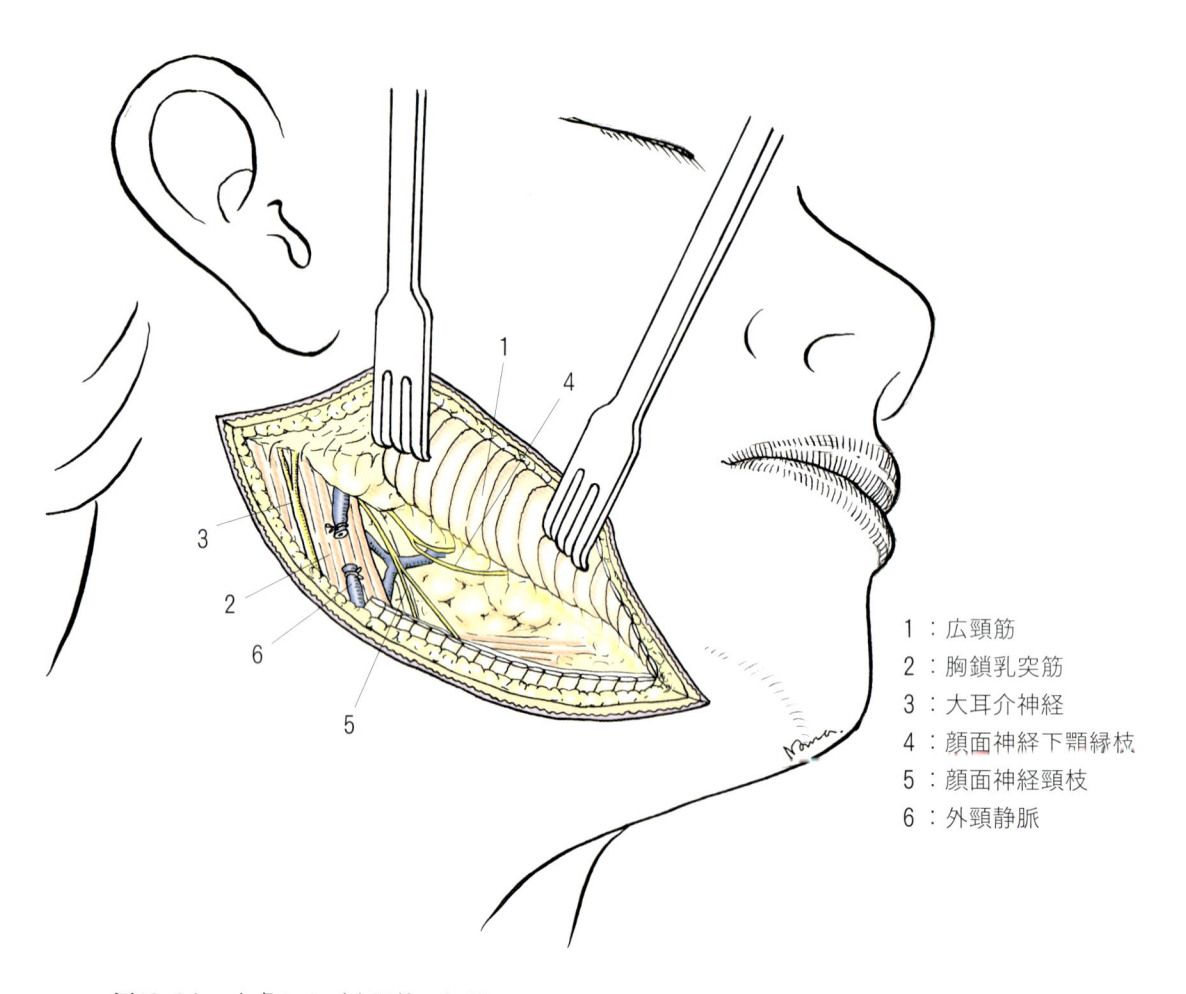

1：広頸筋
2：胸鎖乳突筋
3：大耳介神経
4：顔面神経下顎縁枝
5：顔面神経頸枝
6：外頸静脈

図13-3b 皮膚および広頸筋の切開．

大耳介神経の剥離

大耳介神経は，外頸静脈の後方をほぼ並行に走行しているので，みつけるのは容易である．剥離剪刀を用いて周囲の結合組織を剥離しながら，中枢側は胸鎖乳突筋の後縁を超えて頸横神経との分岐部まで，末梢側は耳下腺下極の表面で2～3枝に分岐するところまで追求する（**図13-3c**）．この時点では神経幹の剥離露出のみに止めておく．

※術前のCT像で下顎管が腫瘍に取り込まれていない場合は，"下歯槽神経引き抜き法"を適用するので，ここでの操作は不要である．

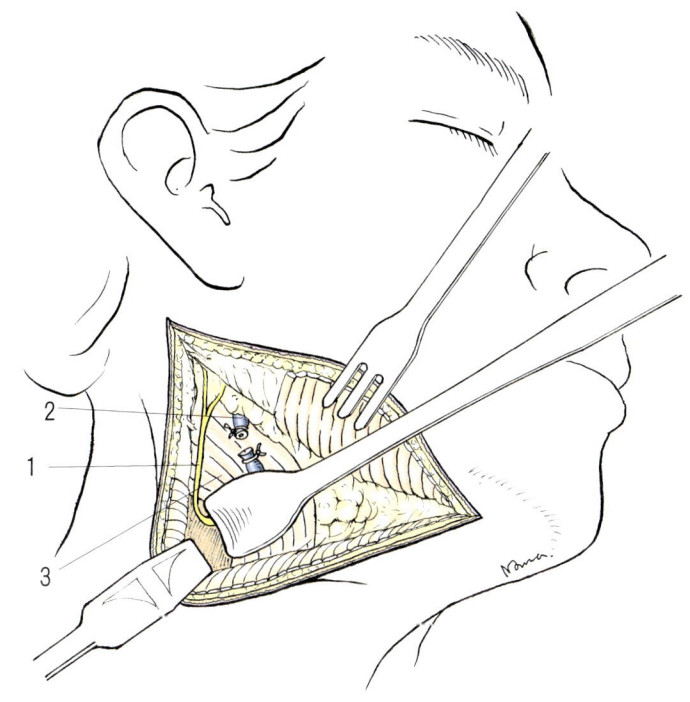

1：大耳介神経
2：外頸静脈
3：胸鎖乳突筋

図13-3c 大耳介神経の剥離.

顔面神経下顎縁枝の確認と顔面動・静脈の結紮切断

　広頸筋を切断すると筋膜を通して顔面神経の頸枝がみえるが，これは切断して広頸筋筋膜の内面に沿って上方に向かって剥離すると，まず顎下腺が現れる．次いで顎下腺の被膜に沿って剥離を進めると，下方から顔面静脈が現れる．顔面神経下顎縁枝は顔面静脈より表層を走行しているので，顎下腺のカプセルに沿って上方へ剥離を進めればこれを損傷する恐れはない．顎下腺の上縁で顔面動脈が現れるので，これを結紮切断し，顔面静脈や顎下リンパ節群とともに上外方へ翻転して下顎下縁に向かって剥離を進める（**図13-3d**）.

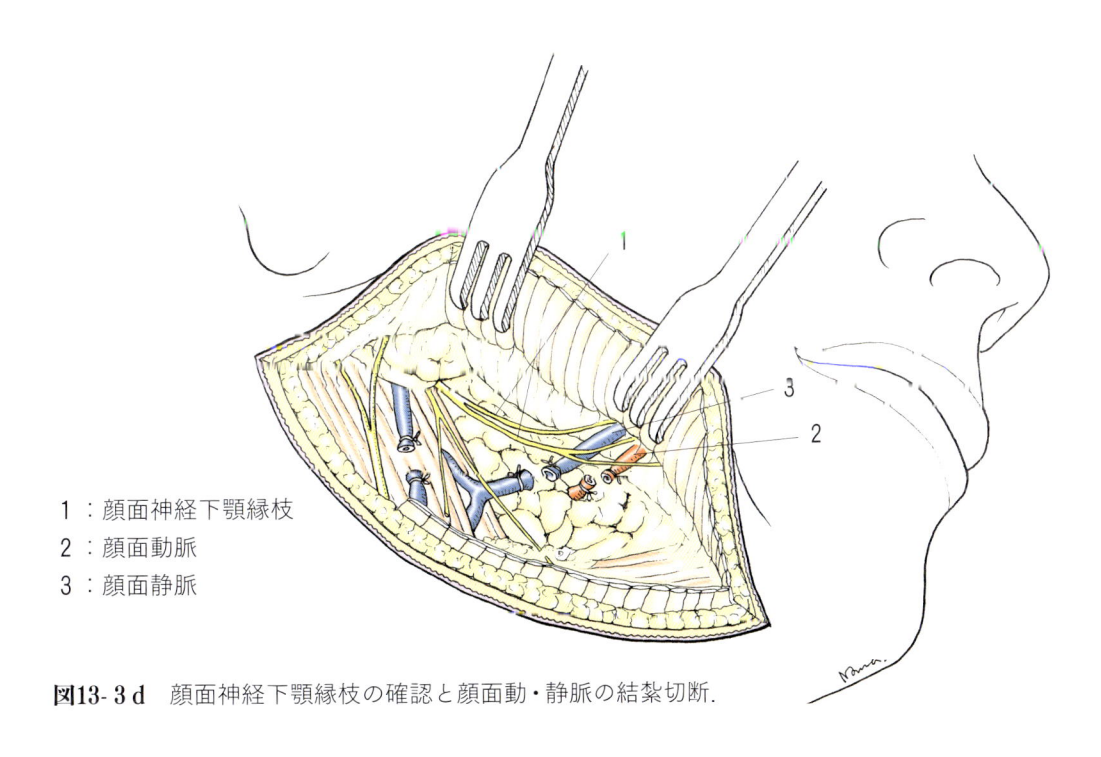

1：顔面神経下顎縁枝
2：顔面動脈
3：顔面静脈

図13-3d 顔面神経下顎縁枝の確認と顔面動・静脈の結紮切断.

下顎骨下縁の剖出

下顎骨に達したら，下顎下縁に沿って近遠心方向へ骨膜を切開する．大きなエナメル上皮腫でも下顎下縁と下顎枝後縁には皮質骨が保たれているので，この部分から腫瘍を含む下顎骨の剥離をはじめる（図13-3e）．

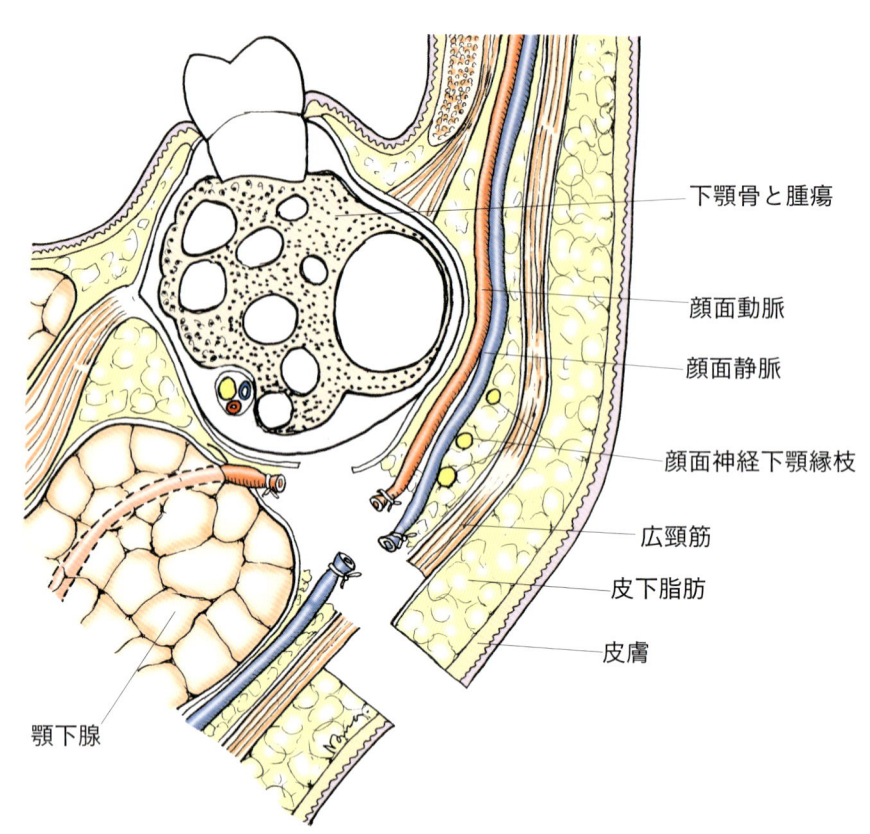

図13-3e　下顎下縁に達するまでの切開する層と結紮切断する血管．

腫瘍を含む下顎骨の剥離

エナメル上皮腫のカプセルは薄く不完全であるため，エックス線像で皮質骨が保たれている部位では骨膜下剥離を行うが，腫瘍が骨膜に達している部分は骨膜上剥離を行う．オトガイ孔の部位で顎離断を行う場合には，オトガイ孔の開口部でオトガイ神経を切断する．
口腔外よりの剥離に続いて口腔内からの剥離に移る．緊張なく口腔の創を縫合閉鎖するため，健常な口腔粘膜はできるかぎり残存させるように努める．また顎離断する部位の歯は抜歯し，その部位では頬舌側ともに骨膜下剥離して，サージカルバーないしはボーンソーを挿入するトンネルを造っておく．下顎枝内側の剥離は顎離断後に行う．

下顎骨の離断

先に形成した骨膜下トンネルに扁平鉤を挿入して軟組織を保護しながら，ボーンソーで顎骨を切断する．オトガイ孔より遠心で離断する場合には，図13-3fに示すように，まずサージカルバーないしはレシプロケーティングボーンソーで皮質骨のみを切断する．

良性腫瘍，エプーリスおよび囊胞の手術

1：オトガイ神経
2：下顎骨
3：顎下腺
4：外頸静脈
5：胸鎖乳突筋
6：大耳介神経
7：顎二腹筋後腹
8：顔面静脈
9：顔面動脈

図13-3 f 下顎骨の切断．

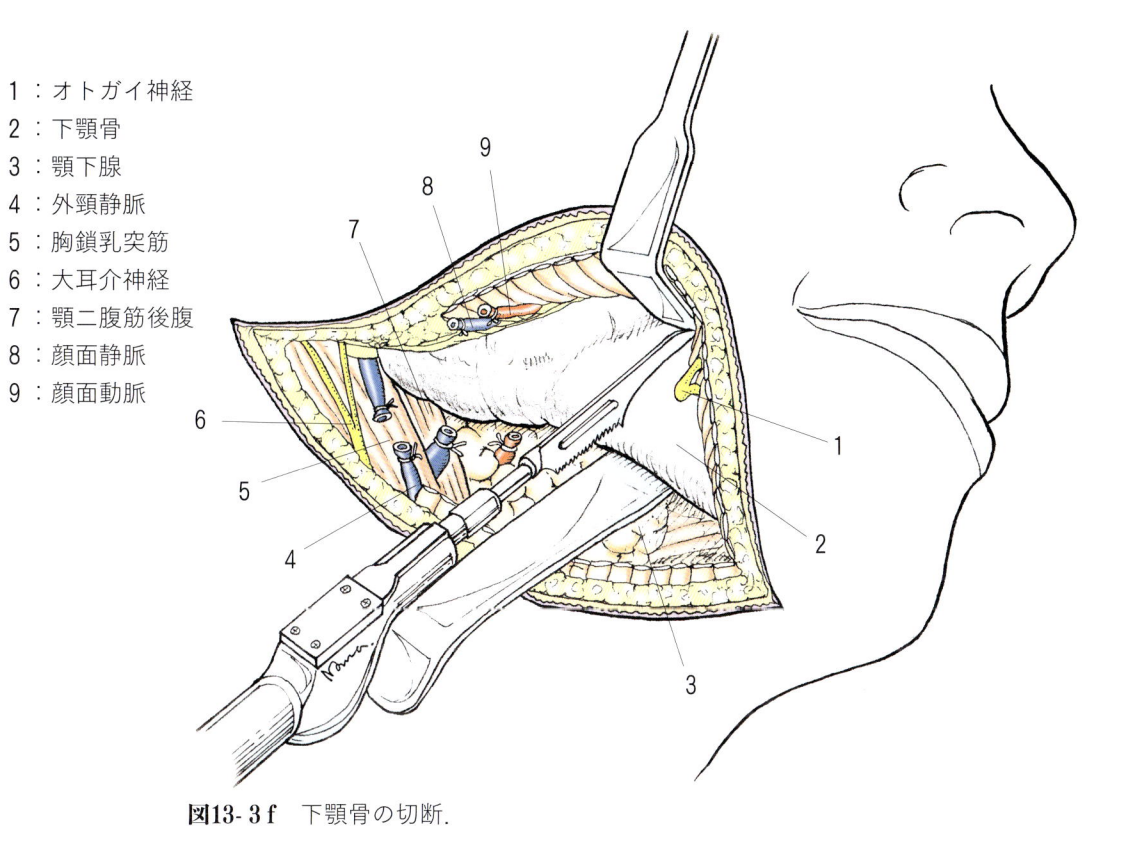

次いでリストン鉗子をこじるように使用すると，下歯槽神経血管束を損傷することなく顎骨を離断することができる（**図13-3 g**）．

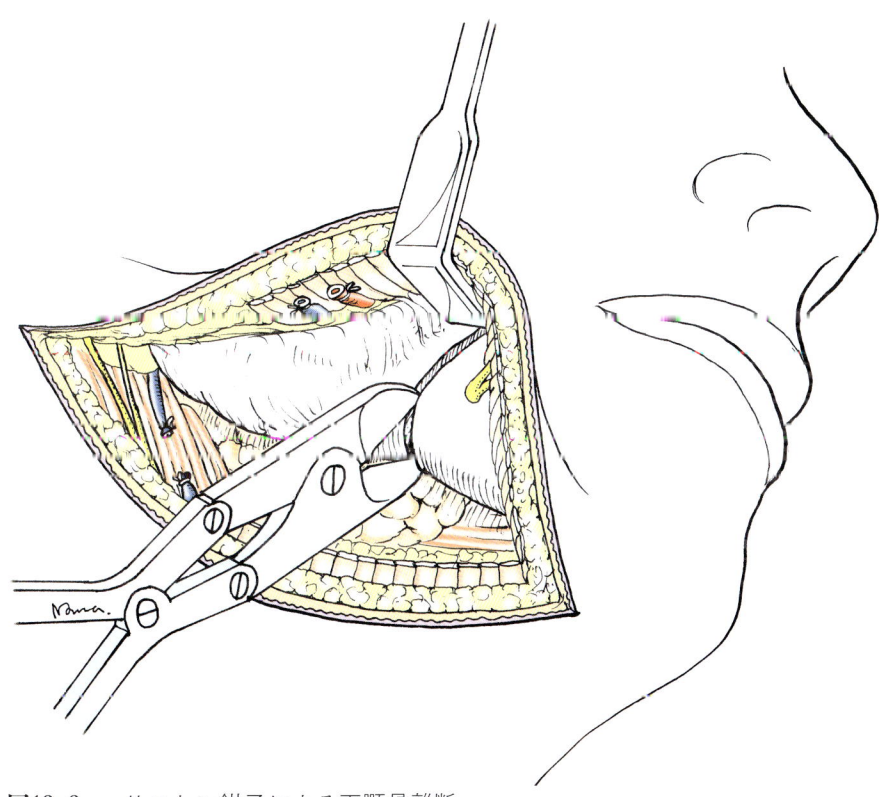

図13-3 g リストン鉗子による下顎骨離断．

次いで顎離断部を広げて，骨髄部分が健常な骨髄であることを確認してから，下歯槽神経血管束をできるだけ引きだすようにしてから結紮し，鋭的に切断する(図13-3h)．この引きだした部分は，後に行う神経移植のための縫い代部分として活用する．

※オトガイ孔より前方で顎離断を行う場合は，オトガイ孔の開口部でオトガイ神経を切断する．

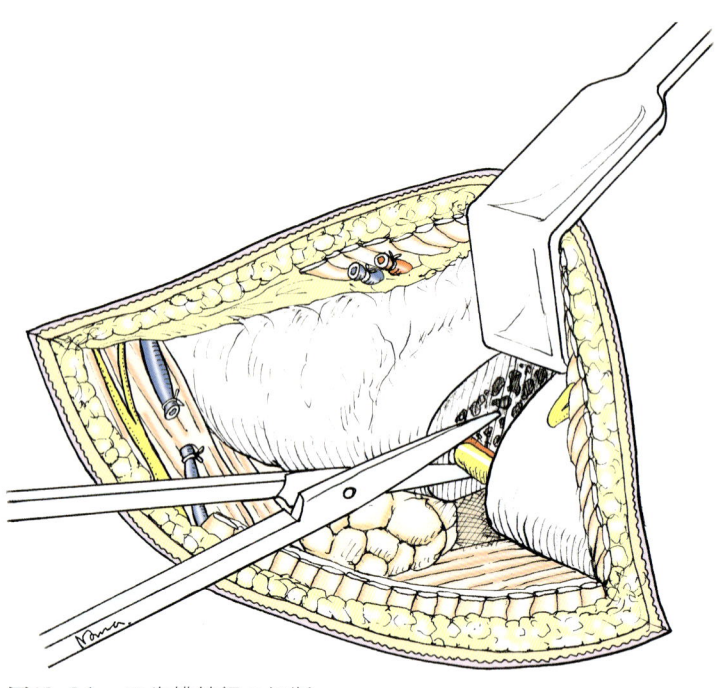

図13-3h 下歯槽神経の切断．

下顎枝舌側の処理と関節離断

下顎骨体部を切断すると，腫瘍を含む下顎骨は頰側に大きく展開できるので，下顎枝内面の切離を明視野の下に行うことができる．内側翼突筋の付着部を剝離し，下顎小舌付近に付着する蝶形下顎靱帯を切断すると，下顎孔に進入する下歯槽神経血管束が現れる．これに動脈瘤針を用いて縫合糸をかけ，下顎孔入口で結紮し，切断する．次いで下顎窩(関節窩)にある下顎頭を指先で触知しながら，剝離剪刀で下顎頭周囲の関節包を慎重に切離し，関節円板を温存して，下顎骨を顎関節から切り離す．この操作はていねいに行わないと顎動脈の分枝を損傷し大出血をきたす恐れがある．

※下顎孔の後方で顎離断し(関節離断は行わない)，"下歯槽神経引き抜き法"を採用する場合には，下顎孔部で下歯槽神経血管束を切断しない．

口腔側の創の縫合閉鎖

腫瘍を含む下顎の切除が終わり，創の止血が完了したら，口腔側の創を縫合閉鎖する．

口腔粘膜には**図13-3i**に示すように，結節縫合と垂直マットレス縫合を交互に"落とし縫い"で行い，場所によってはPGA縫合糸で組織内縫合を追加し，口腔と創の交通を完全に遮断する．

1：口腔粘膜
2：顔面動脈
3：顔面静脈
4：舌神経
5：下歯槽神経断端
6：下歯槽動・静脈断端
7：内側翼突筋
8：大耳介神経
9：顎二腹筋後腹
10：胸鎖乳突筋
11：外頸静脈
12：顎下腺
13：顎下腺導管
14：広頸筋
15：顎二腹筋前復
16：顎舌骨筋
17：下顎骨断端
18：オトガイ神経断端

図13-3i 口腔側の創の縫合閉鎖．

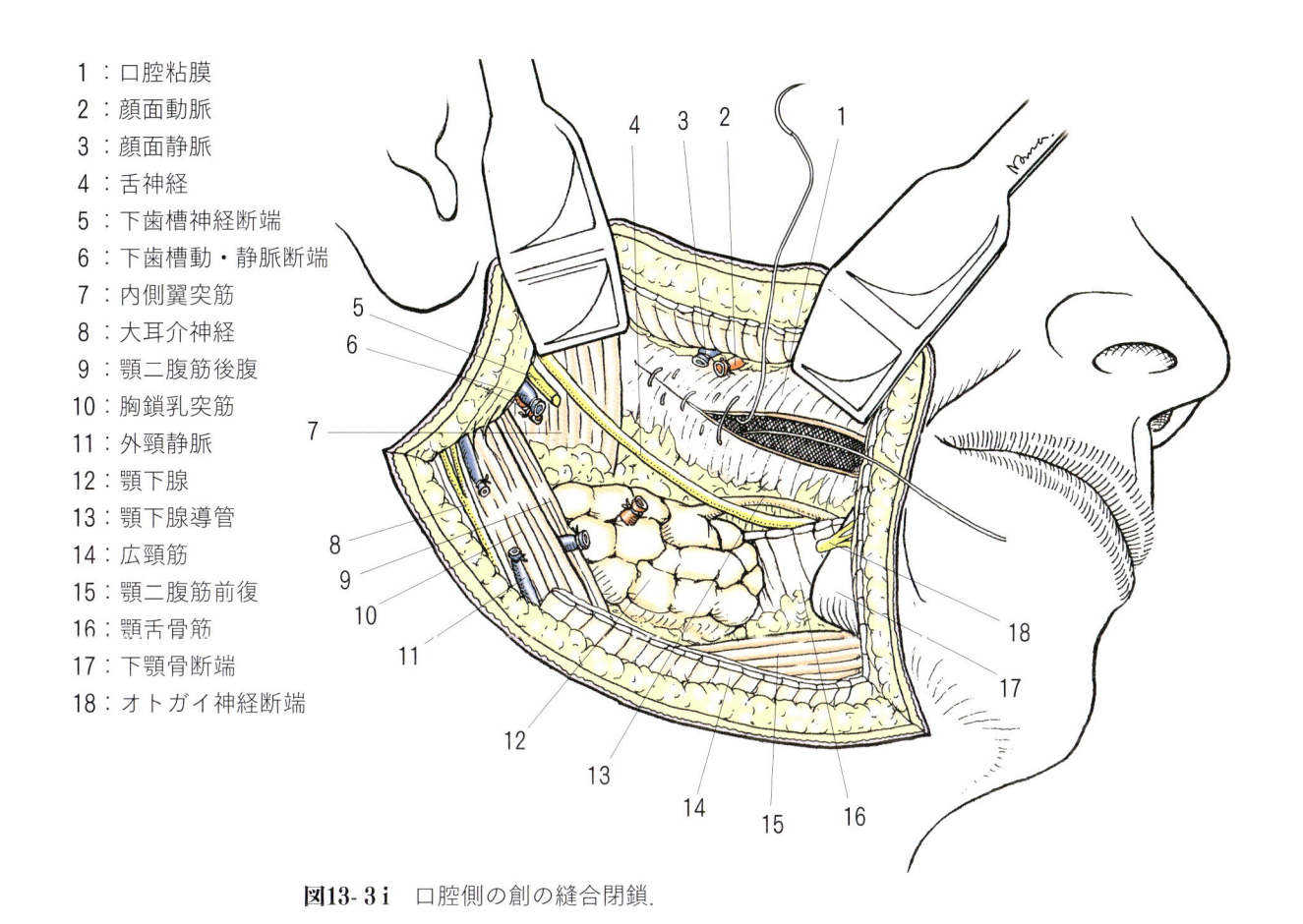

再建プレートと腸骨移植片の試適

術前に患者の顎骨の3DCTモデル上で作製しておいた再建プレートを，顎欠損部に適合するよう微調整し，これを下顎骨に3本(3本以上)のスクリュー(bicortical)で固定する．ついで，あらかじめ採取しておいた腸骨ブロックを整形し，プレートにスクリューで仮固定する．

ここで下歯槽神経欠損部の長さを測定する．通常，オトガイ孔から下顎孔までの距離は7～9cmである．下歯槽神経欠損の長さの測定が終わったら，次の操作をやりやすくするため，再建プレートは外しておく．

下歯槽神経欠損部への大耳介神経の移植

先に剥離しておいた大耳介神経を必要な長さ採取する．この際，神経縫合部が緊張し瘢痕が形成されるのを避けるため，1～2cm長めに採取する．

採取した神経を手術用顕微鏡下に下歯槽神経欠損部に移植する．神経縫合部に形成される瘢痕を少なくするため，神経をきわめて鋭的に切断し，新鮮かつ平滑な断面を形成し，神経上膜周囲の被覆結合織を剥離した後，8-0～10-0ナイロン糸で神経上膜縫合を行う．下歯槽動・静脈は，神経上膜を覆う結合織中にあり，ここからの出血は上記の操作を困難にするので，下歯槽神経から剥離した上で，双極凝固鑷子で止血しておく．

※"下歯槽神経引き抜き法"を用いる場合は，下顎孔後方で顎離断後，離断した顎骨を徐々に引きだすことによって下歯槽神経(血管束)は残る．この方法によると，神経縫合は遠心の1か所だけとなるので，知覚の回復は速やかである(図13-3j-B).

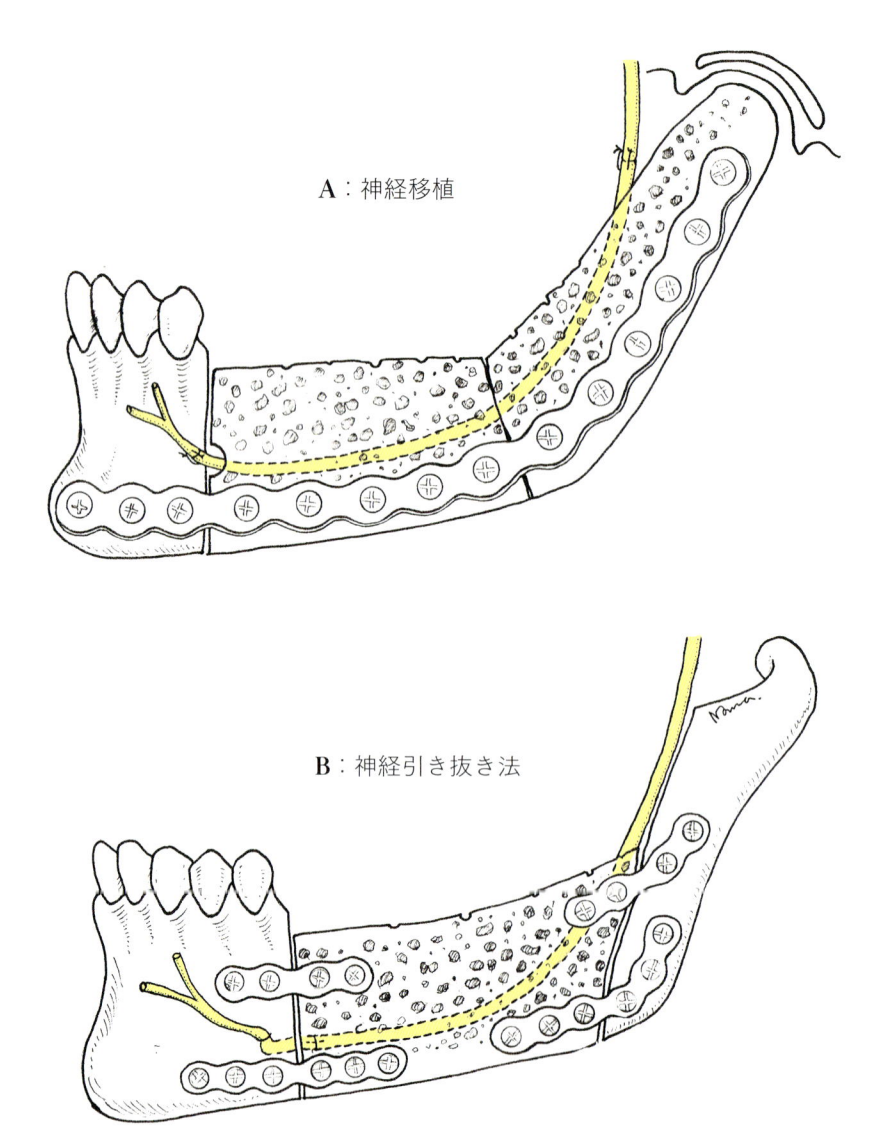

A：神経移植

B：神経引き抜き法

図13-3j　神経移植法と神経引き抜き法．

下顎の再建

　先に試適を済ませておいた腸骨ブロック付き再建プレートを，顎骨にスクリュー固定する(図13-3k).

　オトガイ孔の部位で神経縫合を行った場合には，移植骨の近心面には図13-3j-Aに示すように切痕を作り，舌側に配置した移植神経が骨接合部で圧迫されないようにする．

　ここで，移植骨を腸骨から採取したPCBM(particulate cancellous bone and marrow)で覆っておくとその後の骨形成は良好で，インプラントを埋入できる骨が形成される．

良性腫瘍，エプーリスおよび囊胞の手術

再建プレート
移植骨

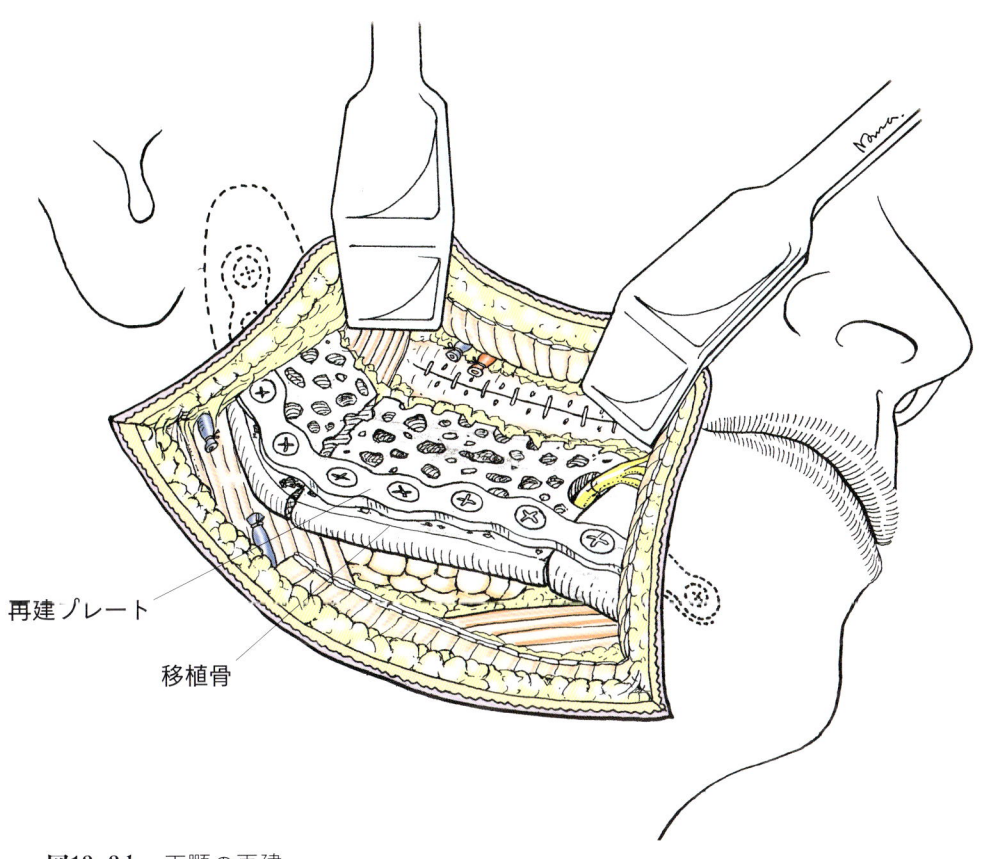

図13-3k　下顎の再建．

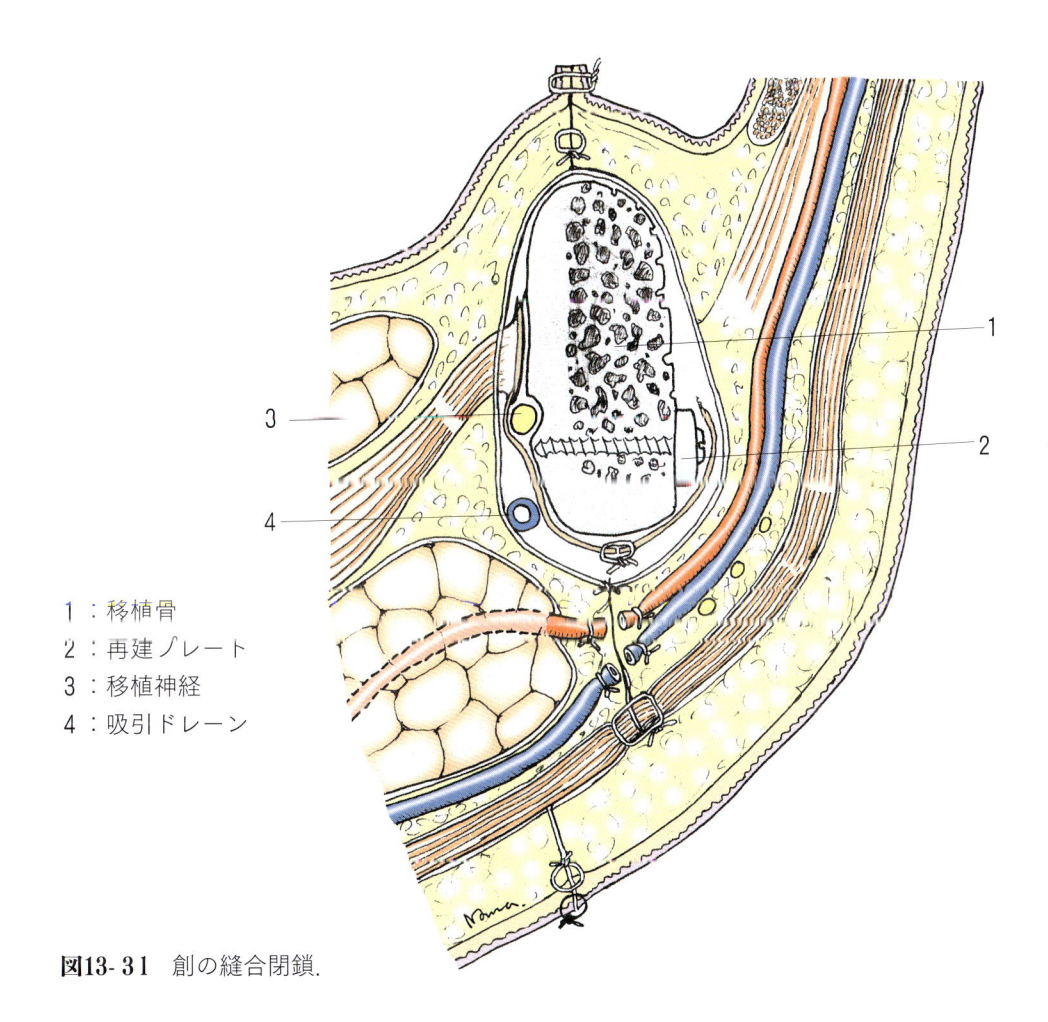

1：移植骨
2：再建プレート
3：移植神経
4：吸引ドレーン

図13-3l　創の縫合閉鎖．

創の縫合閉鎖

　　移植骨の舌側には死腔ができやすいので，持続吸引チューブを舌側に配置し，さらにPGA縫合糸で舌側の軟組織を移植骨に囲繞結紮した後，創を各層ごとに確実に縫合閉鎖する（**図13-31**）．

術後管理

　　顎間固定と術後管理は，通常の下顎骨再建と同様である．持続吸引は48時間後に抜去する．口腔内の抜糸がすむまでは経管栄養とし，抗菌薬の投与を続ける．

　　感覚の回復は術後3か月頃よりはじまり，まず痛覚，次いで温度覚，圧覚の順に戻ってくる．若年者ほど回復は早く，高齢になるほど回復は遅い．

エプーリス切除手術

　エプーリスとは，歯肉に生じる限局性の腫瘤を総称した臨床的な用語で，炎症や機械的刺激などに対して反応性に生じた歯肉の肉芽組織性腫瘤である．エプーリスは，持続的な局所刺激に対して歯肉結合組織や歯周靱帯から肉芽組織が増殖することによって形成され，刺激が加わりやすい有歯部歯肉に生じやすい．歯間乳頭部に示指頭大から拇指頭大の表面平滑ないし分葉状の有茎性の腫瘤として現れる．

　増殖する肉芽の種類によって，いくつかのタイプがある．毛細血管に富む肉芽組織からなる肉芽腫性エプーリスは，肉眼的に赤く軟らかで，とくに妊娠時に発生する妊娠性エプーリスは分葉状に増殖する傾向がある．肉芽組織が陳旧化して線維化が進むと，肉眼的に白っぽくて堅い線維性エプーリスになり，線維性エプーリスに硬組織形成を伴ったのが骨形成性エプーリスである．巨細胞性エプーリスは，紡錘形ないし多角形の単葉性単核細胞が増殖するもので，若年者の下顎前歯部にみられることが多く，再発傾向があるが，日本人にはきわめて稀である．

　真性の腫瘍ではないが，発現母地である骨膜や歯周靱帯（歯根膜も含まれる）を含めて除去しないと再発するので，術前にデンタルエックス線フィルムでエプーリスの茎部の歯槽骨や歯根膜空隙の状態を詳細に観察する必要がある．歯槽骨（とくに歯間中隔）が吸収し，歯根膜空隙が拡大している場合は，その程度に応じて抜歯を含めた摘出術式を考える必要がある．なお妊娠性エプーリスは，分娩後に縮小ないしは消失する傾向があるので，経過を観察しながら対応し，分娩後に手術の適応か否かを考える．

歯を含めてエプーリスを摘出する場合

①エプーリスと健常歯肉の境界の約2～3mm健常側を，No.11ないし15のメスで歯槽骨に達するまで切開する．ついで両隣在歯の頰側に図13-4aに示すように45°の角度で縦切開を加える．

②頰側の粘膜骨膜弁を翻転し，骨膜剝離子ないしは鋭匙でエプーリスを歯槽骨と隣在歯の歯根から剝離し，原因歯を脱臼させエプーリスとともに摘出する（図13-4b）．

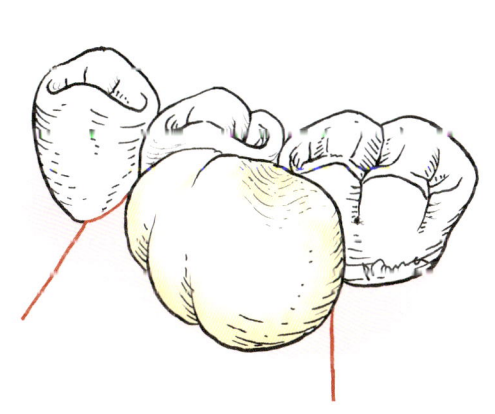

図13-4a 切開線の設定．

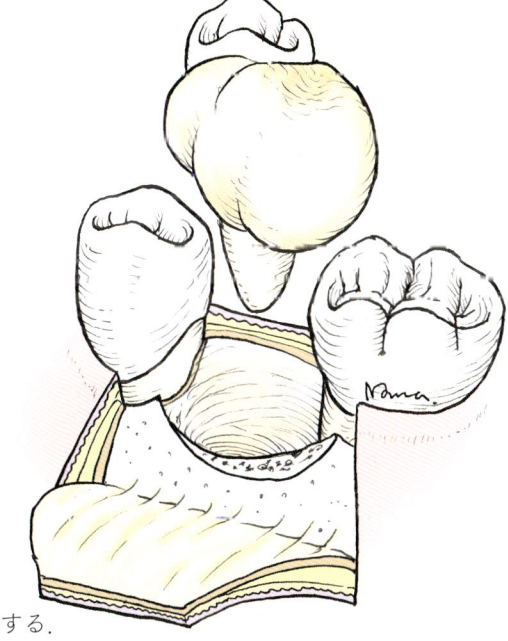

図13-4b 原因歯を脱臼させ，エプーリスを摘出する．

③残存歯槽をよく観察し，病変の残存が疑われる部位があれば骨鉗子で除去した後，粘膜骨膜弁を復位して創を縫合閉鎖する．歯槽骨の欠損が大きく創をカバーできない場合は，**図13-4c**のように縦切開を歯肉頰(唇)移行部まで延長し，骨膜に減張切開を加えて粘膜骨膜弁を進展させて，創を完全閉鎖する(**図13-4d**)．

図13-4c 歯槽骨の欠損が大きく創をカバーできないときは，骨膜を減張切開する．

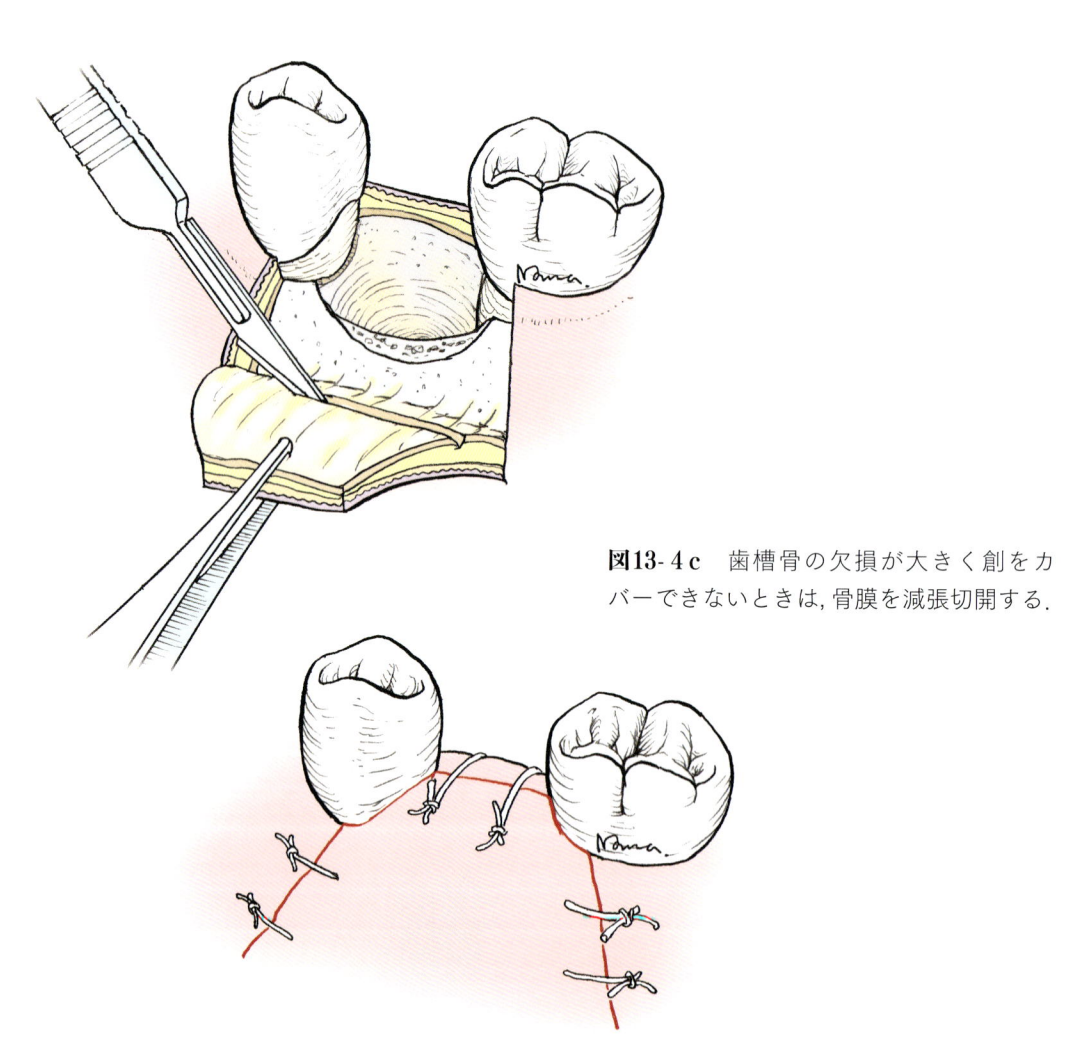

図13-4d 粘膜骨膜弁を伸展させて，創を完全閉鎖する．

抜歯しないでエプーリスを摘出する場合

①エプーリスと健常歯肉の境界から約2mm健常側を歯槽骨に達するまで切開し(**図13-5a,b**)，エプーリスを摘出する．病変の残存する可能性がある歯槽骨縁と原因歯の歯周靱帯や歯根膜を小型のラウンドバーで除去する(**図13-5c,d**)．

②臼歯部で，病変摘出後の欠損が小さい場合はサージカルパックで創面を覆う．前歯部の場合は歯肉縁の退縮を防ぐため，**図13-4c,d**に示すように，唇側に粘膜骨膜弁を翻転し，骨膜に減張切開を行い，粘膜骨膜弁を進展させて原因歯の歯頸部を覆う．

良性腫瘍，エプーリスおよび囊胞の手術

図13-5 a,b 抜歯しないときの切開線の設定．

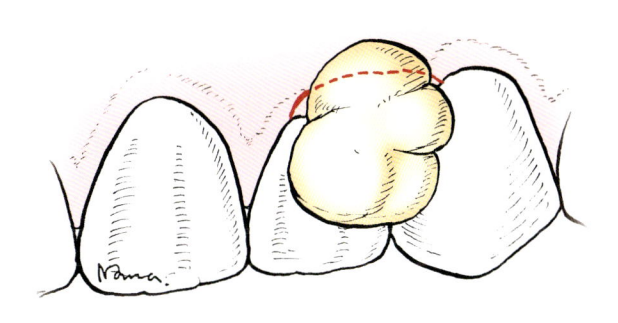

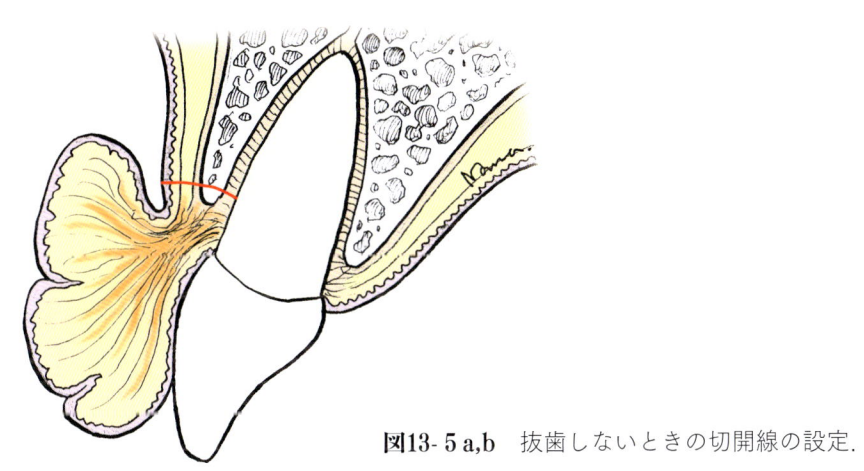

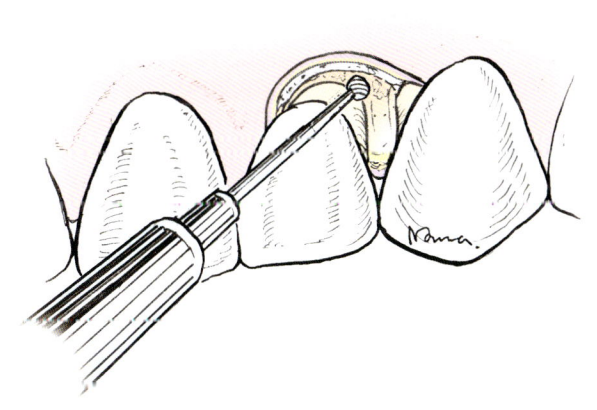

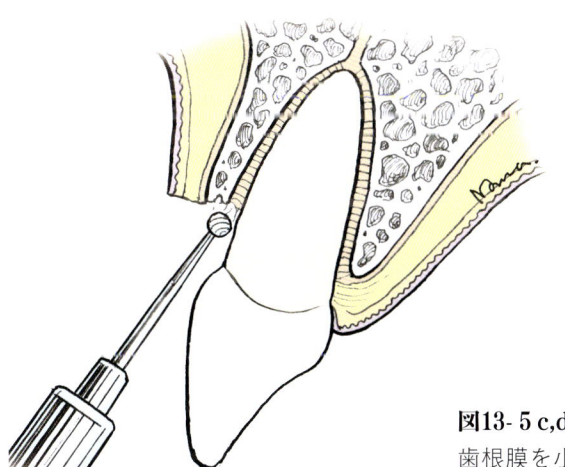

図13-5 c,d 歯槽骨縁と原因歯の歯周靱帯や歯根膜を小型のラウンドバーで除去する．

囊胞摘出手術

顎骨内囊胞摘出手術

主に歯槽突起ないしは歯槽部に限局した比較的小さな囊胞の摘出手術については，CHAPTER11で述べた．ここでは下顎管や上顎洞におよぶ大きな囊胞の摘出手術について述べる．

■下顎管に及んだ下顎骨体部の大きな濾胞性歯囊胞の摘出手術

切開線の設定

頬側の骨壁が薄くなっていて，あらかじめ骨除去の範囲を正確に予測できない場合は，通常，Neumannの切開法が用いられる（**図13-6a**）．

頬側骨壁の開窓と囊胞壁の剥離

囊胞の形や範囲を考慮して頬側の骨壁を開窓し，**図13-6b,c**に示すように，歯科用鋭匙や骨膜起子（ないしは粘膜剥離子）を用いて，囊胞壁を骨壁から剥離する．

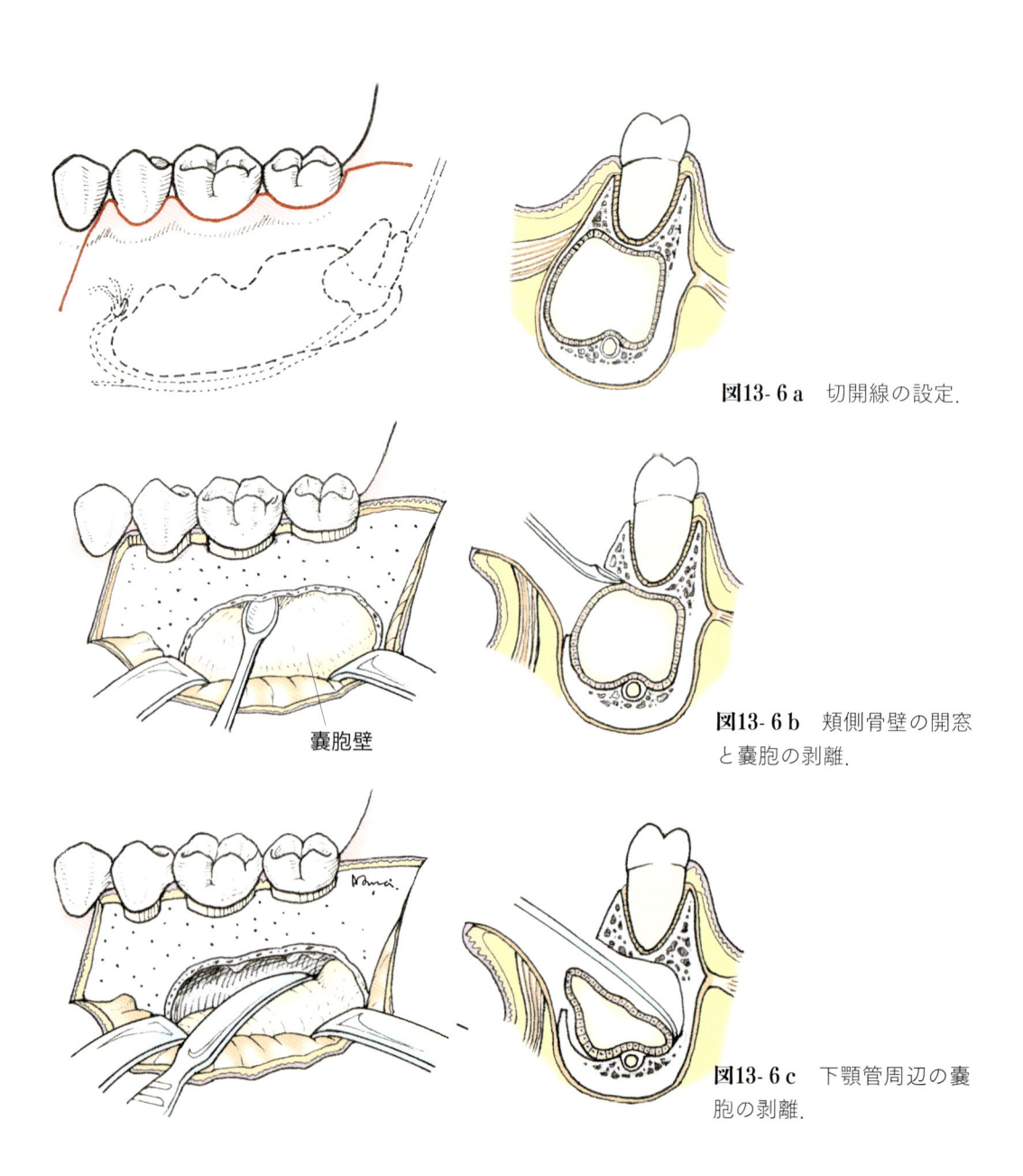

図13-6a 切開線の設定．

囊胞壁

図13-6b 頬側骨壁の開窓と囊胞の剥離．

図13-6c 下顎管周辺の囊胞の剥離．

下顎管周辺の囊胞壁の剝離

囊胞壁の剝離が下顎管ないしは下歯槽神経血管束に近づいたら，囊胞壁を鉗子で挟んで頰側に引きだし，**図13-6d**に示すように，プッシャー（ガーゼを丸めて小球状にしたもの）を用いて囊胞壁を下歯槽神経からていねいに引きはがす．

囊胞の摘出と原因歯の抜歯

囊胞を下歯槽神経血管束から剝離したら，原因歯を抜歯する．原因歯が簡単に脱臼できて囊胞と一塊として摘出できる場合もあれば，囊胞の摘出と原因歯の抜歯を別々に行わなければならない場合もある（**図13-6e**）．

創の縫合閉鎖

骨面および下歯槽動・静脈からの出血を完全に止血したら，粘膜骨膜弁を復位し，創を縫合閉鎖する（**図13-6f**）．

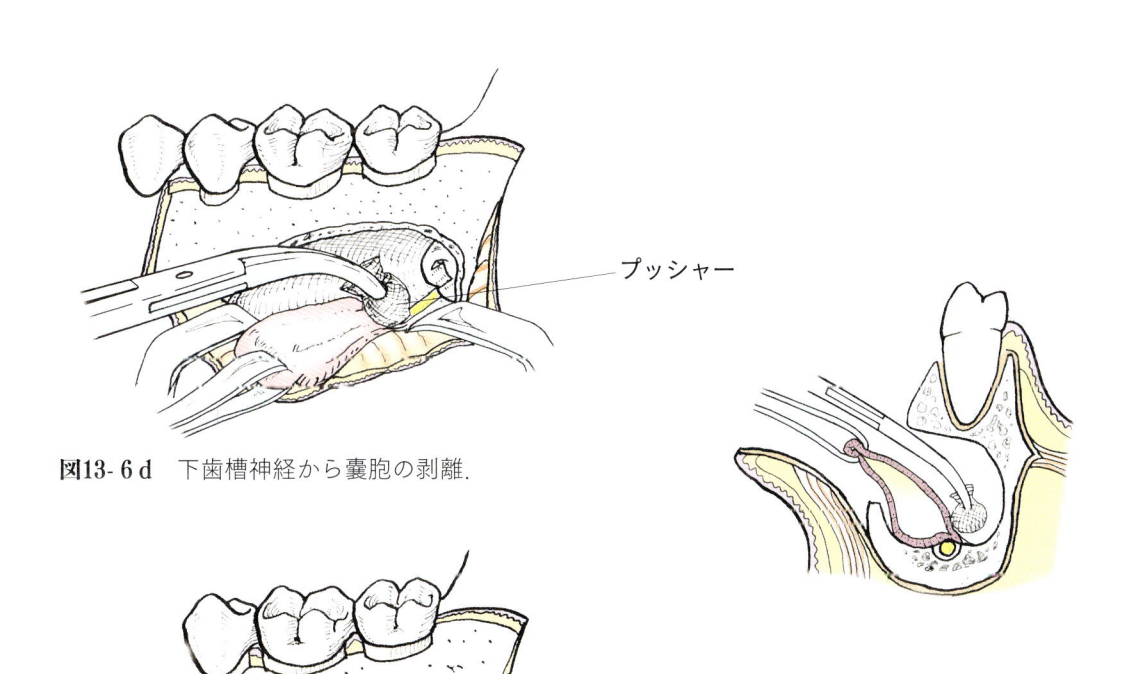

図13-6d 下歯槽神経から囊胞の剝離．

図13-6e 囊胞の摘出と原因歯の抜歯．

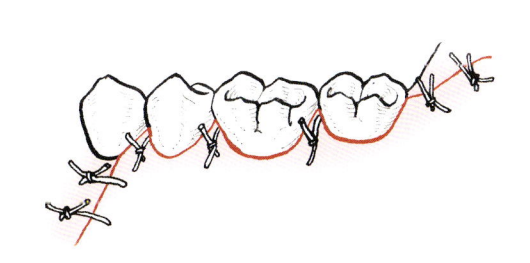

図13-6f 創の縫合閉鎖．

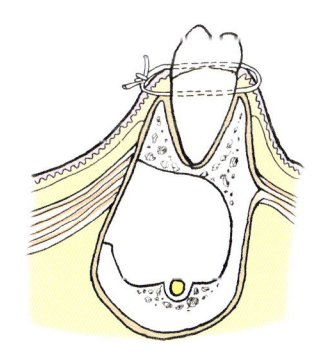

■ **下顎枝全体に拡大した大きな嚢胞の摘出手術**

下顎枝いっぱいに拡がった嚢胞を，下歯槽神経・動・静脈を損傷することなく，前方からのアプローチで摘出することは不可能である．このような症例には顎矯正手術に用いられる Obwegeser Ⅱ 法を応用した術式が適用される．

切開線の設定と粘膜切開

下顎枝の前縁から外斜線に沿って粘膜，頬筋，骨膜まで切開を加える（**図13-7a**）．頬筋を切開すると下顎枝の前縁を横切って頬神経と並んで顎動脈の分枝が現れるので，これを電気凝固して切断する．この止血操作を怠ると，後出血をきたす．

骨膜剥離と骨切り

下顎枝前縁から下顎枝外側の骨膜を広く剥離した後，嚢胞の存在する部位よりやや離れた外側骨皮質のみを切離する．この骨切りは，下顎大臼歯部（嚢胞の位置により変化する）では外斜線から垂直に下顎下縁まで，下顎枝部では下顎枝前縁から水平に下顎枝後縁まで行う．次いで**図13-7b**に示すように，これら2つの骨切り線を連絡するように下顎枝前縁に沿って骨切りし，骨ノミを用いて外側骨壁を下顎枝本体から分離して，これを一時的に口腔外へ取りだす．

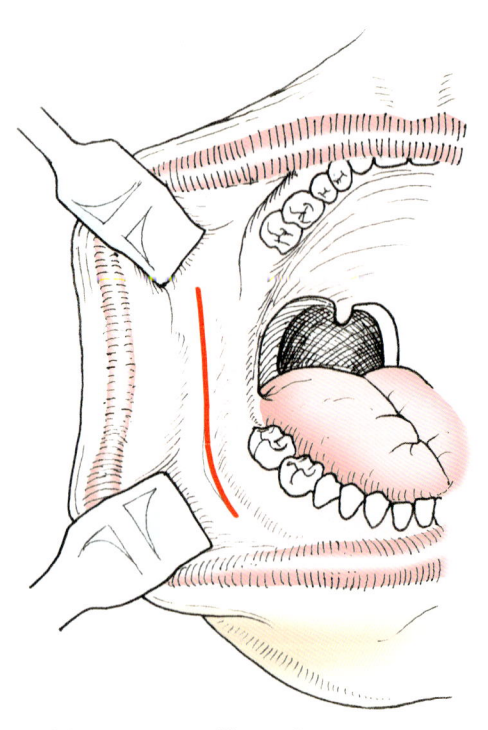

図13-7a 切開線の設定．

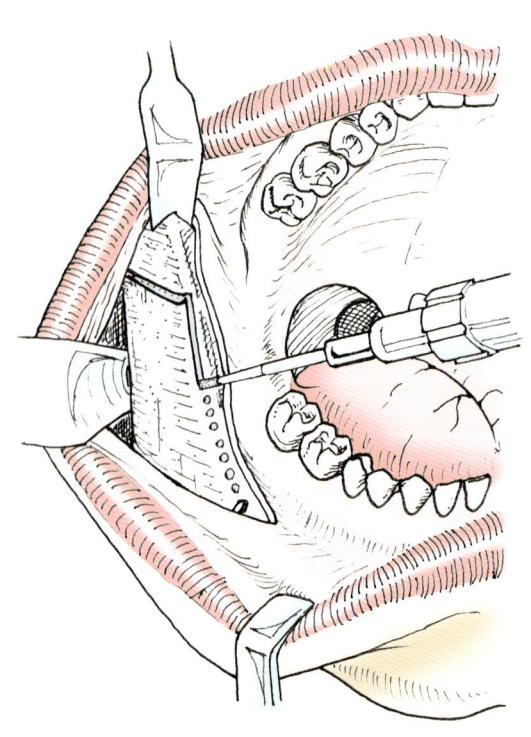

図13-7b 骨膜剥離と Obwegeser Ⅱ 法による外側緻密骨の骨切り．

良性腫瘍，エプーリスおよび囊胞の手術

囊胞の摘出

外側骨片を取り除き，囊胞を下顎枝舌側の骨壁から剥離していくと，囊胞と下歯槽神経・動・静脈の関係が明らかになるので，直視下に下歯槽神経血管束から囊胞壁を剥離する（図13-7 c,d）．

創の閉鎖

分離しておいた下顎枝の外側皮質骨を復位し，2枚のマイクロプレートで固定し（図13-7 e,f），骨膜，頰筋，頰粘膜の順に創を縫合閉鎖する．

1：取り外した下顎枝の皮質骨板
2：囊胞

図13-7 c　下顎枝外側緻密骨板の分離．

図13-7 d　囊胞の摘出．

図13-7 e　下顎枝外側皮質骨の復位と固定．

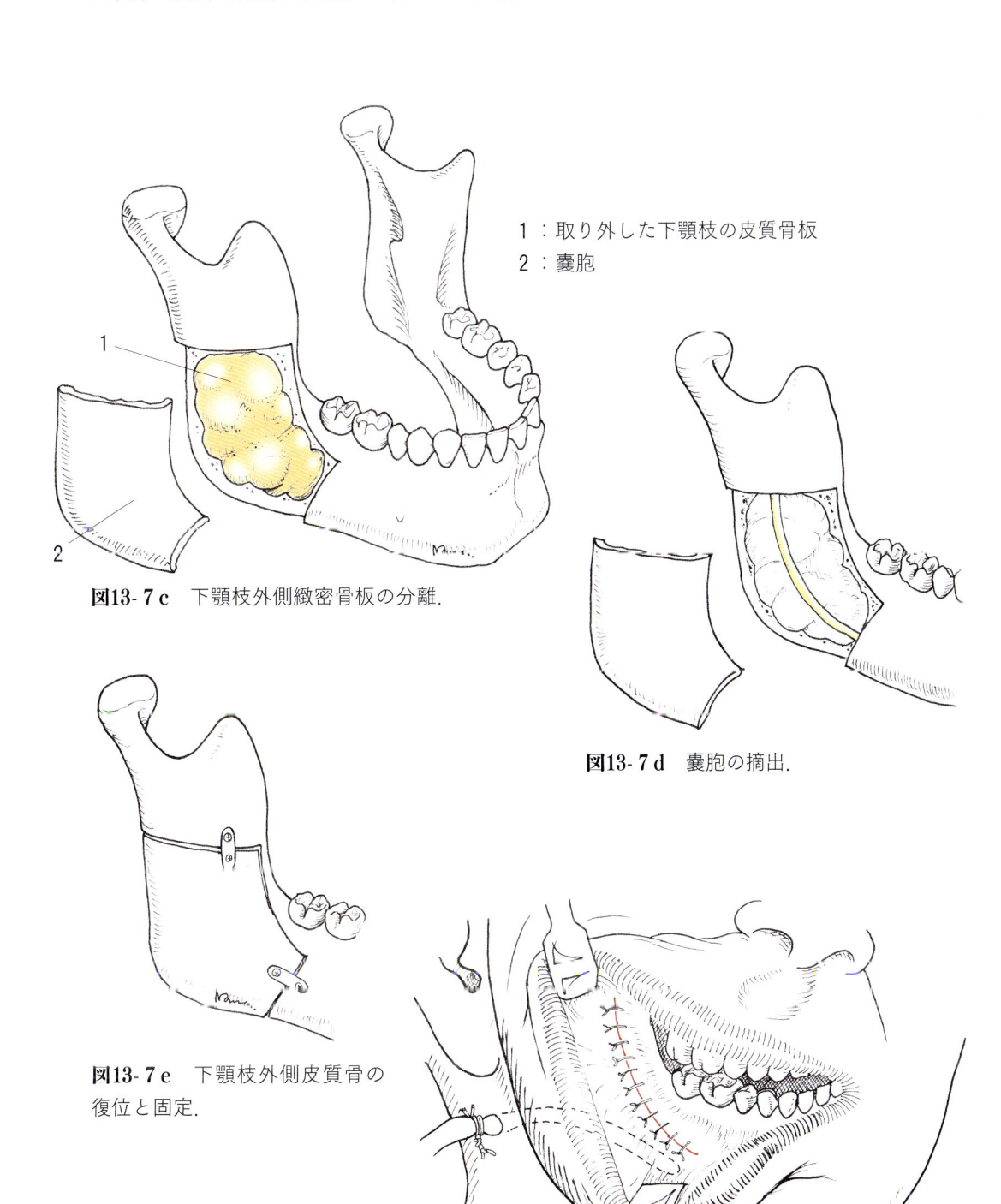

図13-7 f　創の縫合閉鎖．

大きな囊胞の摘出では，手術の手順が重要である．まず囊胞内容液をある程度吸引して内圧を下げておかないと，囊胞の舌側や下歯槽神経・動・静脈束周辺の剝離が明視野で行えない．次いで骨が吸収していて囊胞壁が骨膜と接している部位や，瘻孔が存在していて囊胞壁と粘膜が癒着している場所を確認し，さらに囊胞を周囲組織から剝離する際に合併症が生じる可能性のある危険箇所に注意する必要がある．下顎骨体の囊胞であれば下歯槽神経・動・静脈の損傷，上顎の囊胞であれば鼻腔粘膜や上顎洞粘膜の穿孔が問題となる．

　大きな囊胞の剝離操作は，まず骨壁のある部分の骨と囊胞壁の剝離からはじめ，次いで骨の吸収した部分や瘻孔周辺の剝離を行い，最後に危険箇所において囊胞壁と下歯槽神経や上顎洞粘膜との関係が判明した後で，明視野の下でこの部分の剝離操作を行う．

　囊胞壁を剝離する際，比較的多量の出血をみることがあるが，これは囊胞壁を形成する肉芽組織からの出血で，囊胞壁を完全に摘出すれば容易に止血できる．

　歯槽骨が吸収されていて，囊胞壁と口腔粘膜が接している部分では，粘膜の穿孔を防ぐため，口腔粘膜側に指頭をあてがって剝離操作を行う．

軟組織内囊胞の摘出手術

■皮様囊胞，類皮様囊胞の摘出手術

　皮様囊胞（類皮様囊胞）の多くは正中部で，顎舌骨筋の上（口腔側）か下（頸部側）にあり，ときには顎舌骨筋の上下に複数の囊胞が存在するものもある（図13-8 a〜c）．口腔側にある場合は口腔内からアプローチし，頸部側にある場合はオトガイ下からアプローチする．

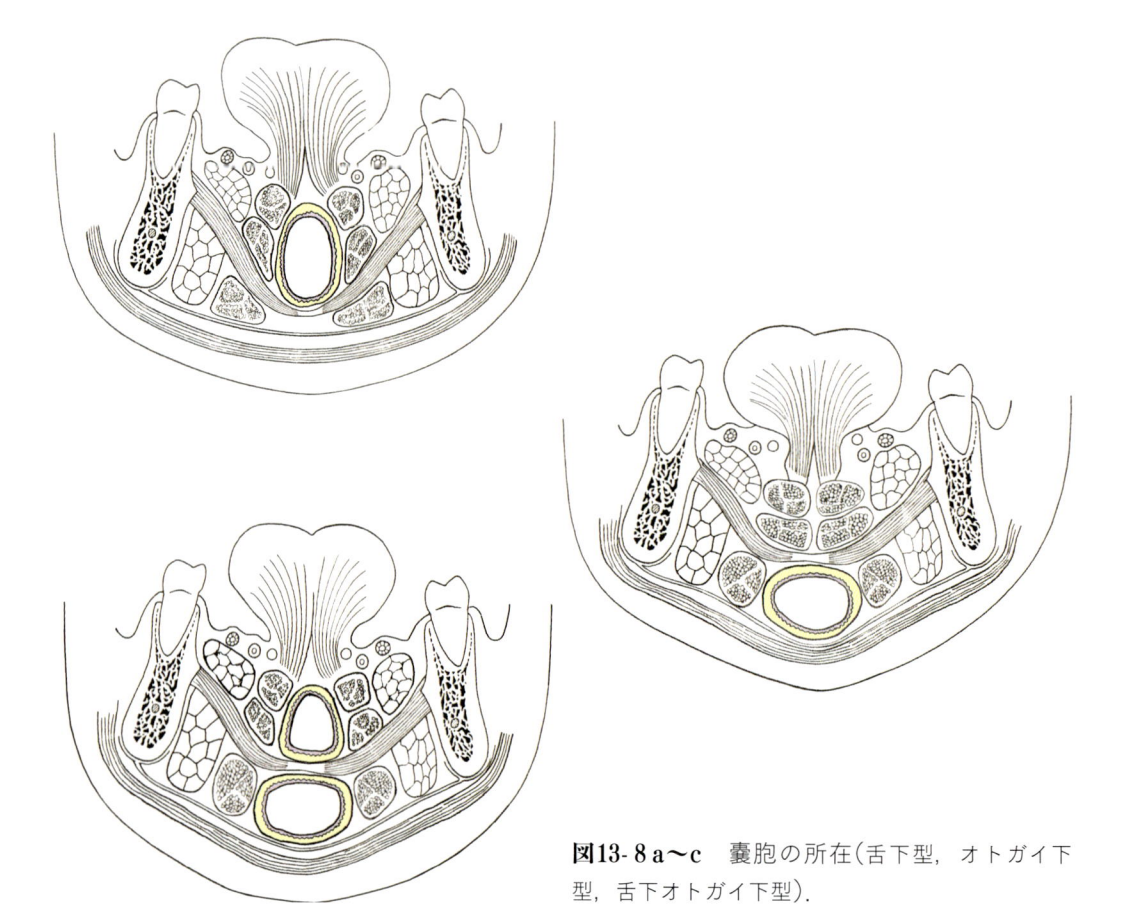

図13-8 a〜c　囊胞の所在（舌下型，オトガイ下型，舌下オトガイ下型）．

A 舌下型皮様嚢胞(類皮様嚢胞)の摘出

切開線の設定

嚢胞の膨隆の上を，正中の舌小帯に沿った切開腺を設定する(**図13-9a**)．

嚢胞の剥離

口腔粘膜を切開線に沿って嚢胞壁の直前まで切開する．口底の正中部は血管が少ないのでほとんど出血しない．次いで**図13-9b**に示すように，口底粘膜とオトガイ舌筋，さらに必要とあらばその下のオトガイ舌骨筋を左右に牽引しながら，剥離剪刀ないしはモスキート鉗子を用いて嚢胞壁に沿って剥離する．途中で嚢胞を栄養する血管が現れたら，これを電気凝固止血しながら剥離を進める．舌神経や舌動・静脈は嚢胞の被膜の外側にあるので，嚢胞壁に沿って剥離を進めれば，これらを損傷する恐れはない．

嚢胞の摘出

1：オトガイ舌筋
2：嚢胞

図13-9a 切開線の設定．

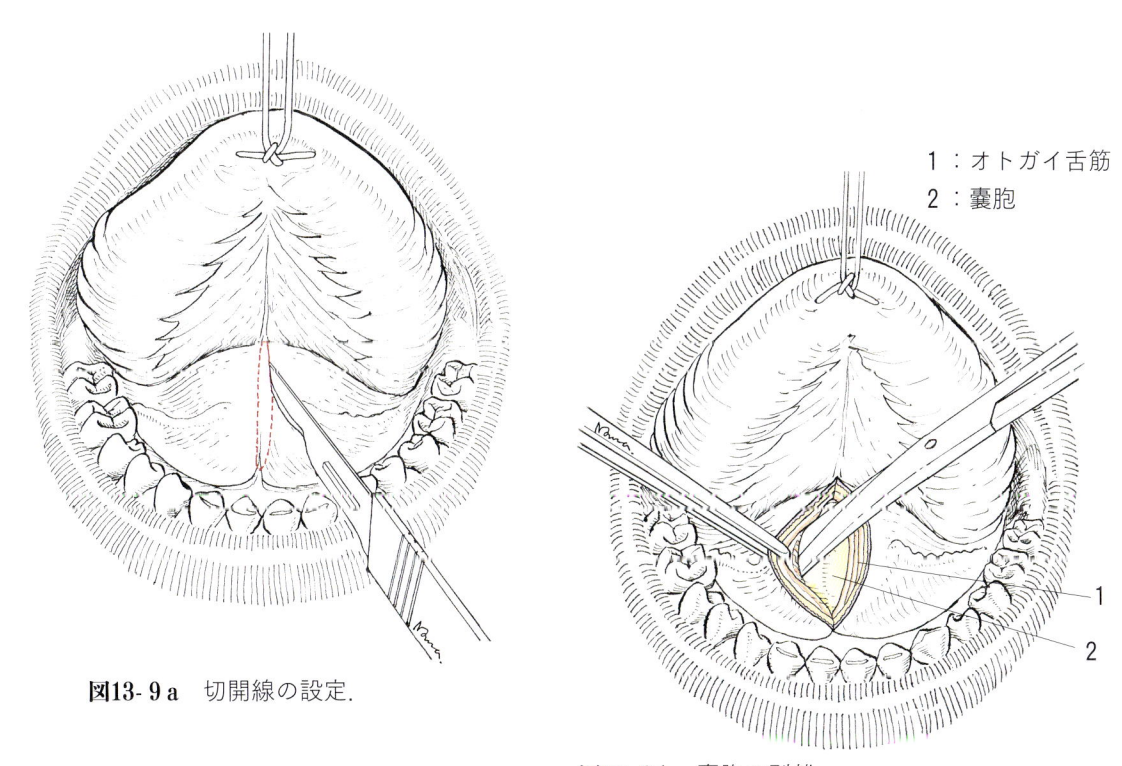

図13-9b 嚢胞の剥離．

嚢胞の前面，上面，両側面の剥離がすんだら，裏側の剥離に移る．皮様嚢胞(類皮様嚢胞も同じ)の嚢胞壁は厚いので，これをアリス鉗子で挟み，上方へ牽引しながら，明視下に嚢胞の裏側を剥離する(**図13-9c**)．

創の縫合閉鎖

死腔を残さないようまず筋肉を縫合し，次いで口底粘膜を縫合閉鎖する(**図13-9d**)．

図13-9c 嚢胞の摘出.
オトガイ舌筋
オトガイ舌骨筋
嚢胞

1：オトガイ舌筋
2：顎舌骨筋（縫線）

図13-9d 死腔を残さない筋肉縫合.

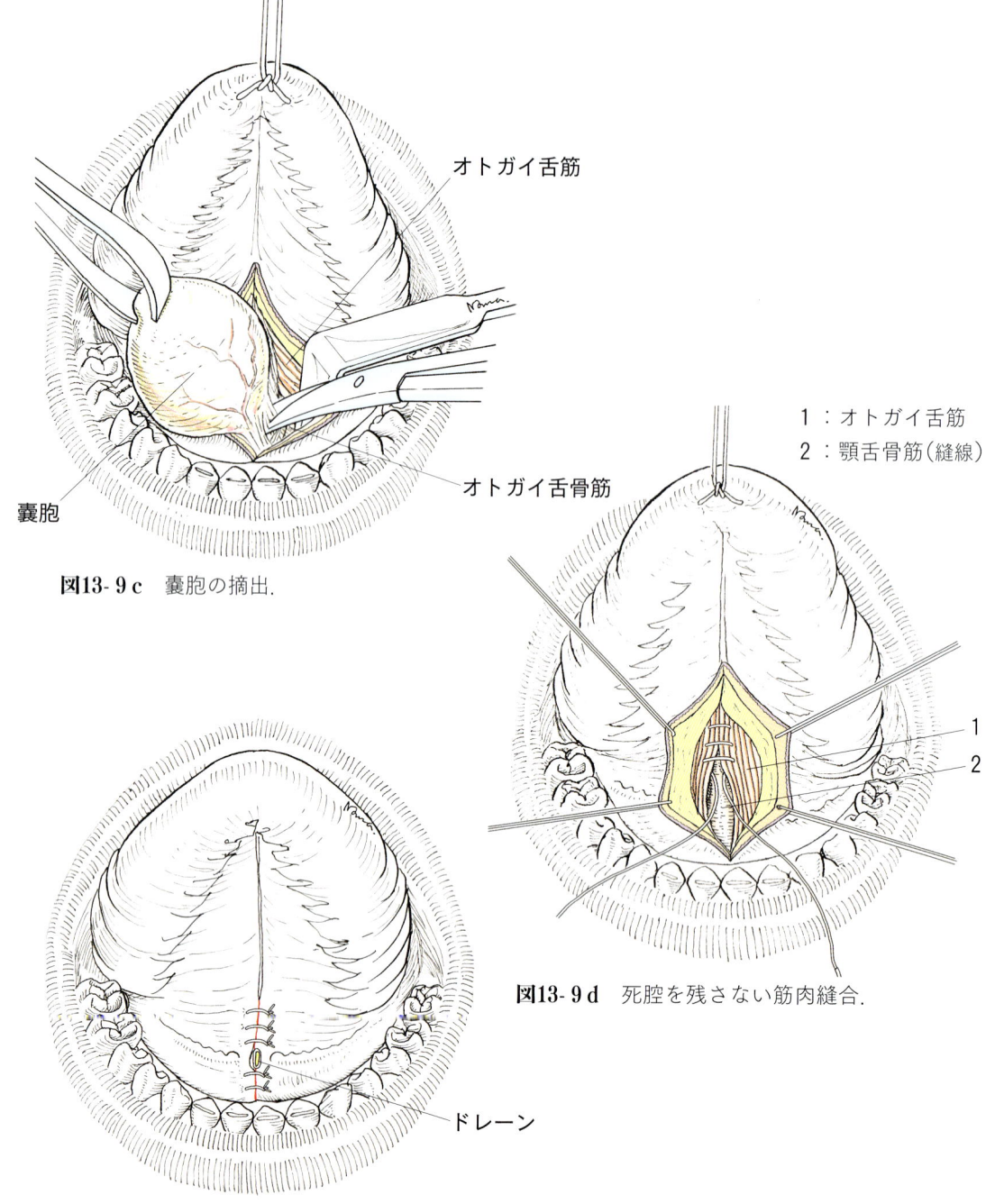

図13-9e 創の縫合閉鎖.
ドレーン

B　オトガイ下型類皮嚢胞（類表皮嚢胞）の摘出

顎舌骨筋の口腔側と頸部側の両方に嚢胞が存在する場合も，オトガイ下の皮膚切開からアプローチする．

切開線の設定

オトガイ下の皮膚に図13-10a に示すように，下顎のアーチに沿って約4 cm の皮膚切開線を設定する．嚢胞が大きく，切開を延長する場合には頸部の皮膚の皺線に沿い，また顔面神経下顎縁枝を損傷しないよう留意する．

皮膚切開と囊胞表面の剥離

切開は皮膚から広頸筋の深さまで行い，広頸筋の内側の層に沿って上下の皮弁を翻転する（図13-10b）．囊胞は左右の顎二腹筋前腹の間で，顎舌骨筋の下にある．

1：広頸筋
2：顎二腹筋前腹
3：顎舌骨筋
4：囊胞

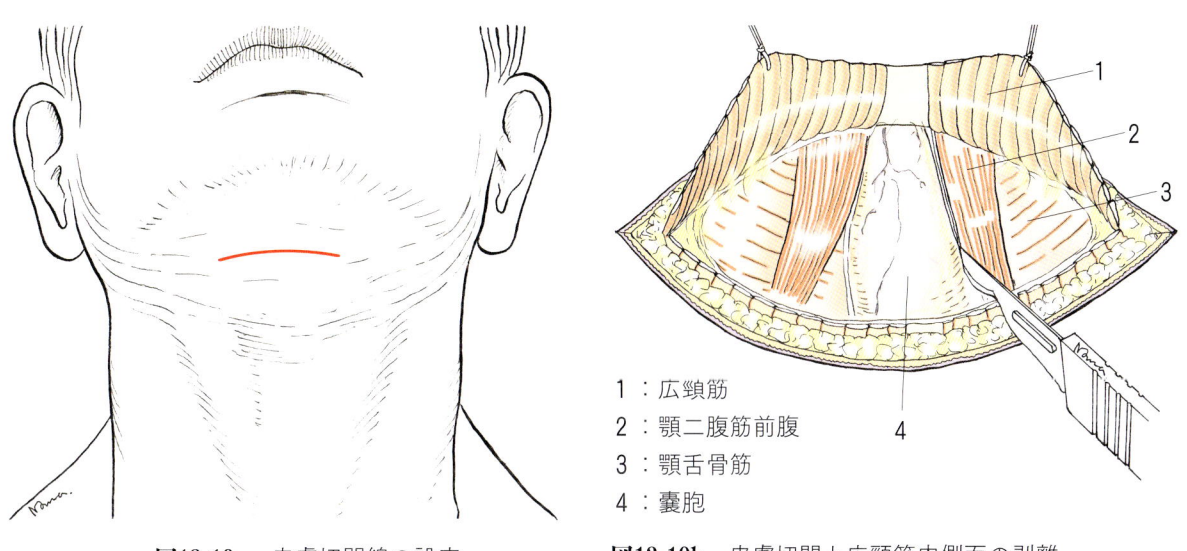

図13-10a　皮膚切開線の設定．

図13-10b　皮膚切開と広頸筋内側面の剥離．

囊胞の剥離

広頸筋の下層，すなわち頸筋膜の浅葉に沿って舌骨まで剥離を進め，囊胞の外側を明示する．次いで，顎二腹筋前腹と囊胞を覆っている筋膜を，図13-10cに示すように，顎二腹筋前腹と囊胞の間で切開し，さらに囊胞の裏側を，後方から囊胞と顎舌骨筋の間をオトガイ縁まで剥離して，囊胞を摘出する．この際，オトガイ縁近くで口底に通じる索状物があれば，これを結紮して切断する（図13-10d）．

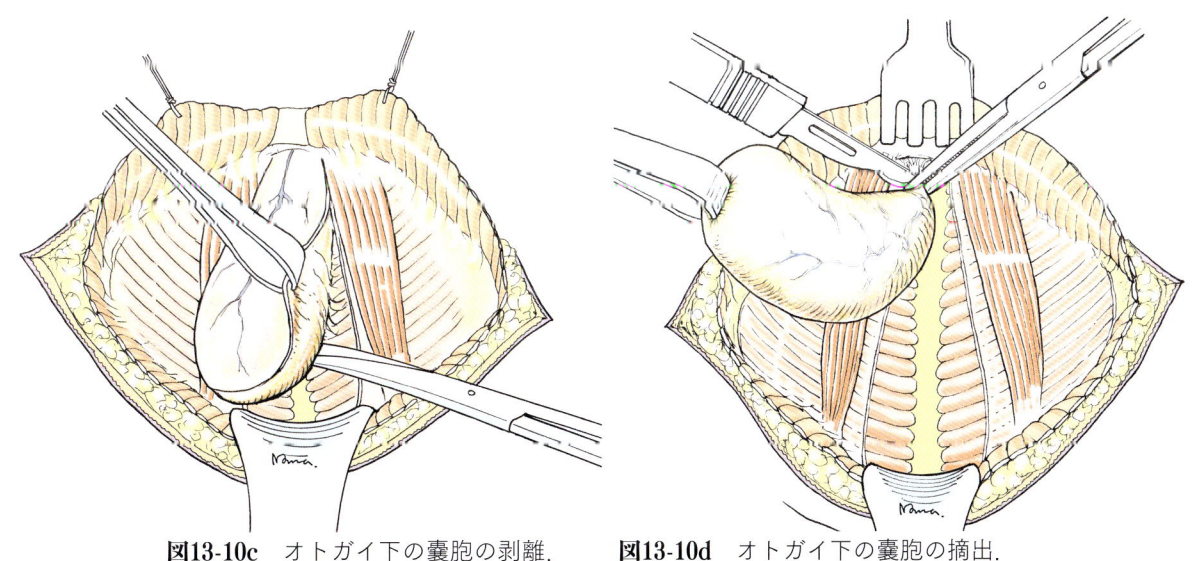

図13-10c　オトガイ下の囊胞の剥離．　　図13-10d　オトガイ下の囊胞の摘出．

術前のMRI所見で，顎舌骨筋の口腔側にもう一つの囊胞が確認されている場合は，**図13-10e**に示すように，顎舌骨筋の正中線に沿ってこれを切開する．ついで**図13-10f**に示すように顎舌骨筋を左右に牽引して囊胞を確認し，さらにオトガイ舌骨筋，オトガイ舌筋を左右に牽引しながら囊胞を摘出する(**図13-10g**)．この部分は血管が少ないので，舌筋の中を深く追求することができる．

創の縫合閉鎖

剥離した筋肉は死腔ができないようPGA糸で密に縫合する(**図13-10h**)．広頚筋は，正確に復位して縫合する必要がある．正確に皮下縫合を行い，皮膚は5-0ナイロン糸で縫合する．

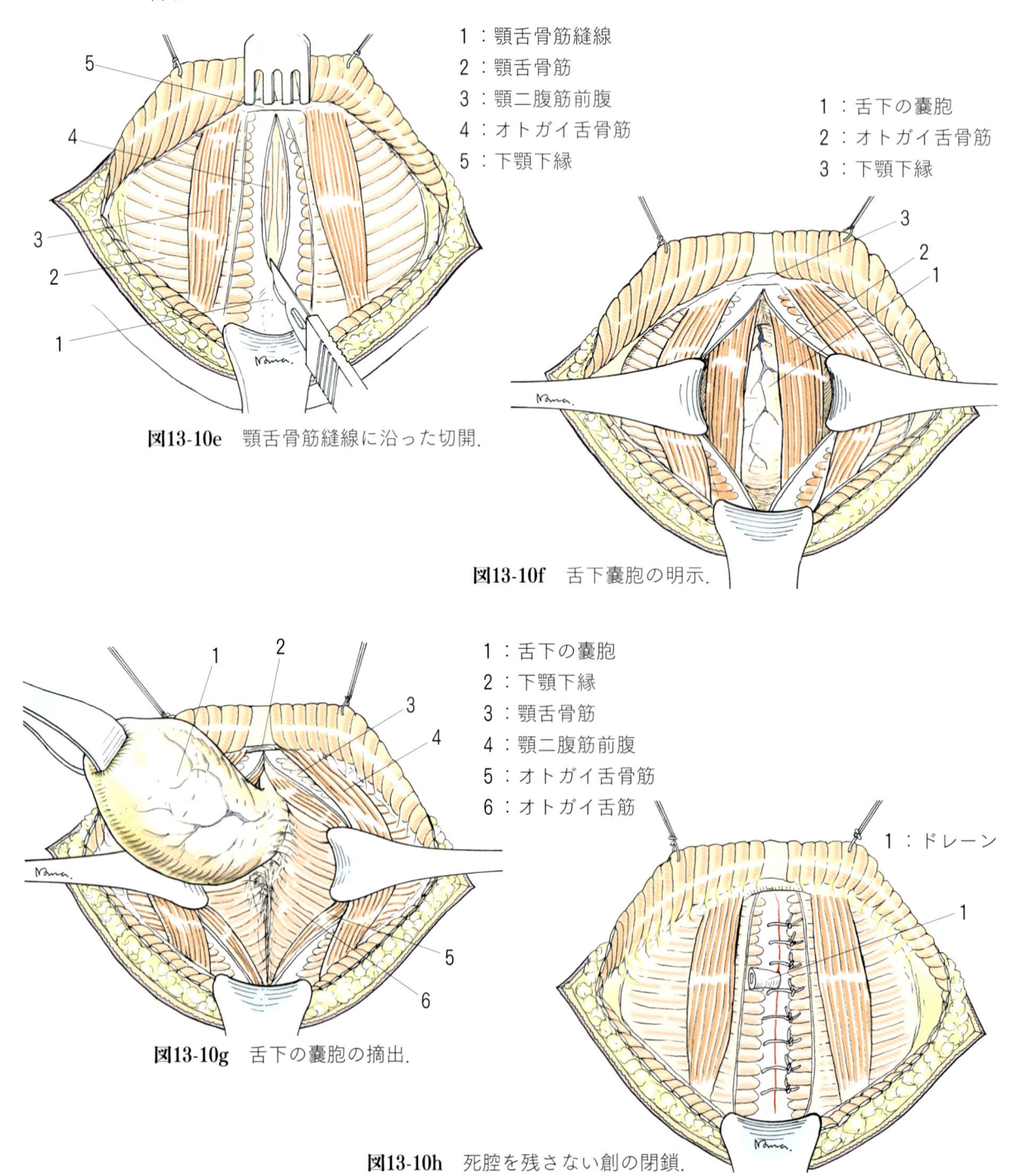

1：顎舌骨筋縫線
2：顎舌骨筋
3：顎二腹筋前腹
4：オトガイ舌骨筋
5：下顎下縁

図13-10e 顎舌骨筋縫線に沿った切開．

1：舌下の囊胞
2：オトガイ舌骨筋
3：下顎下縁

図13-10f 舌下囊胞の明示．

1：舌下の囊胞
2：下顎下縁
3：顎舌骨筋
4：顎二腹筋前腹
5：オトガイ舌骨筋
6：オトガイ舌筋

図13-10g 舌下の囊胞の摘出．

1：ドレーン

図13-10h 死腔を残さない創の閉鎖．

■甲状舌管囊胞および甲状舌管瘻の摘出

　甲状舌管囊胞は，胎性期に存在した甲状舌管の残遺から発生する囊胞で，舌盲孔と甲状腺峡部の間に発生する．甲状舌管は**図13-11a**に示すように，舌盲孔から舌骨体に降り，ここで舌骨体とからんだあと，さらに下方へ向かい甲状腺峡部へと続いている．囊胞の多くは舌骨の下方の正中部に発生し，囊胞に関連する甲状舌管残遺の状態は，症例により異なっている．

　また感染して瘻孔が形成され，上皮化と自壊排膿を繰り返している症例も多い．本来，甲状舌管囊胞と甲状舌管の残遺は気管前葉の内側（背側）に位置しているが，感染すると気管前葉，頸筋膜浅葉を突き破って前頸部の皮膚に瘻孔を形成する．

　甲状舌管囊胞の摘出手術と甲状舌管瘻の摘出手術の目的は，囊胞および瘻管の完全摘出であるが，術式に多少の違いがある．

A　甲状舌管囊胞の摘出

皮膚切開線の設定

　囊胞の最豊隆部の皮膚に，皺線と平行に長さ約7 cmの水平な切開線を設定する（**図13-11b**）．

図13-11a　甲状舌管の位置関係．
点線で囲んだ部位は囊胞の好発位置．

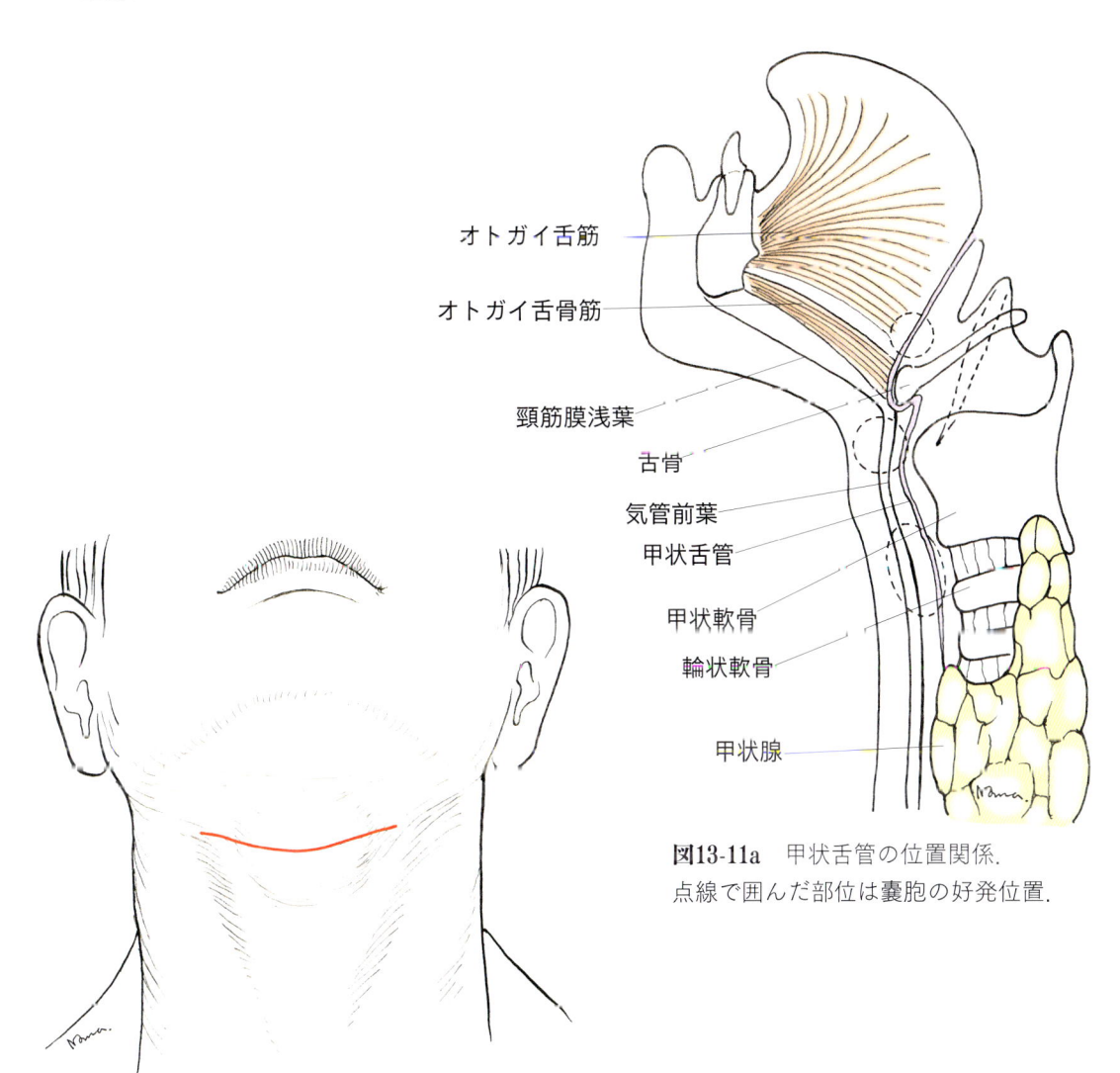

図13-11b　皮膚切開線の設定．

嚢胞までの剥離

皮膚切開は広頸筋の深さまで行い，広頸筋の内側，すなわち頸筋膜浅葉の内側に沿って，上下の皮弁を剥離翻転する．ここで左右の胸骨舌骨筋を確認し，舌骨下筋群を覆っている気管前葉を**図13-11c**のように，正中の白線に沿って紡錘形に切開し，これを嚢胞を剥離する際の持ち手として利用する．

嚢胞の剥離

胸骨舌骨筋を左右に牽引しながら，まず嚢胞の前面および側面の剥離を進める．嚢胞壁は比較的薄く，脆いことが多いので，周囲組織との剥離には細心の注意を要する．先に嚢胞壁に付けておいた筋膜の部分を鑷子で摘んで牽引しながら，嚢胞と周囲組織の間を繊細な剥離剪刀ないしは細いモスキート鉗子の先端で剥離する(**図13-11d**)．

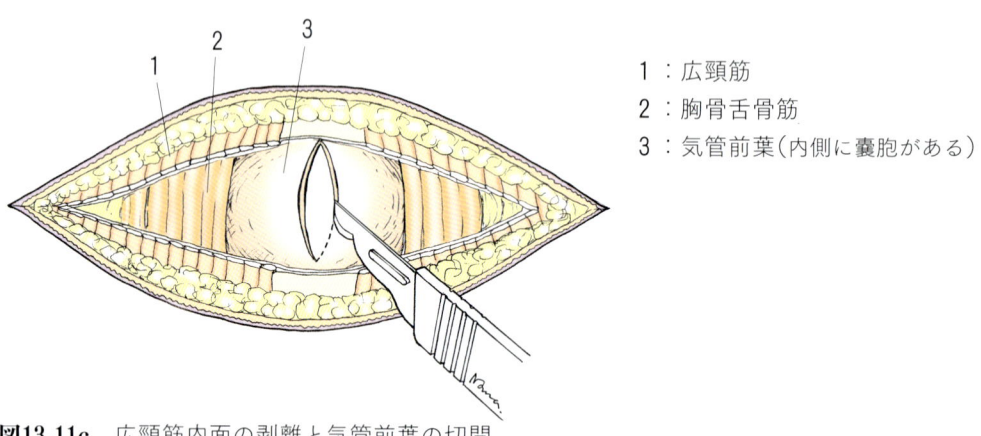

1：広頸筋
2：胸骨舌骨筋
3：気管前葉（内側に嚢胞がある）

図13-11c 広頸筋内面の剥離と気管前葉の切開．

1：胸骨舌骨筋
2：甲状舌管嚢胞

図13-11d 嚢胞前面の剥離．

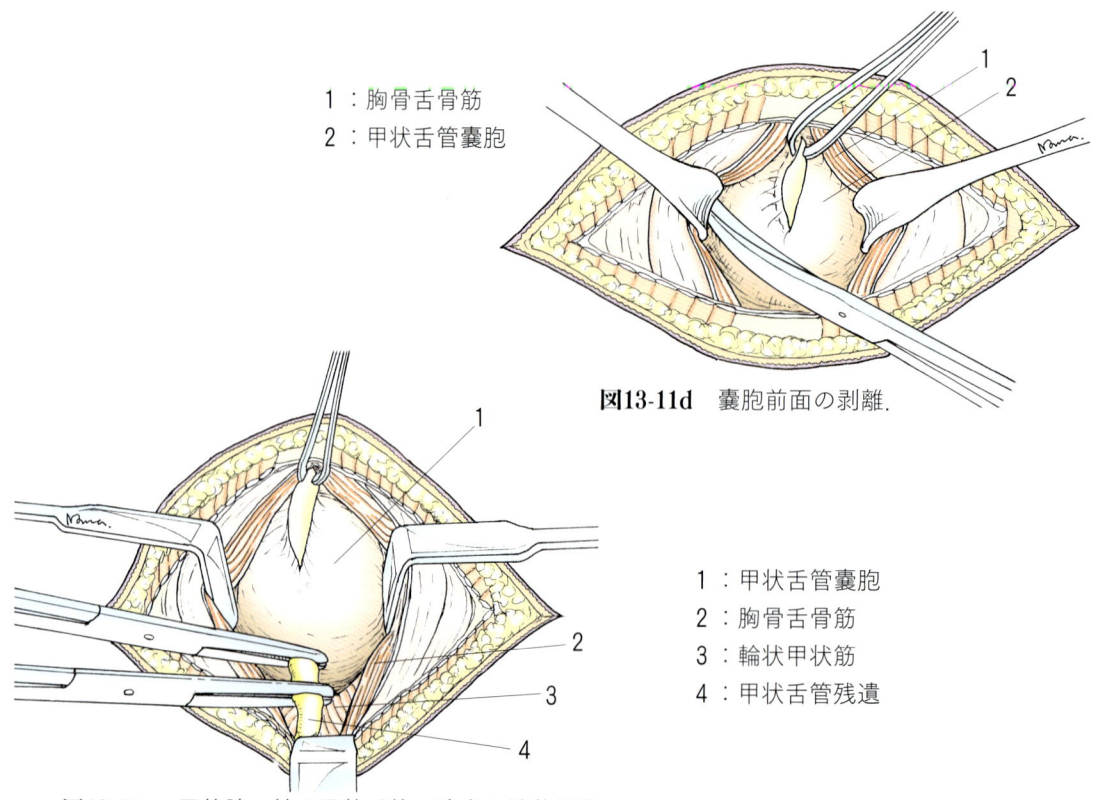

1：甲状舌管嚢胞
2：胸骨舌骨筋
3：輪状甲状筋
4：甲状舌管残遺

図13-11e 甲状腺へ続く甲状舌管の追求と結紮切断．

万一，囊胞壁が裂けた場合には，丸針付きの4-0の絹糸でZ縫合を行って内溶液の流失を防ぐ．囊胞の前・側面の剥離が終わったら，囊胞の下面と裏面の剥離に移る前に，囊胞から下方の錐体(甲状腺峡部)へ連続する瘻管の有無を確かめる．もし囊胞の下端から下方へ延びる索状物があれば，これをできるだけ下方まで追求し，結紮のうえ切断する(**図13-11e**)．囊胞の下面の処理が終わったら，囊胞の裏面を，囊胞壁と甲状舌骨膜の間を舌骨まで剥離する(**図13-11f**)．

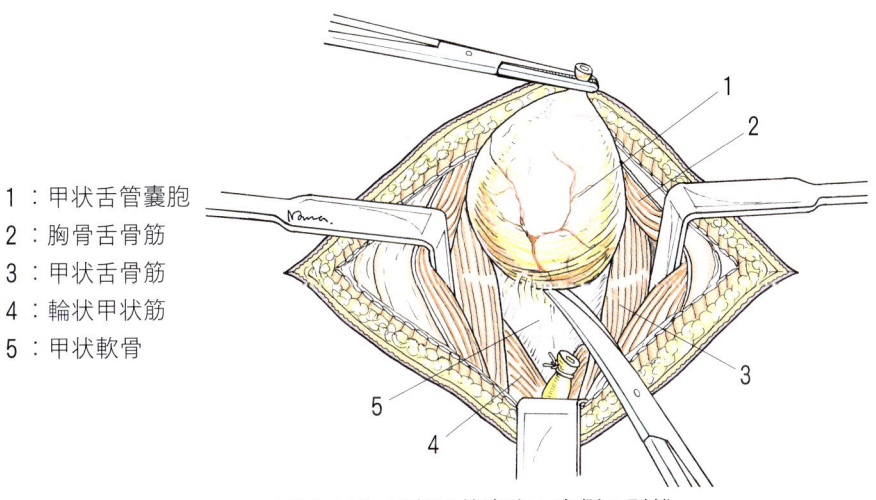

1：甲状舌管囊胞
2：胸骨舌骨筋
3：甲状舌骨筋
4：輪状甲状筋
5：甲状軟骨

図13-11f　甲状舌管囊胞の裏側の剥離．

舌骨部分の処理

　舌骨に達したら，舌骨体に付着する筋肉群を切離しながら，囊胞および甲状舌管と舌骨体の関係を詳細に観察する．舌骨体と甲状舌管の関係は**図13-11g**に示すように，甲状舌管が①舌骨の前面をとおる，②前面をとおり下縁から後方へ回り込んで下方へ向かう，③舌骨の後方(背側)をとおる，④舌骨を貫通するの4パターンがある．

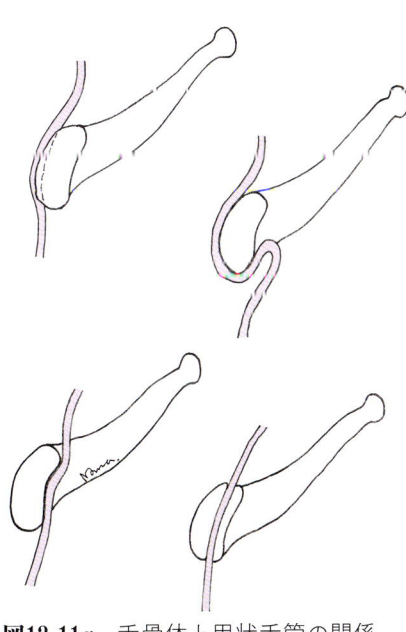

図13-11g　舌骨体と甲状舌管の関係．

甲状舌管が明らかに舌骨体の前面をとおる症例以外は，すべて**図13-11h**に示すように，舌骨体に付着する筋群を切断し，小型のリストン鉗子で舌骨体の中央部分（約1cm）を切除する（**図13-11i**）．このとき，舌骨の側方と後方の小血管から出血するので，双極止血鑷子で電気凝固止血する．なお，舌骨の側方には舌動脈と舌下神経が走行しているので，これらを損傷しないよう注意する．

1：顎舌骨筋
2：舌骨体
3：甲状舌骨膜
4：甲状舌骨筋
5：胸骨舌骨筋
6：甲状軟骨
7：輪状甲状筋
8：甲状舌管囊胞
9：甲状舌管残遺

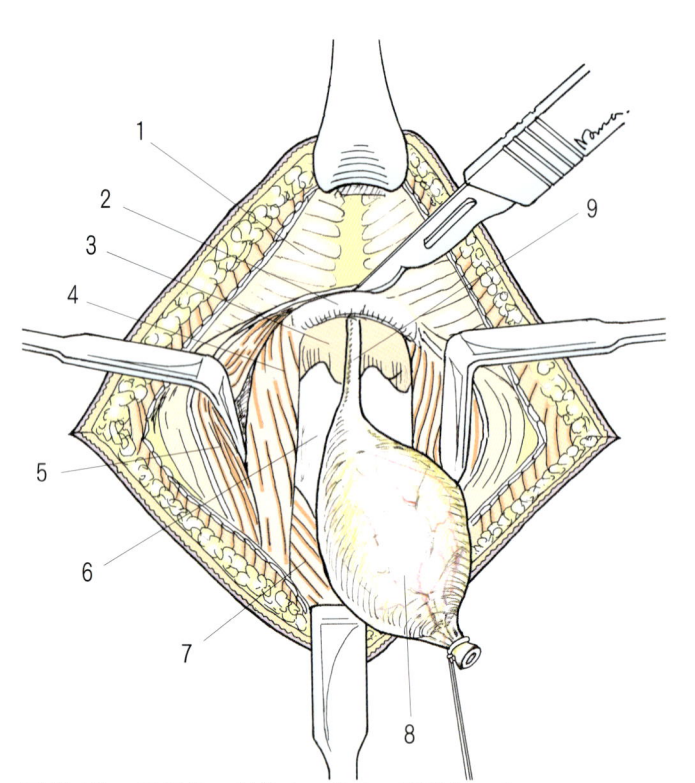

図13-11h 舌骨体に付着する筋肉の剥離（切離）．

1：顎舌骨筋
2：舌骨体
3：甲状舌骨膜
4：甲状軟骨
5：甲状舌骨筋
6：胸骨舌骨筋
7：輪状甲状筋
8：甲状舌管囊胞

図13-11i 舌骨体の離断．

舌骨より上部の瘻管の追求

小児では甲状舌管の残遺は比較的明瞭であるが，成人では不明確で，多くは舌骨の高さで終わっていて，舌盲孔まで追求できる症例は少ない（囊胞にメチレンブルーを注入してもここまで届かない）．舌骨から上方へ延びる索状物があれば，できるだけこれを追求して，結紮の上で切断する（**図13-11j**）．

1：舌盲孔へ向かう甲状舌管残遺
2：離断された舌骨体
3：甲状舌管囊胞

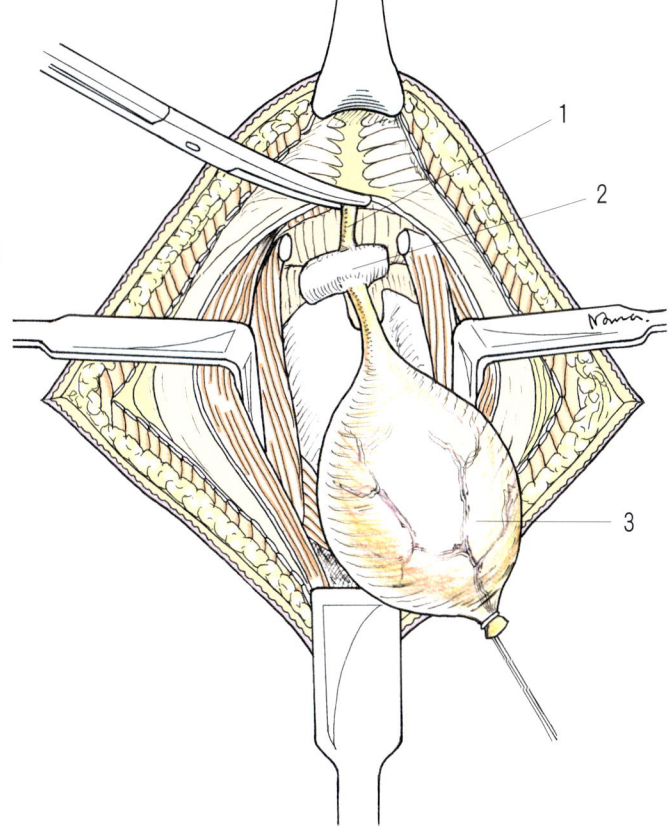

図13-11j 甲状舌管の舌盲孔への追求と結紮切断．

創の縫合閉鎖

創面からの出血はていねいに止血する．止血が完了したら，死腔が残らないよう PGA 糸で内部縫合する．とくに舌骨体の一部を切除した場合には，死腔を縮小するために舌骨に付着する筋肉を密に縫い合わせる．切離した舌骨の固定は不要である．筋膜と皮下組織は PGA 糸で縫合し，皮膚は5-0ナイロン糸で縫合閉鎖する．

B　甲状舌管瘻の摘出

皮膚切開線の設定

瘻孔を囲む皮膚を含めて，**図13-11k** に示すように横長の紡錘形の切開線と，その両端から頸部の皺線に沿う，6～7 cm の切開線を設定する．切開に先立って，瘻管にメチレンブルーを注入しておくと，舌骨周辺の瘻管とその分枝を明確に確認することができる．

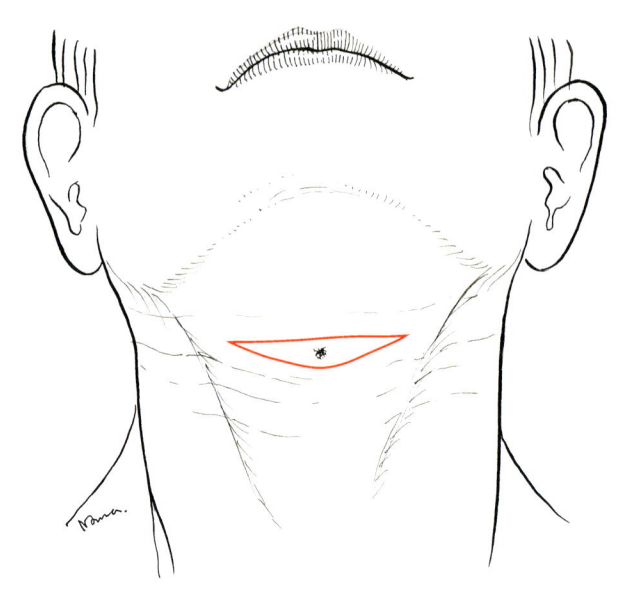

図13-11k 甲状舌管瘻に対する皮膚切開線の設定.

皮膚切開と舌骨までの瘻管の追求

皮膚切開は，広頸筋の深さまで行い，皮弁の上方への剥離は広頸筋の内側に沿って行うが，感染を繰り返してきた症例では瘻管周囲の皮下組織や脂肪組織は瘢痕化していて，浅頸筋膜の浅葉や気管前葉は不明瞭となっていることが多い．したがって瘻管に沿った剥離は広頸筋より深い前頸筋群の筋膜上で行う方がよい．左右の胸骨舌骨筋を確認し，瘻管を周囲の瘢痕組織を付けたまま，正中の白線に沿って上方へ向かって舌骨まで追求する．

瘻管には術前にメチレンブルーを注入してあるので，これを見逃すことはない．下方の甲状腺峡部へ向かう瘻管ははっきりしないことが多いが，もしあればできるだけこれを追求し，そこで結紮のうえ切断する．

舌骨部分の処理

瘻管を舌骨体の下端まで追求したら，甲状舌骨膜を剥離して，舌骨と瘻管の関係を詳細に観察する．先に述べたように，瘻管が舌骨体の前面を通過している場合は，注意深く舌骨体から剥離するが，舌骨体の後方や舌骨体のなかを通過している場合は，先に述べたように，舌骨体に付着する筋肉を切断し，舌骨の中央部分を切除する．

舌骨より上部の瘻管の追求

舌骨の部分の処理が終わったら，舌骨より上部の瘻管の除去に移るが，成人では舌盲孔まで追求できる症例は少ない．舌骨より上部にメチレンブルーが透けてみえる索状物(瘻管)が舌根部へ続いている場合は，顎舌骨筋とオトガイ舌筋の筋線維を分けながら，舌盲孔まで追求し，そこで結紮のうえ切断する．この際，口腔内から助手に指先ないしスパーテルで，舌盲孔部を圧迫させると，剥離方向を誤らない．

創の縫合閉鎖

先に述べた甲状舌管嚢胞の場合と同じである．ただし，甲状舌管瘻の場合は感染していることが多いので，創の閉鎖に際して，創を滅菌生理食塩液で洗浄し，ドレーンを設置する．

CHAPTER14

唾液腺関連手術
(唾液腺疾患の手術)

東京歯科大学名誉教授
野間弘康

唾液線疾患のうち手術の対象になるのは腫瘍，唾石，唾液腺管の先天的および後天的異常，ガマ腫などの貯留嚢胞である．

　唾液腺に生じる腫瘍は，大唾液腺に生じるものと小唾液腺に生じるものがある．大唾液腺では大半が耳下腺(約80%)，次いで顎下腺で，舌下腺に発生するのは稀である．小唾液腺では，口蓋粘膜を中心に口腔粘膜のどこにでも発生する．唾液腺腫瘍に対する唾液腺切除手術は，腺体内を顔面神経が通過している耳下腺と，腺組織のみで構成されている顎下腺，舌下腺，小唾液腺では手術術式とその難易度が異なる．本項では顎下腺切除手術，次いで耳下腺浅葉切除手術，深葉切除手術について図説するとともに，状況に応じた変法の活用についても言及する．

　唾石の90%以上は顎下腺管内に生じる．唾石摘出手術は唾石が顎下腺管の前方にある場合と後方にある場合では違うので，それぞれについて図説する．

　唾液腺管の異常で問題となるのは耳下腺管である．外傷による耳下腺管の断絶や唾液瘻に対する耳下腺管吻合術と瘻管移動術，腫瘍切除に伴う耳下腺管欠損に対する耳下腺管形成術，耳下腺管開口部の狭窄に対する拡大術について図説する．

　唾液の貯留嚢胞については口唇(下唇)の粘液嚢胞の摘出手術とガマ腫の開窓手術について図説する．

唾石摘出手術

口底の外科解剖は CHAPTER 2（第1巻）で述べたが，唾液腺関連手術の要点の一つは，顎下腺管は舌下腺の内側でオトガイ舌筋の外側を通って舌下小丘の1箇所に開口しているのに対して，舌下腺の開口は舌下ヒダに沿って多数存在することである．このことは手術中に舌下ヒダを損傷するとラヌーラが生じる可能性があることを示唆している．もう一つは下顎枝内面に沿って下降してきた舌神経が顎下腺の上縁で顎下神経節に分枝をだした後，上方へ向きを変え，顎下腺管の下を潜って舌に分布していることで，ここで盲目的な手術操作を行うと舌神経を損傷する恐れがある（**図14-1**）．

術前の診断

■唾石の位置の診断

唾石の位置は，口腔内外からの双手診，咬合フィルム，オルソパントモグラフ，場合によってはCTなどによって確認する．

唾石の位置によって，摘出法とその難易度が違ってくる（**図14-2**）．唾石が舌下小丘の近く（**図14-2**のaの部位）にある場合は，顎下腺管開口部をブージーで拡げたり尖刃刀で切れ目を入れるだけで，唾石は唾液とともに流出する（**図14-3**）．唾石が顎下腺管と舌神経の交叉部より前方にある場合（**図14-2**のbの部位）は摘出が容易だが，舌神経の交叉部より深部にある場合（**図14-2**のcの部位）には，摘出に熟練を要する．

唾石が顎下腺管の起始部近くにある場合でも，大きな唾石であれば口腔内から摘出可能である．顎下腺内の唾石は経過を観察しながら，唾石が顎下腺管内へ移動するのを待って摘出する．

腫瘍以外では，顎下腺摘出手術の適用はない．

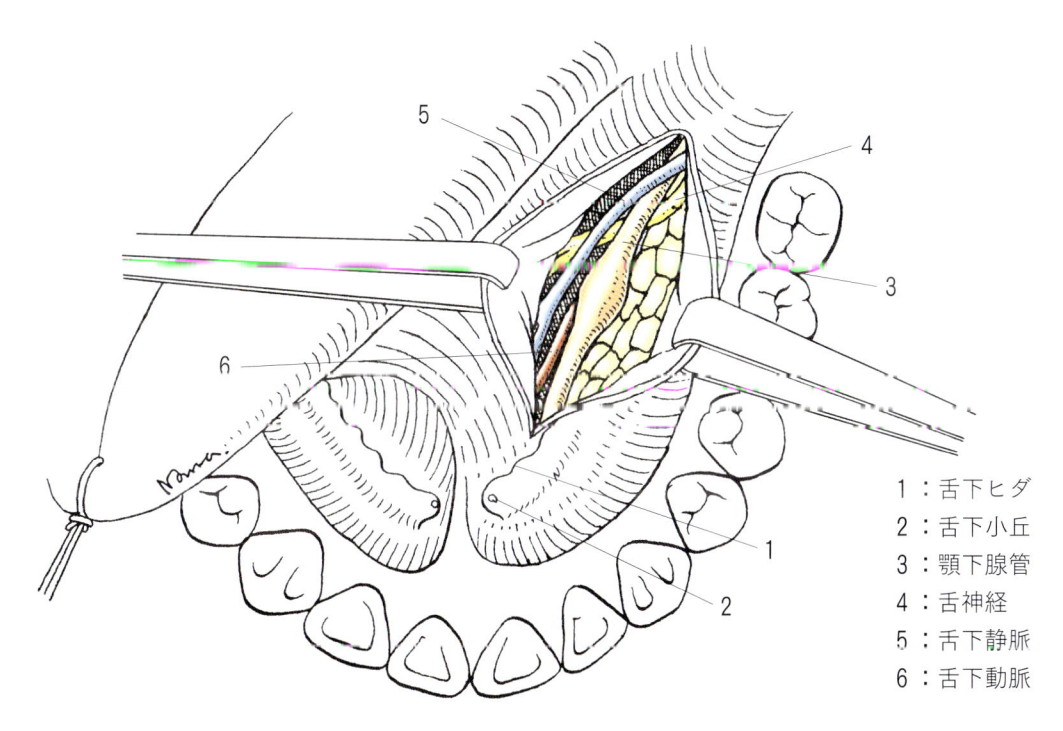

1：舌下ヒダ
2：舌下小丘
3：顎下腺管
4：舌神経
5：舌下静脈
6：舌下動脈

図14-1 顎下腺管内唾石摘出手術における顎下腺管，舌神経，舌下動・静脈の位置関係．

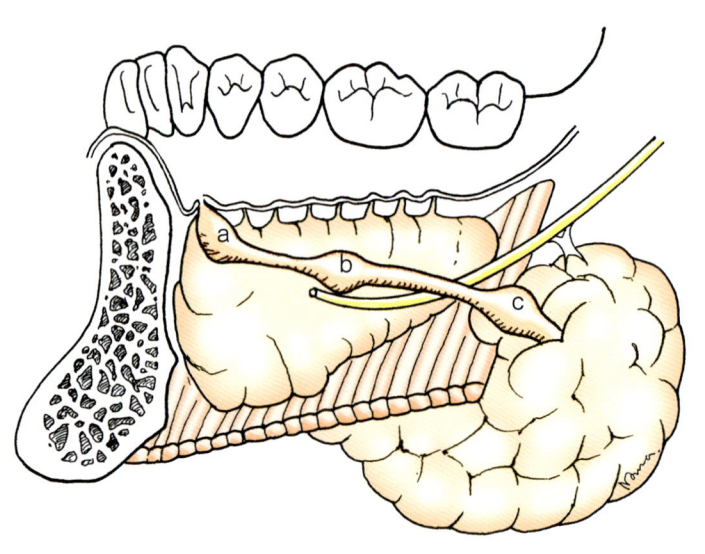

図14-2 顎下腺管内における唾石の位置．
 a：唾石が顎下腺管開口部付近にある．
 b：唾石が顎下腺管の前方2／3（舌神経との交叉部より前方）にある．
 c：唾石が顎下腺管の後方1／3（舌神経との交叉部より後方）にある．

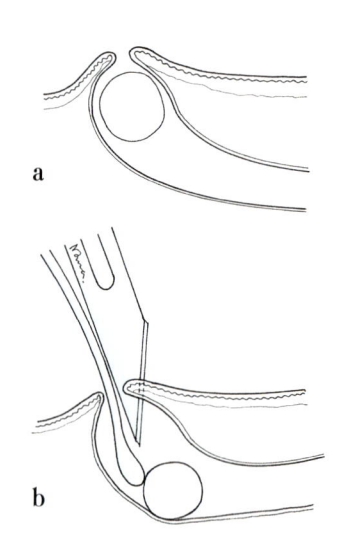

図14-3 顎下腺管開口部と唾石の関係．
 a：顎下腺管開口部は小さいので唾石は自然に排出されない．
 b：開口部をメスの先端で拡げるだけで唾石は排出される．

■**随伴する炎症の有無とその程度**

唾石は炎症を伴っていることが多い．急性炎症があれば，消炎後に摘出手術を行う．慢性炎症がある場合，唾石は肉芽組織に包まれていたり，周囲組織に癒着していることがある．術前の診査でそれらのことを予測して，手術計画を立てる．

術前の準備

とくに用意するものとして，
①細いゾンデ（涙管ブージーなど）
②歯科用探針
③歯科用鋭匙
④小型のへら鉤
⑤レモン汁や梅干しなど酸味のあるもの
があげられる．

麻酔

患側の下顎孔伝達麻酔と浸潤麻酔．唾石が深い位置にある場合は，全身麻酔が望ましい．

唾石の位置による手術術式と手順

■**唾石が舌神経との交叉部より前方にある場合**

①舌下小丘の顎下腺管開口部を確認し，そこからゾンデを顎下腺管内に挿入する．
②**図14-4a**に示すように，唾石の直上の口底粘膜を，舌下ヒダの内側に沿って20～25mm切開する（舌下ヒダの外側を切開すると舌下腺の開口部を損傷し，これがガマ腫の原因となる）．

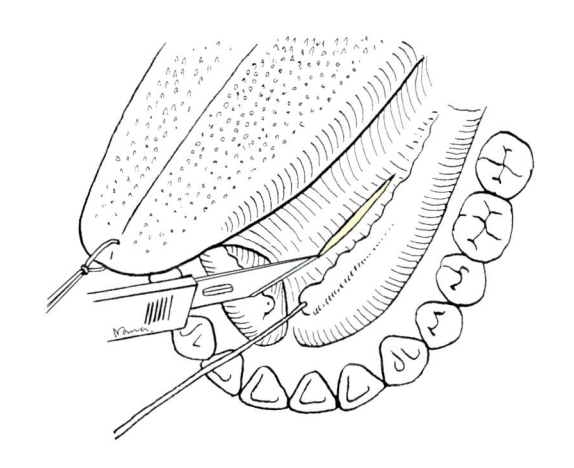

図14-4a 舌下ヒダの内側の口底粘膜を切開する．

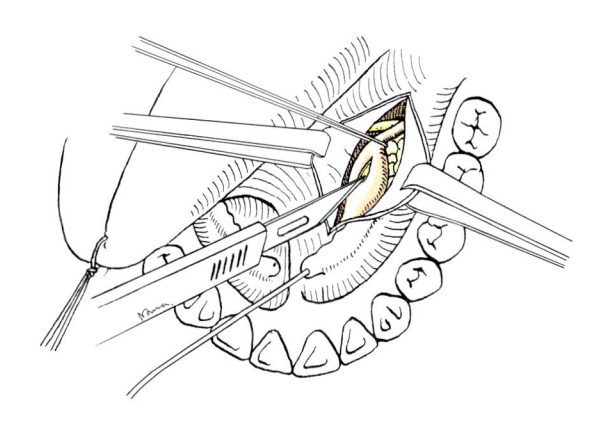

図14-4b 唾石の後方の顎下腺管に糸をかけて唾石の後方への移動を防いだ後，顎下腺管を切開する．

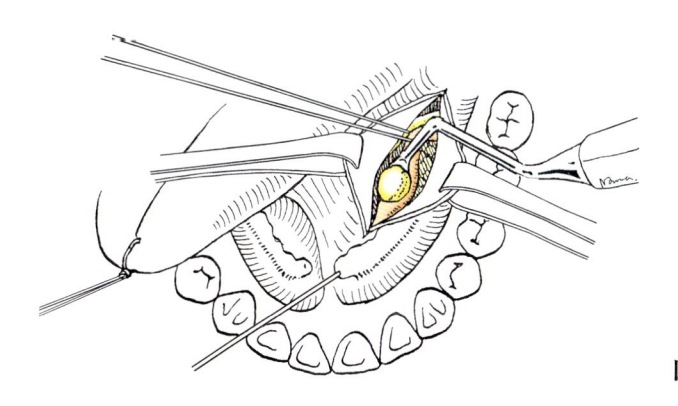

図14-4c 鋭匙を用いて唾石を摘出する．

③粘膜下のすう疎な結合識を剝離剪刀で分けていくと，唾石を内包した顎下腺管が現れる．ゾンデを挿入しておくとみつけやすい．
④顎下腺管を周囲組織から剝離し，**図14-4b**に示すように唾石のある位置より後方に糸をかけて，唾石の後方への移動を防ぐ．
⑤唾石の直上部で顎下腺管を縦方向に切開し，歯科用鋭匙を用いて唾石を摘出する（**図14-4c**）．唾石の砕片やその周囲の肉芽組織も完全に搔爬する．
⑥顎下腺管壁の縫合は不要である．口底粘膜のみを創が哆開しない程度に縫合し，手術を終わる．

■唾石が舌神経との交叉部より後方（深部）にある場合

①顎下腺管にゾンデを挿入する
②舌下ヒダの内側に，これと平行して30～40mmの粘膜切開を加え，次いで剝離剪刀を用いて切開の前方部で顎下腺管をみつけだし，これを周囲組織から剝離する．
③剝離した顎下腺管をたどって後方へ剝離を進めると，下顎第二大臼歯のレベルで，後外方から顎下腺管の下をくぐって，前内方（舌へ）走行する舌神経が確認できる（**図14-5a**）．
④この部位から顎下腺管は顎舌骨筋の後縁を越えて下方へ向かい，顎下腺に達する．ここからは術野が狭くなるので，助手に口腔外から顎下腺を押し上げさせるとともに，**図14-5b**に示すように，小さなへら鉤で舌神経を下顎骨側へ圧排し，創に示指を挿入し

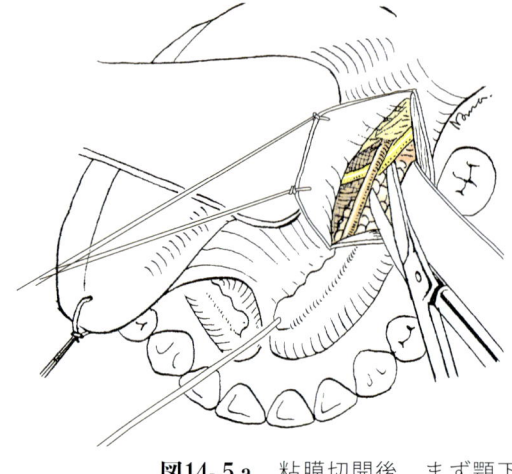

図14-5a 粘膜切開後，まず顎下腺管と舌神経の交叉部を明示する．

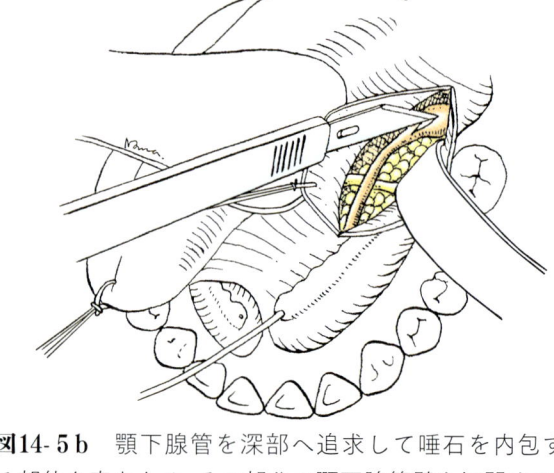

図14-5b 顎下腺管を深部へ追求して唾石を内包する部位を突きとめ，その部分の顎下腺管壁を切開する．

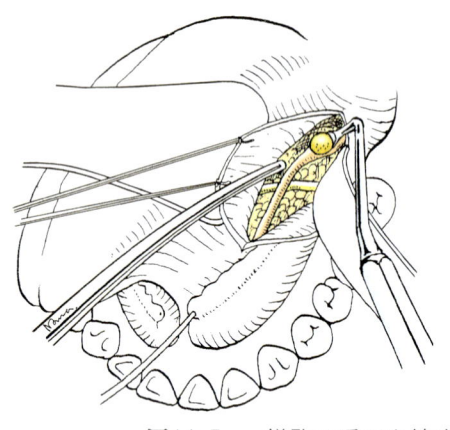

図14-5c 鋭匙で唾石を摘出し，その周囲の肉芽を掻爬する．

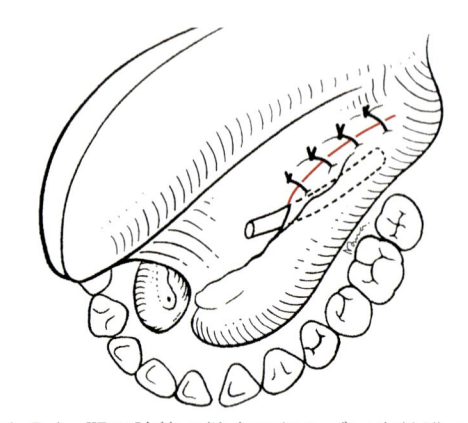

図14-5d 顎下腺管の縫合は行わず口底粘膜のみ縫合する．

て触診で唾石の位置を確認する．

⑤歯科用探針(あるいは注射針)で唾石の存在とその位置を再確認し，その直上部で顎下腺管壁を切開する．その際，狭い視野のなかで的確に顎下腺管壁を切開するため，尖刃刀の刃を上に向け，手前から奥へ向かってメスを操作する．この位置にある唾石は，複数の唾石が肉芽組織と癒着していることが多い．摘出する際には唾石と肉芽を取り残さないよう注意し，唾石の砕片が手術創内にこぼれたら，吸引管で吸引して除去する(**図14-5c**)．

⑥顎下腺管壁の縫合は不要である．創内にドレーンを置き，口底粘膜を粗に縫合する(**図14-5d**)．

■**内視鏡下唾石摘出術**

唾石の大きさが5mm程度以下のものであれば，内視鏡下での唾石摘出の適応とされている．方法は，まず，導管開口部に24Gのカニューレ型穿刺針の外筒をつけた細いブジーを挿入し，外筒を挿入することで開口部の拡大を行う．つぎに，開口部より直径1.6mmの唾液腺内視鏡を挿入し，イリゲーションチャンネルから生理食塩水を注入し，導管を拡大させながら内視鏡を進め，唾石を確認する．最後に，ワーキングチャンネルからバスケット鉗子を挿入して唾石を把持し，拡大した開口部から摘出する．

(藤内　祝)

唾液腺管の手術

耳下腺管吻合術

頬部の深い裂創で耳下腺管が断裂した場合には，一次的に耳下腺管の修復手術を行う必要がある．2次的に行うと瘢痕のため修復手術は極めて困難である．

■麻酔

全身麻酔下に行う方がやりやすいが，局所麻酔でも可．

■手術術式

①創を精査し，耳下腺管や顔面神経枝(頬筋枝や頬骨枝)の損傷の有無とその状況を確認する(図12-6a)．
②拡張ブージー(細いNo.1から太いNo.6まで順に挿入)で耳下腺開口部を拡張して，細いポリエチレンカテーテル(小児用静脈カテーテルを利用)を挿入し，これを耳下腺管の切断端に突きだす．切断された耳下腺管の中枢側の開口部は，患者の口にレモンまたは梅干しを含ませるとそこから多量の唾液がでてくるので，容易にみつけることができる(図14-6b)．
③カテーテルを中枢側の耳下腺管に挿入し，5-0〜6-0のPGA糸で耳下腺管を吻合する(少なくとも2か所)．カテーテルはステントとして1週間留置する(図14-6c)．

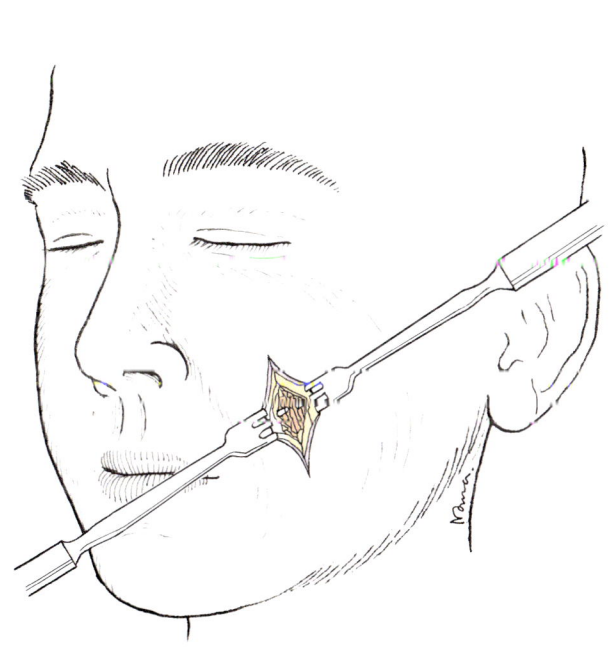

図14-6a 創を拡げて耳下腺管や顔面神経分枝の損傷状態を調べる．

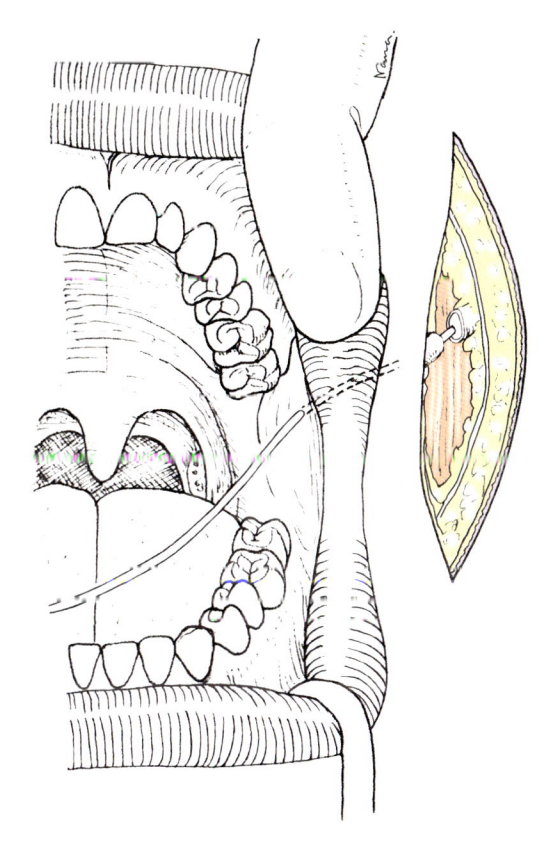

図14-6b 耳下腺管開口部から耳下腺管へ挿入したカテーテルを，切断された耳下腺管の中枢側に挿入する．

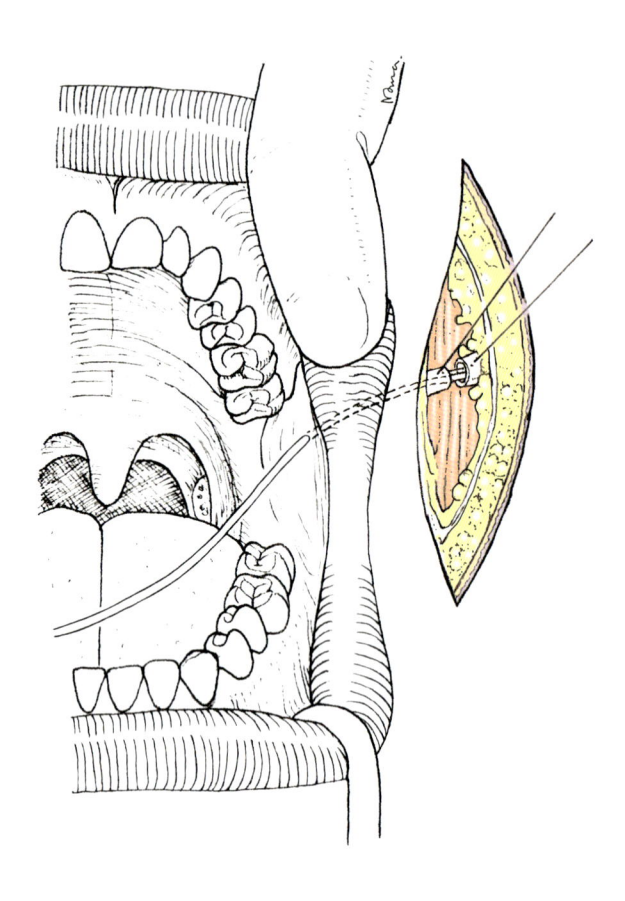

図14-6c 耳下腺管を端々吻合する．

耳下腺管（瘻管）移動術

■麻酔
上記と同じ．

■手術術式

①瘻孔にゾンデを挿入したあと，**図14-7a**に示すように，瘻孔を中心にして，皺線と平行に皮膚に紡錘形の切開を加える．

②皮下脂肪の下の表情筋層は顔面神経の走行に平行になるよう，先端の細いモスキート鉗子ないしは剥離剪刀で水平方向に組織を分けながら瘻管を追求する．瘻管と耳下腺管の移行部の周囲は，瘢痕が強いのでとくに注意を要する．耳下腺管が現れるまで無理に追求する必要はない（**図14-7b**）．

③頬粘膜の耳下腺乳頭に相当する部位に水平に切開を加え，モスキート鉗子で頬筋を分けながら，耳下腺管と唾液瘻の移行部近くまでトンネルを形成する．**図14-7c**に示すようにトンネルから突きだしたモスキート鉗子の先端で唾液瘻先端に付着させた皮膚を摘み，これを口腔内に引き込む．

④患者の舌にレモン汁ないしは梅干しを置き，瘻孔から唾液が流出することを確かめた後，**図14-7d**に示すように，瘻孔周囲の皮膚と口腔粘膜を6-0のナイロン糸で縫合する．頬部の皮膚は5-0ナイロン糸で縫合する．

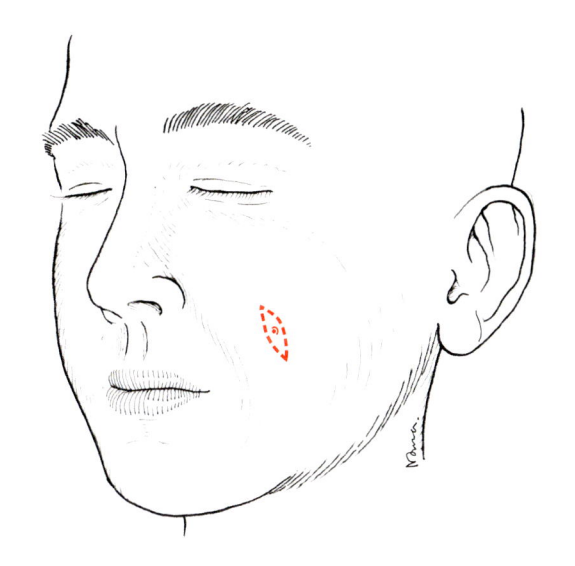

唾液腺関連手術（唾液腺疾患の手術）

図14-7a 瘻孔を中心に，皺線と平行に紡錘形の皮切を加える．

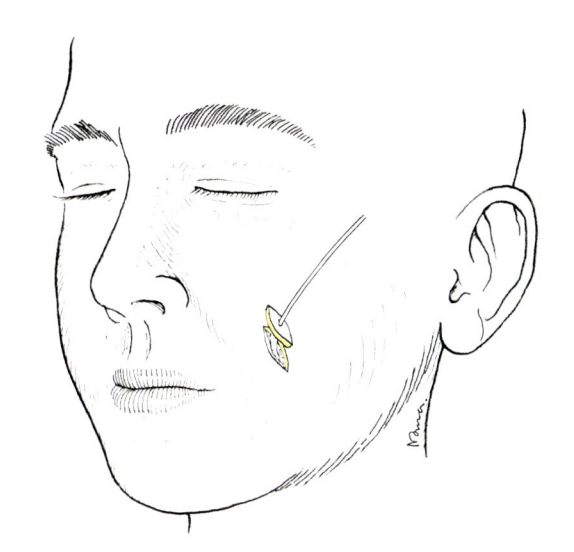

図14-7b 瘻管を頬筋の層まで追求する．

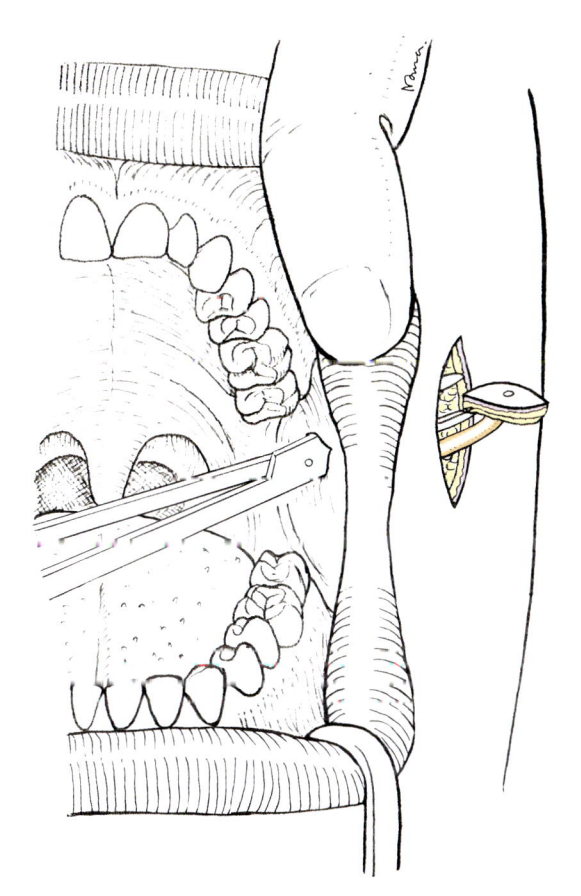

図14-7c 耳下腺乳頭に相当する頬粘膜に切開を加え，そこからモスキート鉗子で耳下腺管と瘻管の移行部までトンネルを形成し，瘻孔周囲の皮膚をモスキート鉗子の先端で挟む．

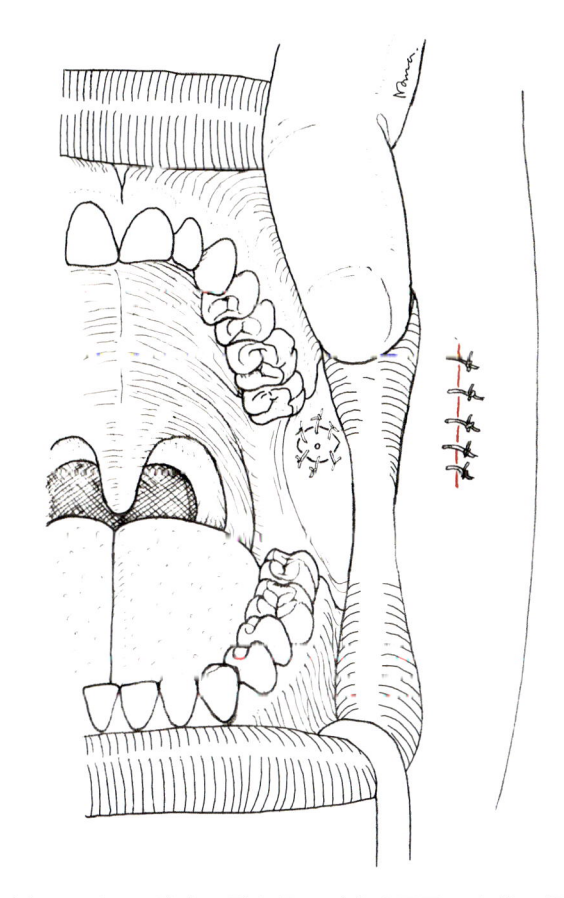

図14-7d 口腔内に引き込んだ瘻孔周囲の皮膚を頬粘膜に縫合する．

耳下腺管形成術

頬粘膜がんで耳下腺管の開口部が腫瘍の切除範囲に含まれることがある．浅在性の比較的小さな腫瘍には耳下腺管形成手術が行われる．

■麻酔

全身麻酔下に行われる．

■手術術式

①頬粘膜がんの近く（10mm以内）に耳下腺管開口がある．耳下腺管にゾンデを挿入して通過障害がないことを確かめる（**図14-8a**）．

②がん腫の周囲に一定の安全域を以て頬粘膜と頬筋を切離し，次いで頬脂肪体のなかで耳下腺管を中枢方向に追求し，周囲組織と癒着がないことを確認し約5mmの縫い代を残して，これを切断する（**図14-8b**）．

③頬粘膜を幅約10〜15mm，長さは切除した耳下腺管の長さだけ切り取り，**図14-8c**に示すように粘膜面が内側にくるようポリエチレンカテーテルに巻き付けて6-0 PCA糸で縫合する．この一端を耳下腺管の中枢側断端に6-0 PGA糸で端々吻合し，もう一端は新たな開口部として設けた口腔粘膜に**図14-8d**に示すように6-0ナイロン糸で縫合する．ポリエチレンカテーテルはステントとして約2週間留置する．

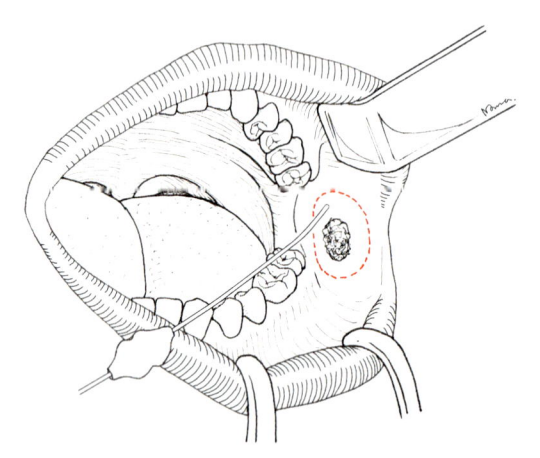

図14-8a 耳下腺管にゾンデを挿入し，通過障害のないことを確認する．

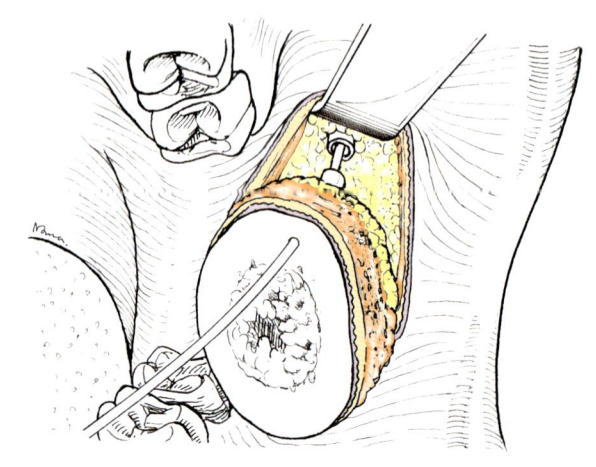

図14-8b 頬脂肪体のなかで，腫瘍から十分な安全域を保って耳下腺管を切断する．

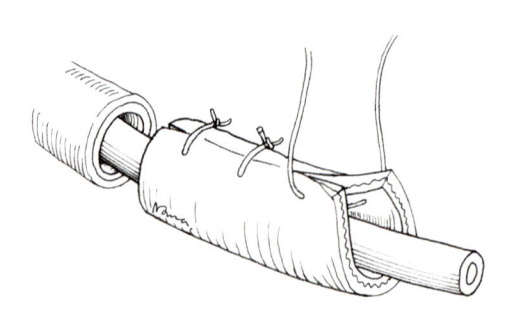

図14-8c 採取した口腔粘膜の表皮を内側にしてカテーテルに巻きつけ，チューブ状に縫合する．

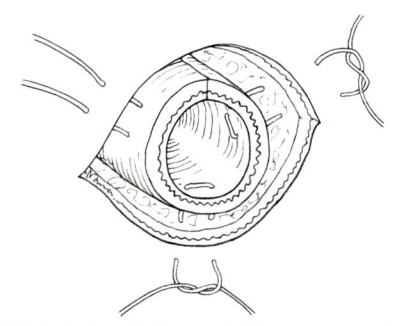

図14-8d 形成した粘膜のチューブを頬粘膜にマットレス縫合する．

耳下腺開口部の拡大術

慢性耳下腺炎においては，耳下腺管開口部の線維化による唾液の通過障害がみられることが多い．このような症例には耳下腺管開口部拡大術が適用される．

■ 麻酔

局所浸潤麻酔．

■ 手術術式

① 拡大ブージーで耳下腺管開口部を拡大し，尖刃刀の刃先を上に向けて耳下腺管に挿入し，開口部を5～8mmほど切開する(**図14-9 a, b**)．

② **図14-9 c**に示すように，6-0ナイロン糸で耳下腺管壁と頬粘膜を縫合する．縫合せずに放置すると瘢痕形成により再び狭窄が生じる．

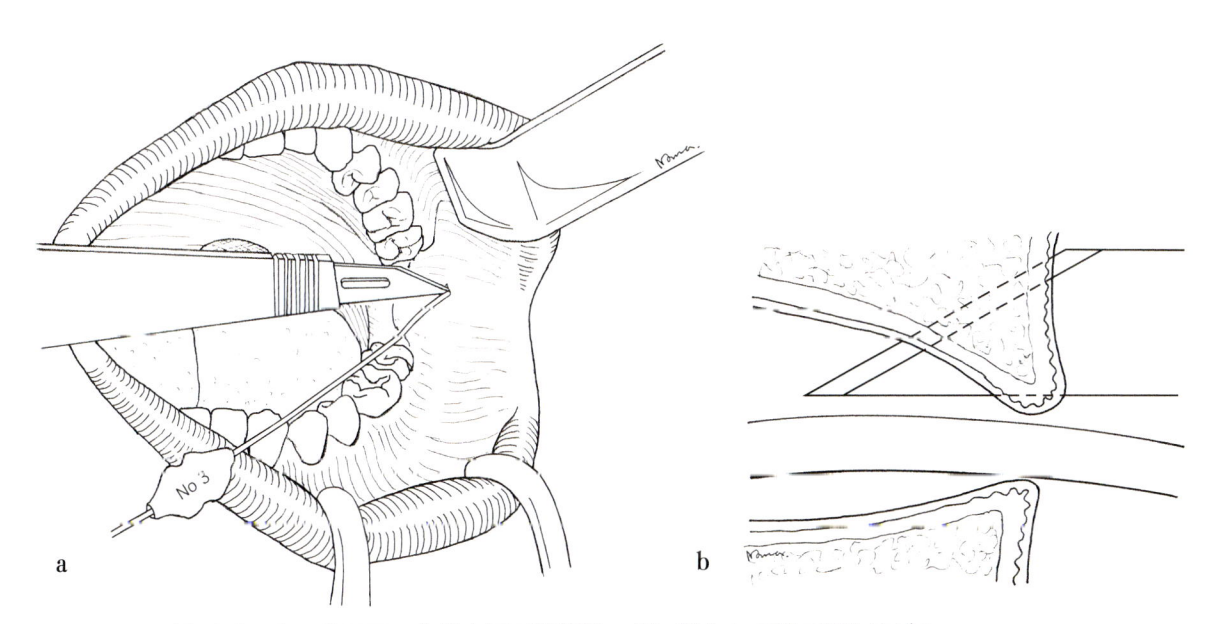

図14-9 a, b　尖刃刀の先端を耳下腺管開口部に刺入して開口部を拡げる．

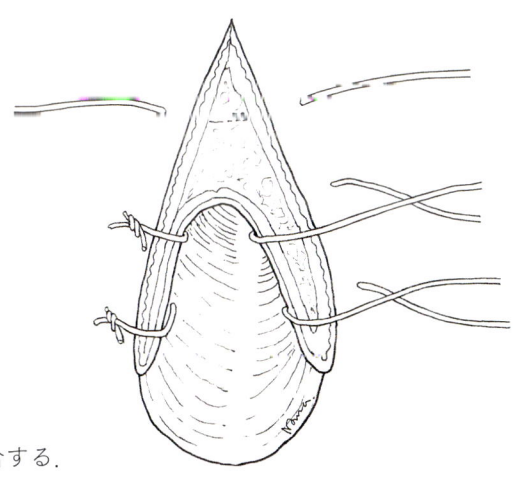

図14-9 c　耳下腺管管壁と口腔粘膜を縫合する．

唾液貯留嚢胞の手術

唾液腺管(唾液の導管)の閉塞によって生じる唾液(主に粘液)の貯留嚢胞で，口唇(ほとんどが下唇)に生じるものを粘液嚢胞，口底に生じる大きなものをガマ腫と呼ぶ．口唇の粘液嚢胞は粘膜直下の小唾液腺に由来し，ガマ腫の大部分は舌下腺に由来するものである．いずれも導管の閉塞により唾液(粘液が主成分)が周囲結合組織のなかに貯留したもので，薄い線維性皮膜で囲まれていて上皮の裏装はない．

粘液嚢胞は表在性で，形態も類球形で比較的容易に全摘出できる．これに対してガマ腫は，表面からみて単純な類球形をしているものでも，深部では顎下腺管や舌神経を取り込んでいたり，顎舌骨筋の間に嵌入していることもあるので，全摘出は困難で危険を伴うことがある．そのようなことから，ガマ腫に対してはまず開窓手術を行い，再発を繰り返す場合に限って舌下腺も含めた全摘出手術が行われる．

粘液嚢胞摘出術

嚢胞が自壊した後では嚢胞と周囲組織の境界が不明瞭になるため，摘出手術は嚢胞が最も膨満した時期に行う．また再発を防ぐために，口唇の咬傷の原因となっている咬合不正を修正する必要がある．

■麻酔

浸潤麻酔．

■手術術式

①よく観察すると，膨隆の中心部に咬傷の瘢痕がみられることが多い．この部分は口唇粘膜と嚢胞が癒着している可能性が高い．この部分を含めて**図14-10a**に示すように，口唇紋に平行に紡錘形の切開を加える．
②助手に拇指と示指で下唇の両端を挟み，口唇動脈の圧迫と下唇の外転を命じ，まず粘膜のみ浅く切開する．次いで**図14-10b**に示すように，ピンセットで紡錘形に切開した上皮の先端を持ち，小型の剥離剪刀を用いて嚢胞壁から周囲結合織を剥離する．

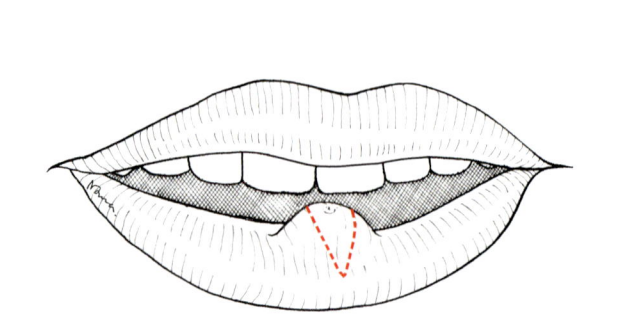

図14-10a 口唇紋に平行に紡錘形の切開線を設定する．

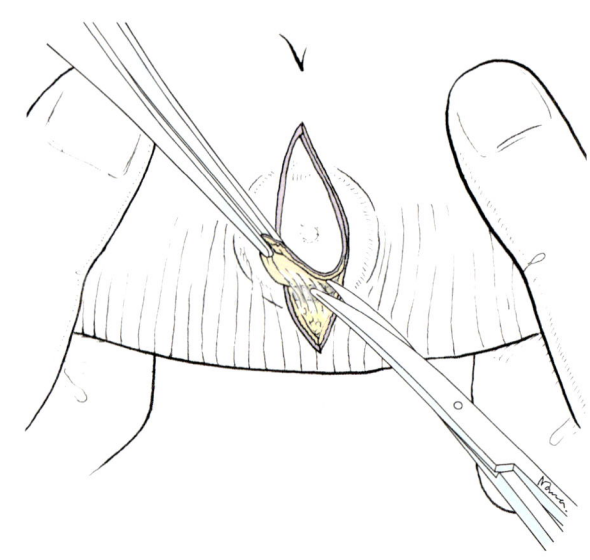

図14-10b 上皮のみ切開し，その一端をピンセットで摘んで持ち上げながら，上皮の端を嚢胞から剥離する．

③剥離した上皮の両先端を縫合糸で結紮し，これらを支持として，囊胞の全周にわたって，囊胞を周囲結合織から剥離する（図14-10c）．この操作には先端の細い粘膜剥離子やモスキート鉗子を用いることもある．

④囊胞摘出後は，口唇腺に沿って創を縫合閉鎖する．創縁をアンダーマインするなど余計な操作は行わない方がよい（図14-10d）．

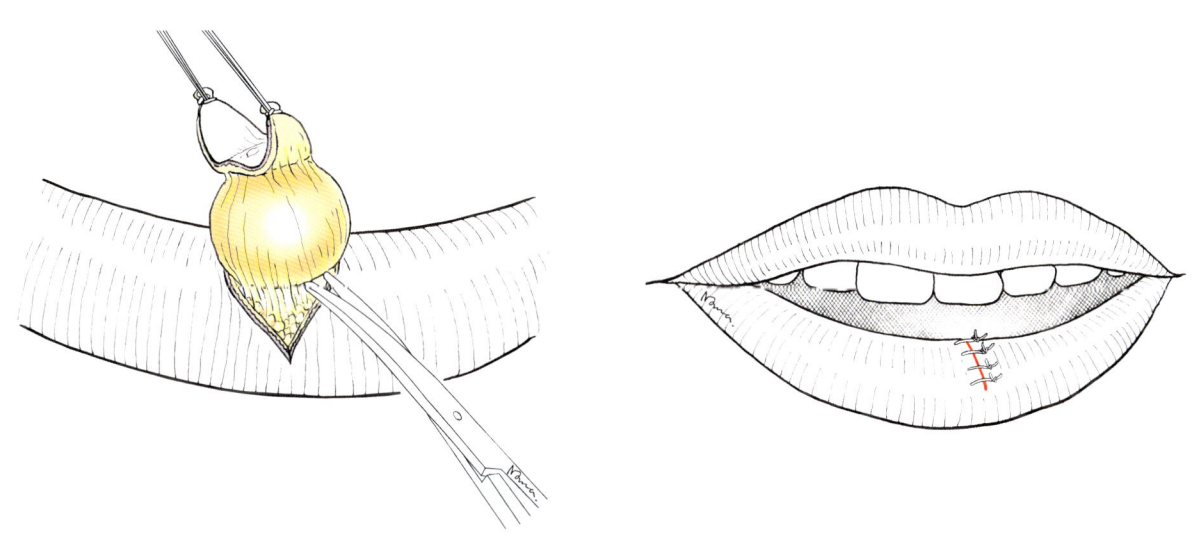

図14-10c 紡錘形に剥離した上皮の両端を結紮し，これを持ち手として囊胞を周囲組織から剥離する．

図14-10d 創を縫合閉鎖する．

ガマ腫開窓術

術前に顎下腺管開口部からの唾液の流出に異常がないこと，舌の運動障害などの機能異常がないこと，舌下腺腫瘍などの疑いがないことを確かめておく．

■麻酔

患側の舌神経（下顎孔）の伝達麻酔と浸潤麻酔．場合によっては局所の浸潤麻酔でも可能である．

■手術術式

①図14-11aに示すように，舌下ヒダを避けて，その内側に開窓部位を設定する．舌下ヒダには舌下腺の開口が並んでいるので，これを損傷すると再発する可能性が高い．次いで，術中常に顎下腺管の位置を確認できるよう，患側の顎下腺管にゾンデを挿入しておく．

②開窓予定部位の最も近心側に，尖刃刀の刃先を上にして約10mmほどの切開を加え，そこからゾンデを挿入してガマ腫の拡がりの範囲を確認する．ガマ腫の範囲が小さい場合は，図14-11bに示すように剥離剪刀で粘膜と囊胞壁（ガマ腫の被膜）を切り取りながら，順次5-0〜4-0の軟質絹糸で口腔粘膜と囊胞壁を縫合する．この際，粘稠な内容液を吸いださない方がこの操作をやりやすい．

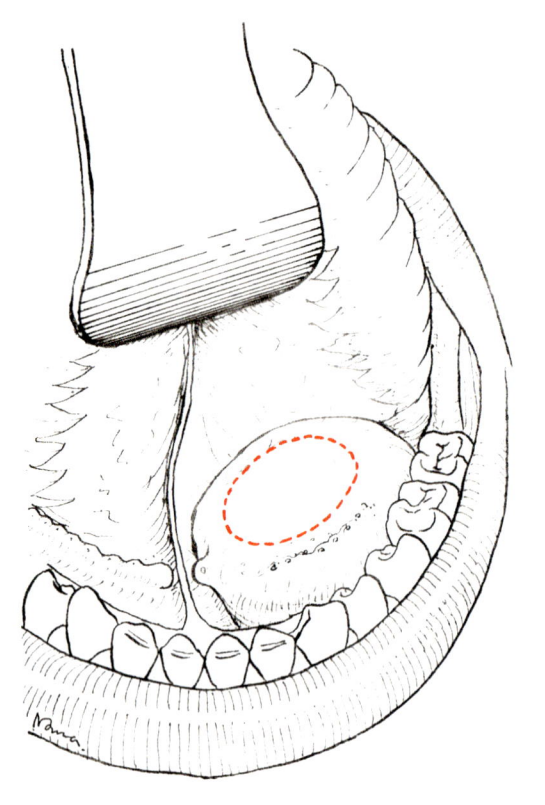

図14-11a 舌下ヒダを避けて，その内側に開窓部を設定する．

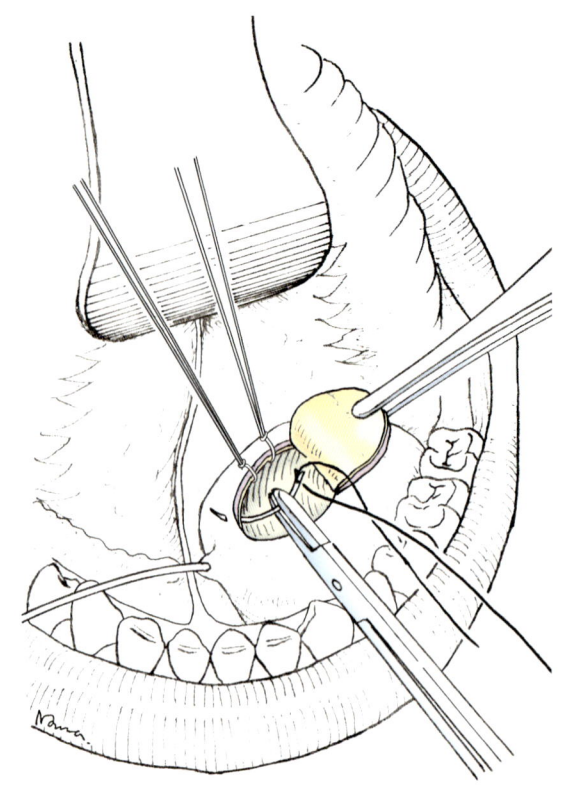

図14-11b 小さなガマ腫の開窓法．
剝離剪刀で口底粘膜と囊胞壁（線維性被膜）を切り取りながら，順次口底粘膜と囊胞壁を縫合する．

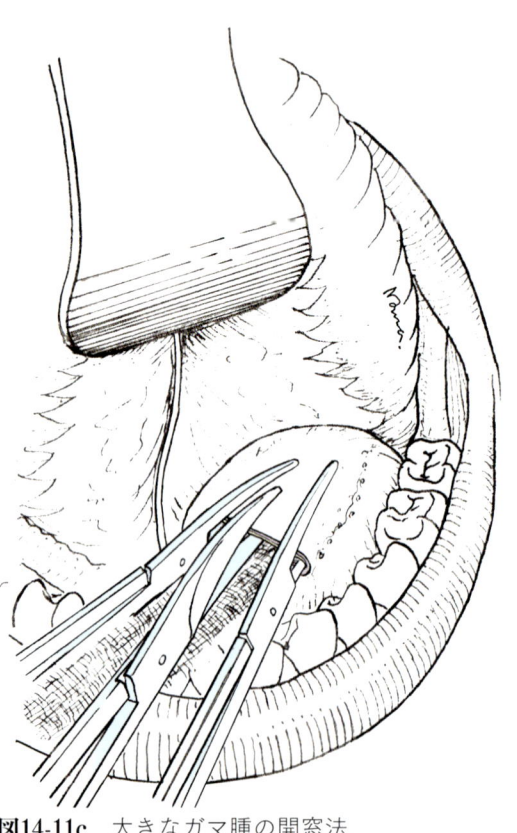

図14-11c 大きなガマ腫の開窓法．
ガマ腫の前方部分の切開から2本のモスキート鉗子をガマ腫内に挿入し，その間の口底粘膜と囊胞壁を切除する．

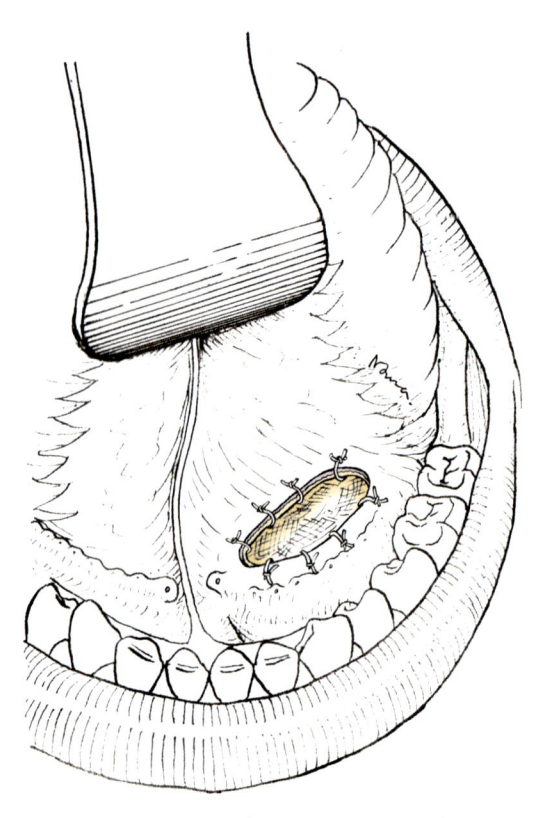

図14-11d 口底粘膜と囊胞壁を縫合し，囊胞の大きさに応じてリボンガーゼを挿入する．

③ガマ腫の拡がりが大きい場合は，**図14-11c**に示すように，2本の曲のモスキート鉗子で口底粘膜と囊胞壁を挟み，囊胞内へ幅5〜10mmのドレーンガーゼを挿入し，内部の様子を観察しながら，2本のモスキート鉗子の間の口底粘膜と囊胞壁を剥離剪刀で切除する．内部に挿入して置いたガーゼドレーンを除去して囊胞の底部を観察し，顎下部へ拡大している部分があれば，あらためてそこへドレーンを挿入する．

④モスキート鉗子で挟んで固定しておいた口底粘膜と囊胞壁を5-0ないし4-0の軟質絹糸で縫合する（**図14-11d**）．術後は創の大きさに応じてガーゼ交換を行いながら，残存させた囊胞の浅化と上皮化を待つ．

舌下腺を含めたガマ腫摘出術

開窓術を行っても再発を繰り返す場合には，舌下腺を含めた摘出術が適応される．

■舌下腺摘出のための外科解剖

前方が大きく後方が小さなアーモンド型（大きさもほぼ同じ）で，上方を口底粘膜，内方はオトガイ舌筋，前および外方は下顎骨体，下方は顎舌骨筋に囲まれていて，後方は顎下隙から顎舌骨筋の後縁を越えて舌下隙に嵌入してきた顎下腺と接している．舌下腺の導管は舌下ヒダの上に約20個ほど，それぞれ独立して開口している．舌下腺へ分布する動脈は，舌下動脈の分枝と顎舌骨筋を貫いて口底へ侵入するオトガイ下動脈で，同名の静脈により還流される．

舌下腺の摘出に際して注意を要するのは，
①後下方から前上方の舌下小丘へ，舌下腺の内側を走行する顎下腺管
②舌下腺の後外方から内前方へ走行する舌神経
③内側および下方から舌下腺に侵入する舌下動脈とオトガイ下動脈の分枝（静脈も）
である．

■麻酔

患側の舌神経（下顎孔）の伝達麻酔と浸潤麻酔．

■手術術式

①舌下腺とともにガマ腫を切除する場合には，**図14-12a**の点線で示すように舌下腺唾液導管のある舌下ヒダも含めて口底粘膜を切開する．この部の口底粘膜は囊胞壁と密に結合しているうえ，20個以上の舌下腺の開口部を含んでいる．

②バネの柔らかいアリス鉗子で囊胞を覆っている口底粘膜を挟み，これを前方に牽引しながら後方から剥離をはじめる（**図14-12b**）．メスで口底粘膜を切開したあと剥離剪刀を用いて舌下腺をその上の囊胞とともに前方へ向かって剥離する．まず顎下腺管，次いで舌神経を明示させると，その後方に舌骨舌筋がみえてくる．さらに舌神経に沿って内前方へ剥離を進めると，舌神経の奥に舌下神経の細い終枝が現れるが，これらの細枝にこだわる必要はない．また舌神経の下，顎舌骨筋の上に舌下動・静脈が現れるが，これを損傷すると出血のため手術がやりにくくなるので注意する．

③次いで舌下腺の外側で下顎骨内面との間を剥離する．この部位には注意すべき神経も血

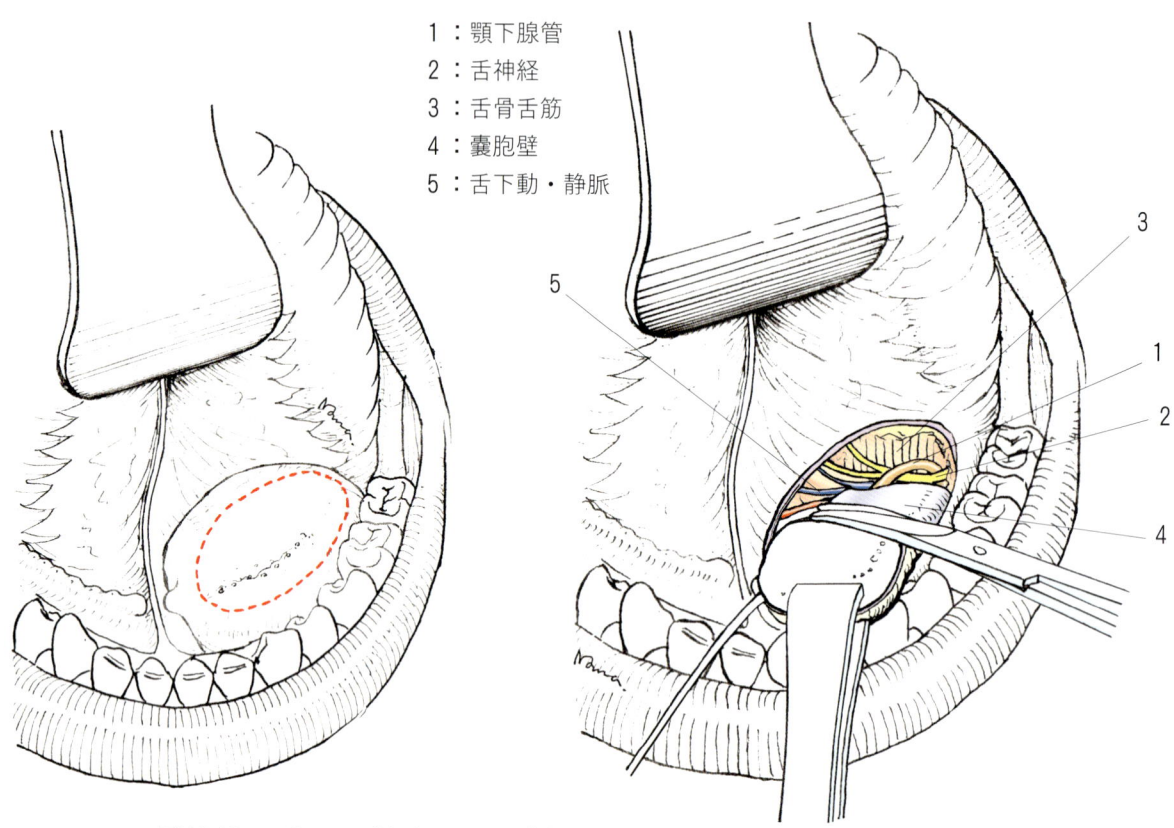

1：顎下腺管
2：舌神経
3：舌骨舌筋
4：囊胞壁
5：舌下動・静脈

図14-12a 舌下ヒダも含めて口底粘膜の切除範囲を設定する．

図14-12b 設定にしたがって口底粘膜を切開した後，口底粘膜を(囊胞とともに)アリス鉗子で挟み，これを前方へ牽引しながら，後方から剥離をはじめる．

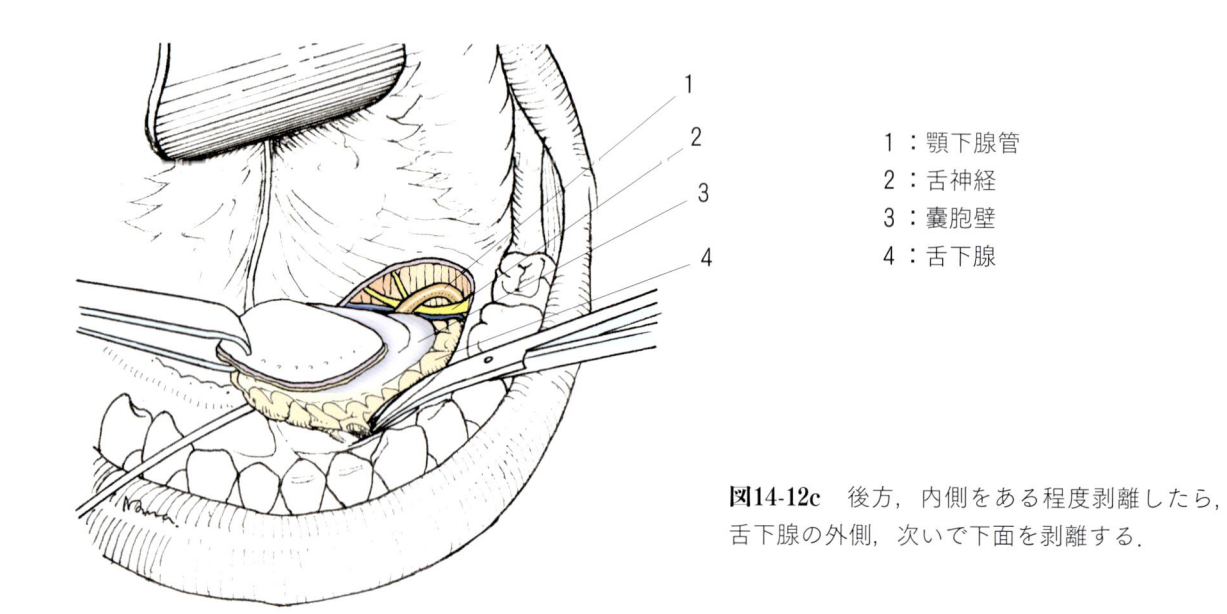

1：顎下腺管
2：舌神経
3：囊胞壁
4：舌下腺

図14-12c 後方，内側をある程度剥離したら，舌下腺の外側，次いで下面を剥離する．

　管も少ないが，オトガイ下動・静脈の分枝が，顎舌骨筋の間を通って舌下腺に下方から侵入しているので，これを結紮のうえ切断する(**図14-12c**)．

④舌下腺の外面と下面を剥離すると，舌下腺を含むガマ腫を大きく前方へ引きだすことができる．もし顎下腺管がガマ腫のなかに取り込まれている場合には，この時点でガマ腫を切開して，顎下腺管からガマ腫を切り離す(**図14-12d**)．

⑤口腔粘膜を4-0の軟質絹糸で縫合する．口底粘膜は柔らかく裂けやすいので，軟質絹糸を用いる方がよい（**図14-12e**）．

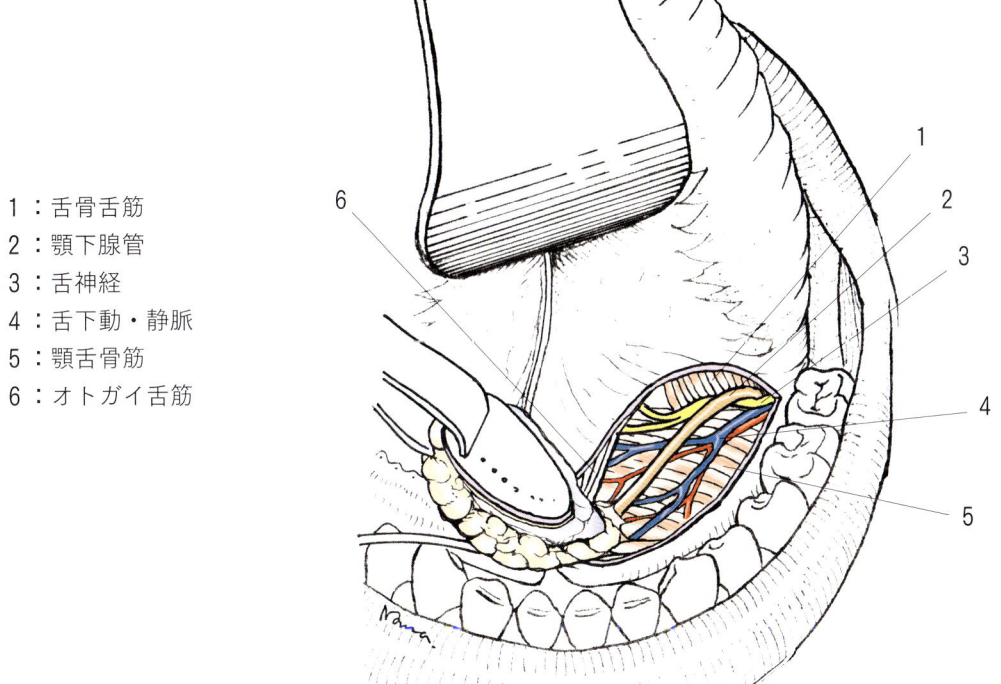

1：舌骨舌筋
2：顎下腺管
3：舌神経
4：舌下動・静脈
5：顎舌骨筋
6：オトガイ舌筋

図14-12d　顎下腺管からガマ腫を剥離し切り離す．

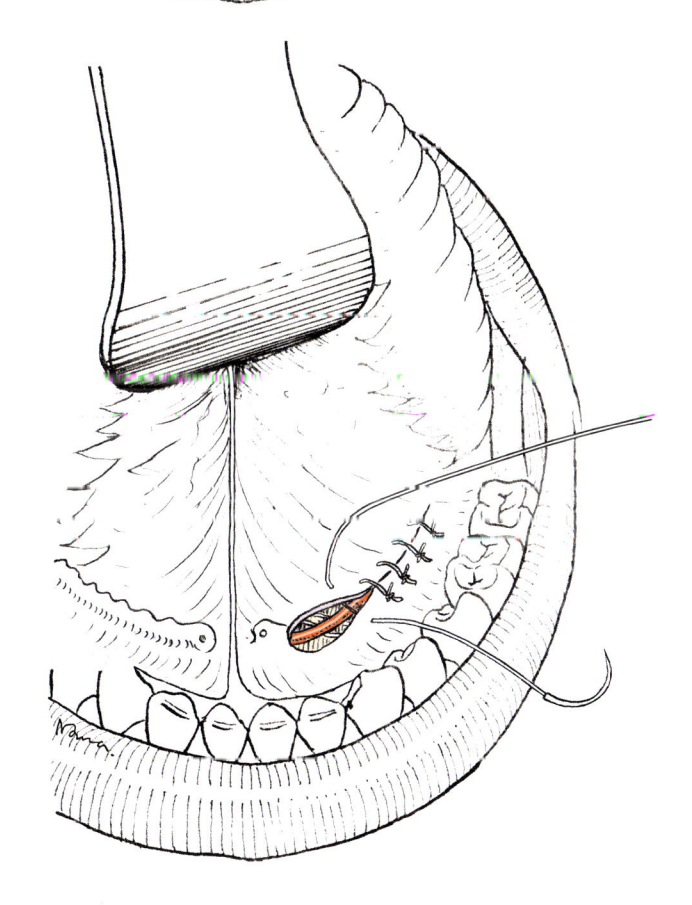

図14-12e　口底粘膜を縫合する．

唾液腺腫瘍切除手術

　唾液腺に発生する腫瘍は，良性・悪性とり混ぜて極めて多彩である．しかしながら唾液腺腫瘍の特徴として，良性腫瘍であっても腫瘍を包む皮膜を破ると再発しやすく，悪性転化もみられるので，良性腫瘍であっても唾液腺の切除手術が行われ，腫瘍のみの enucleation は適用されない．唾液腺のカプセル（皮膜）外に浸潤した腫瘍に対しては拡大手術が行われることはいうまでもない．本項においては基本的な唾液腺切除手術について述べる．

口蓋の小唾液腺腫瘍の切除手術

　小唾液腺に由来する腫瘍は口唇や舌にも発現するが，口蓋に発生するものが最も多い．術前にエックス線，CT，MRI などで口蓋骨の欠損の有無，腫瘍の浸潤範囲を確認しておく．

■硬口蓋の小唾液腺腫瘍の切除

　術前に口蓋を覆うシーネを作成しておく．口蓋腺は口蓋粘膜と骨膜の間に存在するため，硬口蓋の小唾液腺腫瘍は骨膜を含めて切除する．骨膜を切除すると，口蓋を覆うシーネで保護しても 2 次的上皮化は著しく遅延するばかりか，口蓋に知覚異常が残ることがある．ここでは確実な治癒が得られるローテーションフラップを用いる術式を図説する．

①図14-13a に腫瘍の切除範囲と，その部分をカバーするローテーションフラップの設計を示す．
②まず腫瘍の前方と側方を粘膜から骨膜まで切開し，骨膜剥離子を用いて骨膜ごと腫瘍を剥離する．次いで，後方では口蓋動・静脈の位置を確かめ，これを結紮切断して腫瘍を切除する（図14-13b）．

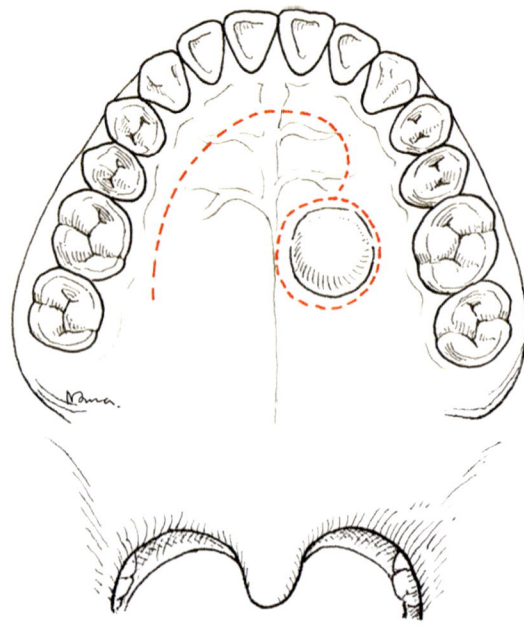

図14-13a　腫瘍の切除範囲とローテーションフラップを設定する．

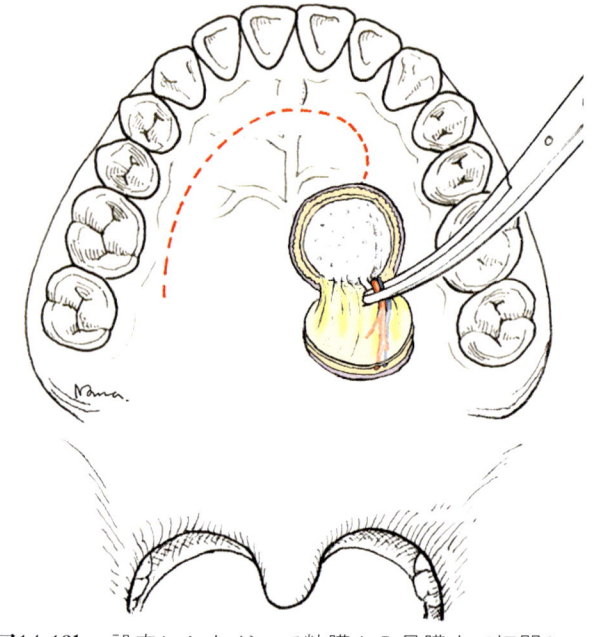

図14-13b　設定にしたがって粘膜から骨膜まで切開し，骨膜も含めて腫瘍を切除する．口蓋動・静脈は結紮のうえ切断する．

③続いてローテーションフラップを，骨膜を口蓋骨に残して翻転する（図14-13c）．この際，健側の口蓋動・静脈を損傷しないよう注意する．

④腫瘍切除後の欠損部をローテーションフラップで覆い，フラップ移動後の骨膜面はコラーゲン膜などの被覆材でカバーする（図14-13d）．

⑤先に作成しておいたシーネを口蓋に装着する．この際，口蓋のフラップを圧迫し過ぎないように注意する（図12-13e）．

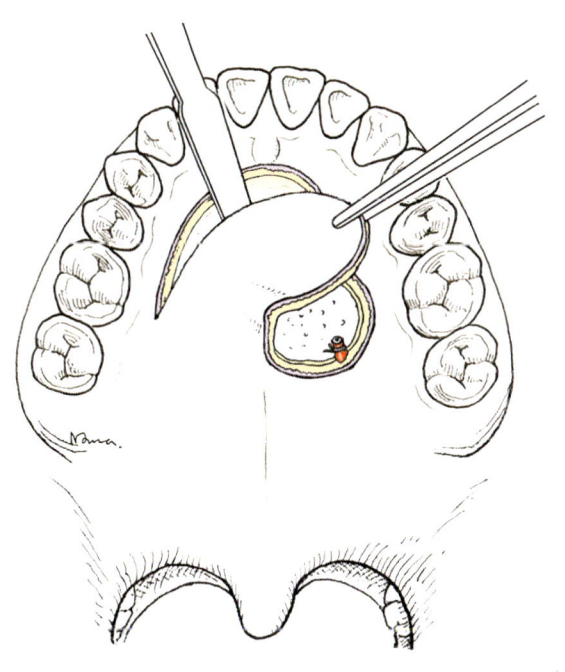

図14-13c ローテーションフラップを翻転する．

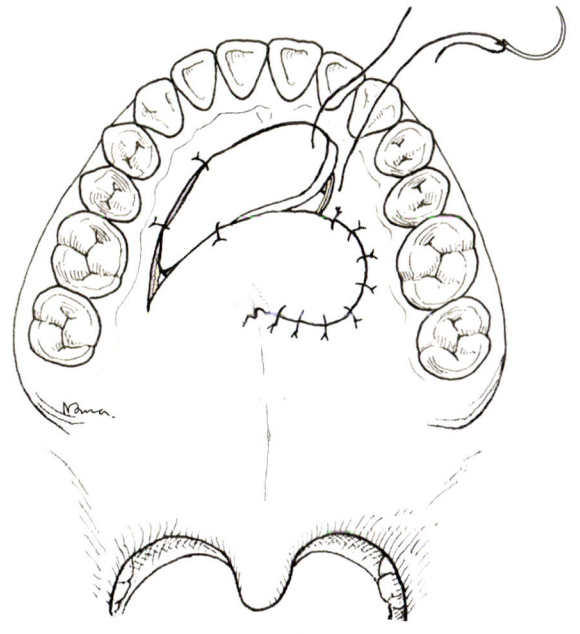

図14-13d 腫瘍切除部の欠損はローテーションフラップで，フラップ採取部はコラーゲン膜で被覆する．

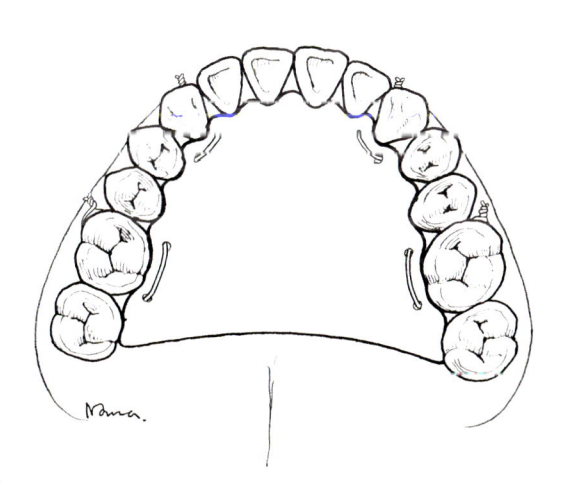

図14-13e 保護シーネを口蓋に装着する．

■軟口蓋の小唾液腺腫瘍の切除

軟口蓋においては，小唾液腺は粘膜と筋膜の間に存在するので，腫瘍は筋膜も含めて一塊として切除する．

①腫瘍切除後の欠損を縫縮しやすいように，正中線に平行に紡錘形ないしは長楕円形に切開線を設定する（**図14-14a**）．

②設定線にしたがって粘膜から筋膜まで切開し，No.15のメスないしは剥離剪刀で筋膜を含めて腫瘍塊を切除する（**図14-14b**）．

③まず腫瘍切除後の欠損の両側（硬口蓋から軟口蓋にかけて）に，**図14-14c** に示すように，欠損部の長軸に平行に筋膜に達する減張切開を加える．次いで欠損部には5‐0ナイロン糸で粘膜から筋膜を通したマットレス縫合（欠損部の大きさによって2～3糸）を行い，創を縫縮する．

④マットレス縫合の間を5‐0ナイロンないしは軟質絹糸で結節縫合を行い，粘膜上皮縁を密着させる（**図14-14d**）．口蓋の両側の減張切開は哆開するので，抗菌薬軟膏を含んだガーゼで覆い，必要に応じてあらかじめ作成しておいたスプリントでカバーする．

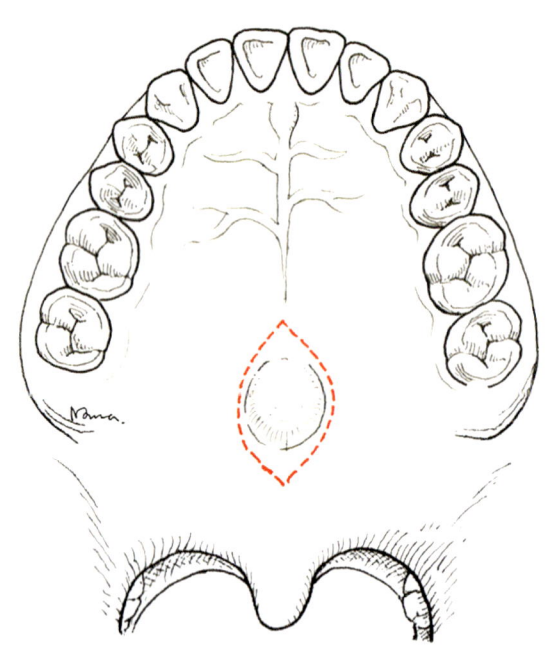

図14-14a 腫瘍の切除範囲を設定する．

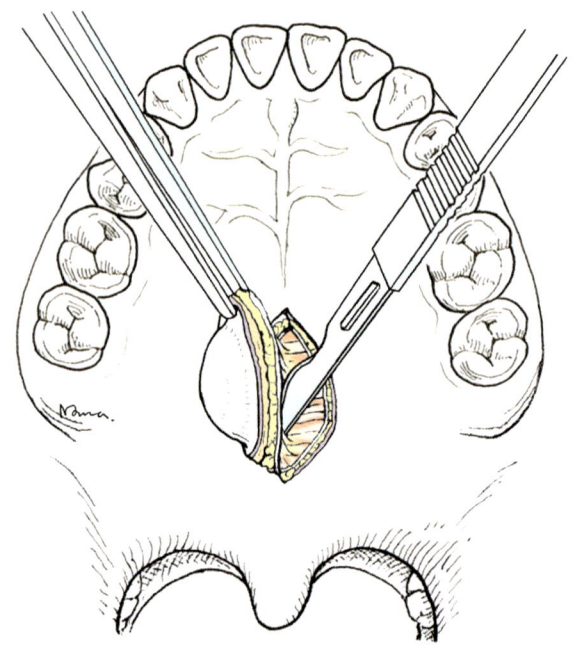

図14-14b 設定にしたがって粘膜から筋膜まで切開し，筋膜も含めて腫瘍を切除する．

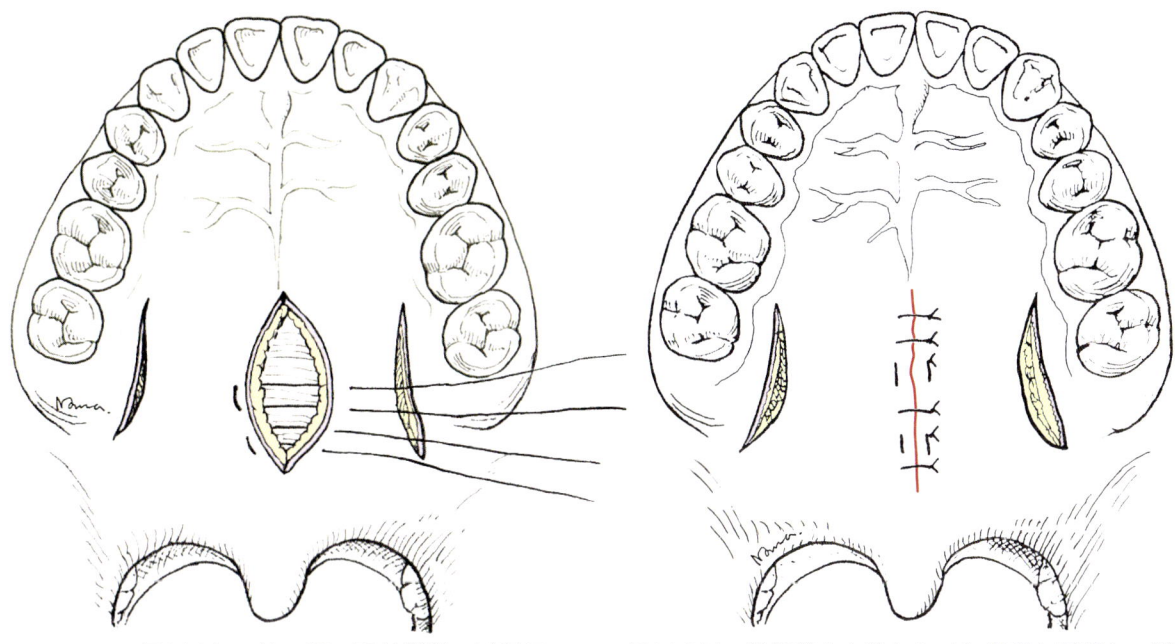

図14-14c 軟口蓋の両外側部に減張切開を加え，腫瘍切除後の欠損部の創縁をマットレス縫合で寄せ合わせる．

図14-14d 結節縫合を追加して欠損部を閉鎖し，哆開した減張切開部は軟膏ガーゼで覆う．

顎下腺摘出術

■顎下腺摘出のための外科解剖

　　　　顎下腺は**図14-15a**に示すように，顎二腹筋の前腹と中間腱ならびに下顎底に囲まれた，いわゆる顎下三角の大部分を占めている．外面は皮膚，広頸筋，深頸筋膜浅葉に覆われていて，前後は顎二腹筋前腹，後方は茎突下顎靱帯で境され，上方には顎舌骨筋，内側には舌骨舌筋，茎突舌骨筋，茎突舌筋，オトガイ舌筋がある．顎下腺の上部は腺体の一部が顎舌骨筋の後縁を越えて舌下隙に嵌入しており，そこから顎下腺管が舌下腺とオトガイ舌筋の間を通って舌下小丘に開口している．また下顎枝の内面に沿って下降してきた舌神経が，顎下腺の上縁に接する部分で顎下神経節に分泌線維を送った後，上方へ向きを変え，顎下腺管の下をくぐって舌に分布している．

　　　　図14-15bは下顎下縁部における顎下腺と顔面動・静脈ならびに顔面神経枝の関係を示したもの（剖出標本）である．外頸動脈から分かれた顔面動脈は，後方から顎下腺に接して表層に向かう途中で顎下腺に分枝をだした後，咬筋の前縁で下顎下縁を越えて顔面に現れる．一方，顔面静脈は顔面動脈と並んで顔面から下顎下縁を越えて顎下部へ下り，顎下腺からの静脈血を外頸静脈に還流する．ここで注目すべきは顔面神経下顎縁枝が下後方から顔面動・静脈の外側を横切って，前上方の下頬部へ向かって走行していることである．

　　　　顎下腺の近くには多くのリンパ節がある．顎下腺の後内面には上深頸リンパ節群が，顎下腺の上縁と下顎底との間には顎下リンパ節群がある．

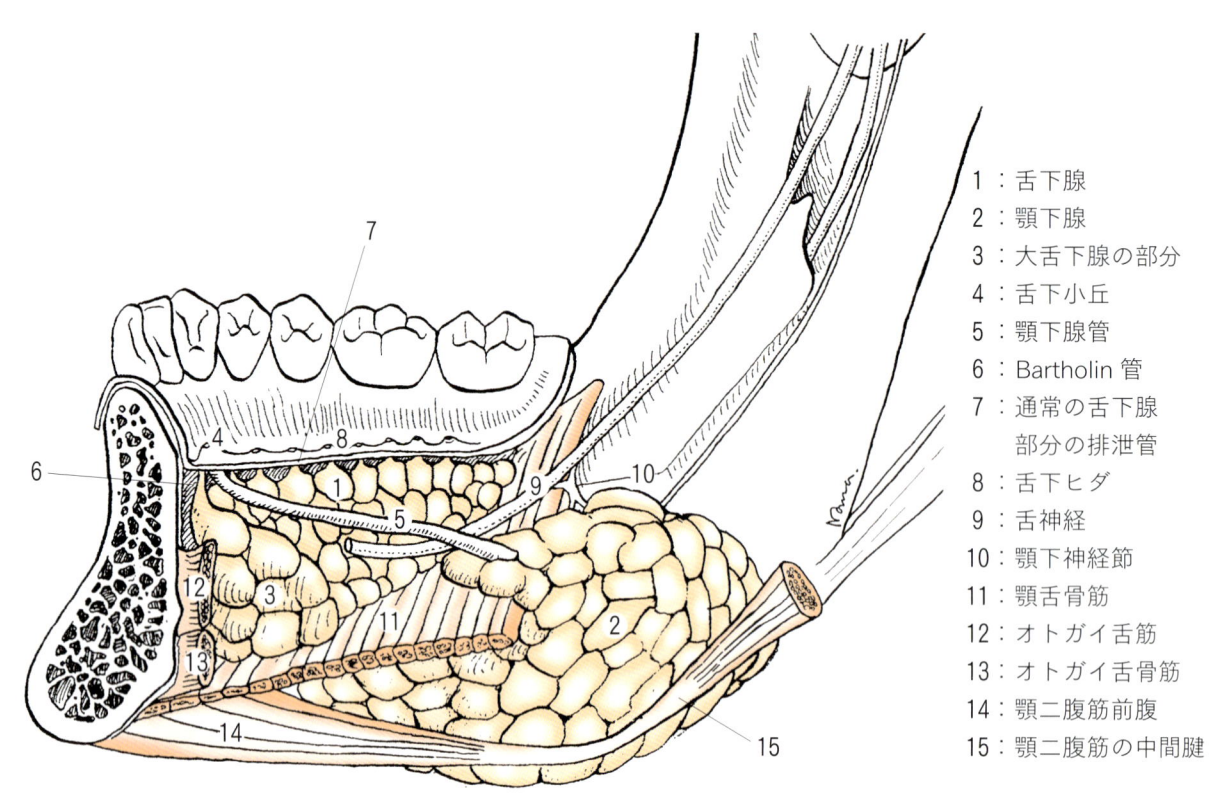

1：舌下腺
2：顎下腺
3：大舌下腺の部分
4：舌下小丘
5：顎下腺管
6：Bartholin 管
7：通常の舌下腺部分の排泄管
8：舌下ヒダ
9：舌神経
10：顎下神経節
11：顎舌骨筋
12：オトガイ舌筋
13：オトガイ舌骨筋
14：顎二腹筋前腹
15：顎二腹筋の中間腱

図14-15a 顎下腺と舌下腺の位置関係.

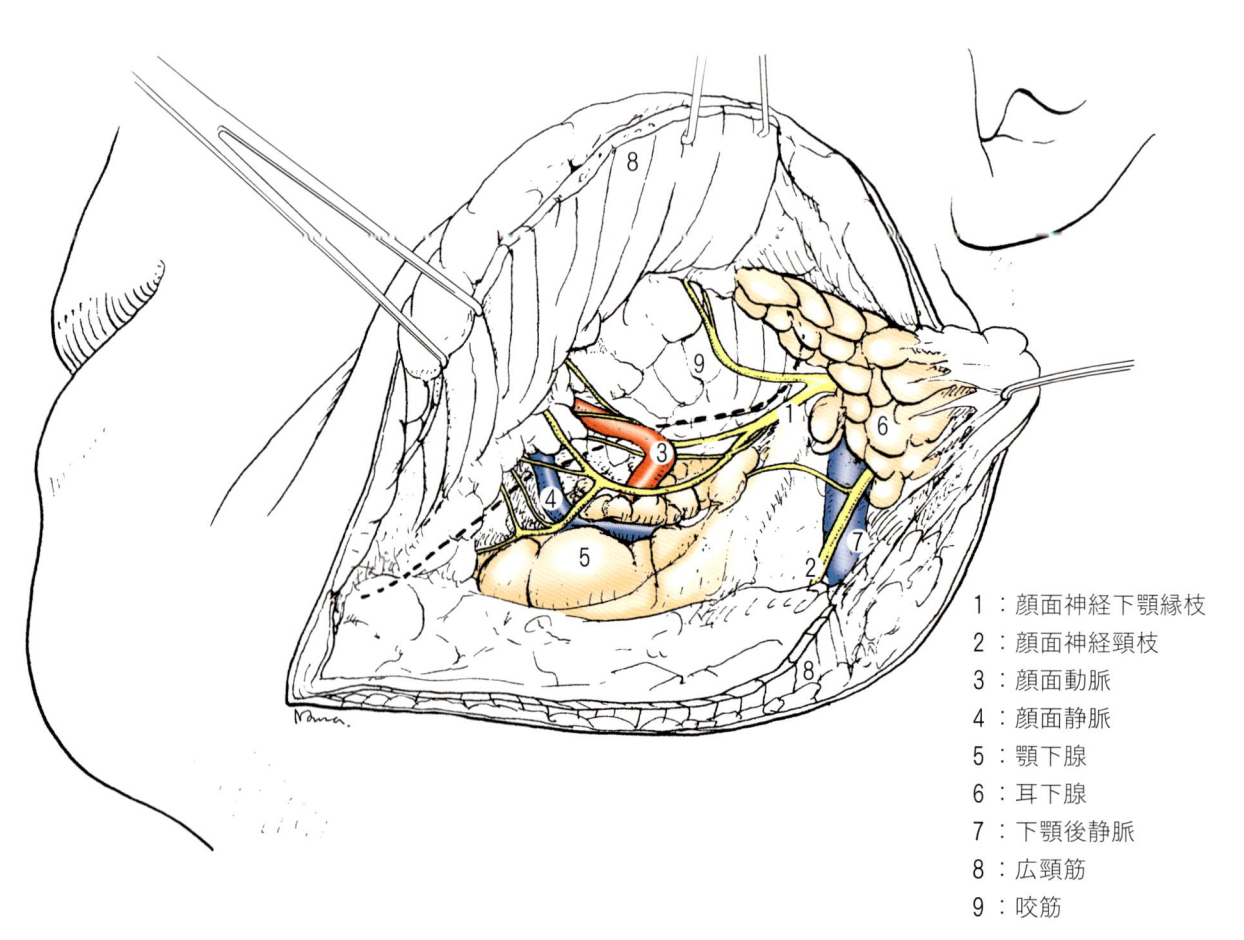

1：顔面神経下顎縁枝
2：顔面神経頸枝
3：顔面動脈
4：顔面静脈
5：顎下腺
6：耳下腺
7：下顎後静脈
8：広頸筋
9：咬筋

図14-15b 顔面神経下顎縁枝および頸枝と顔面動・静脈および下顎後静脈の関係.

■適応症

　顎下腺摘出の対象となるのは，腺体内唾石による慢性炎症性疾患と腫瘍性疾患である．内視鏡で唾石の摘出が可能なものや，唾石が顎下腺管に移動する可能性がある場合は適応とはならない．腫瘍性病変はすべて顎下腺摘出術の適応で，たとえ良性腫瘍であっても腫瘍の"enucleation"を行ってはならない．

　腺体摘出による唾液分泌機能の低下は，摘出手術を行う時点ですでに唾液腺としての機能の大部分は失われているので，問題にはならない．

■麻酔と患者の体位

　全身麻酔で，筋弛緩剤は使用しない．患者は仰臥位で，患側を上にし，肩の下に枕を入れて首を伸展させる．気管チューブは反対側の口角に固定し，眼には眼軟膏を滴下して眼瞼は閉じ，テーピングする．

■手術手技

皮膚切開線の設定

　顎下腺摘出手術の際に用いられる"submandibular approach"は，顎下部の病変ばかりでなく，下顎骨内の病変や下顎骨骨折の整復固定手術にも共通する極めて重要なアプローチである．この際，皮膚切開線の設定に関する要点は，まず顔面神経下顎縁枝の損傷を回避することである．下顎縁枝は耳下腺下極をでて顔面動・静脈の表面を横切るあたりまでは下顎下縁の下方にあるので，その損傷を避けるためには皮膚切開線を下顎下縁から少なくとも20〜25mm下方に設定する．

　もう一つの要点は切開線を"皺線(line of minimal tension)"に調和させることである．皺線は，図14-15c に示すように，後上方から前下方へ走行していて，下顎下縁と平行ではない．皺線に平行で，かつ下顎縁枝の損傷を避けるためには，切開線Aのように下顎下縁から遠くなり，十分な視野を確保するためには切開線を長目に設定する必要がある．しかし顎下腺摘出手術に限れば，Bのように下顎下縁から約20mm下方で，適当な皺線に沿って，下顎下縁に平行に長さ50〜60mmの皮膚切開を設定すればよい．

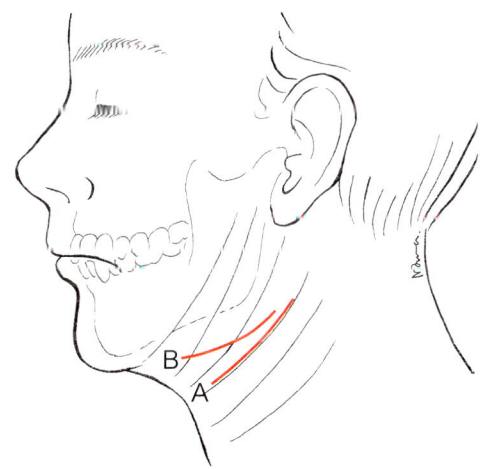

図14-15c　submandibular approachにおける皮膚切開線の設定．
A：上頸部の皺線に沿った切開線
B：下顎下縁とほぼ平行な短い切開線

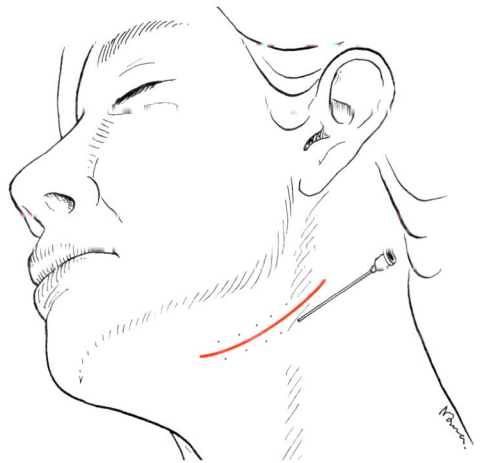

図14-15d　顎下腺摘出のための皮膚切開線．後に創を正確に縫合閉鎖するため，切開線の両側に対称的にピオクタニンで「入れ墨」する．

皮膚の切開

皮膚切開の前に，図14-15dのように，切開線を挟んで対称となる部位に，23ゲージの注射針とピオクタニンで入れ墨をしておく．切開は皮膚と皮下組織を広頸筋の表面まで行う．次いで手術創の正確な縫合閉鎖を容易にするため，メスまたは剥離剪刀で，創縁の皮下を5～10mm程度アンダーマインする．

広頸筋と頸筋膜浅層の剥離

広頸筋とその下層の頸筋膜をメスで切開する（図14-15e）．顔面神経下顎縁枝や顔面動・静脈はすべて頸筋膜浅葉の内側にあるので，これらを損傷する心配はない．

頸筋膜を切開して剥離をはじめると，細い神経線維がみえてくる．これは広頸筋に運動枝を送っている顔面神経頸枝で，切開線を直角に横切るものは切断するが，切開線にほぼ並行に前方へ向かう神経線維は保護した方がよい（図14-15f）．

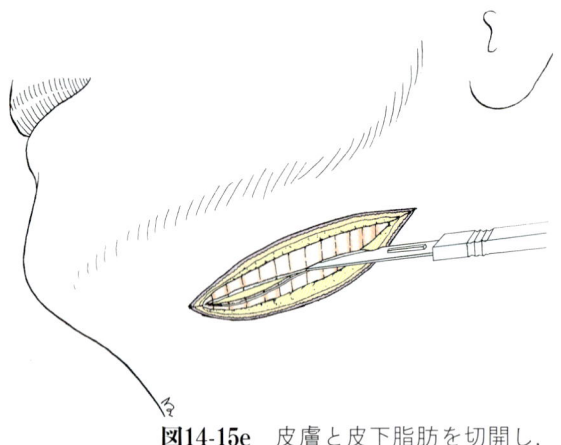

図14-15e 皮膚と皮下脂肪を切開し，広頸筋の表面に沿ってアンダーマインした後，広頸筋を切開する．

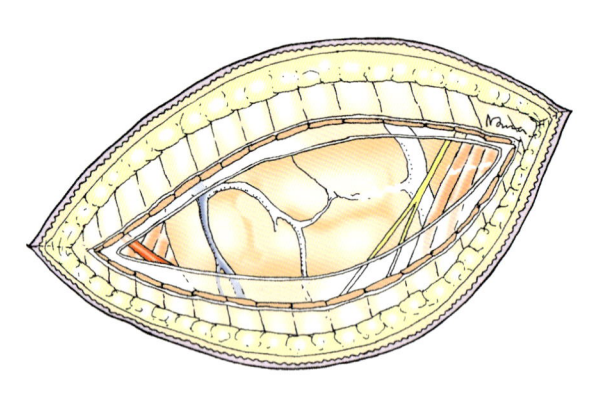

図14-15f 広頸筋の内側の頸筋膜浅葉を切開する．顔面神経頸枝はできるだけ温存する．

皮弁の剥離と顔面神経下顎縁枝の確認

皮弁の剥離を進める際には，図14-15gに示すように広頸筋と頸筋膜を縫合し，その糸を切らずに"持ち手"として利用する．下方皮弁の剥離では，切開の後方部分に現れている胸鎖乳突筋の前縁に沿って前下方へ，頸筋膜浅葉と胸鎖乳突筋筋膜の間を顎二腹筋の中間腱まで剥離する．

上方皮弁の剥離においては，まず顔面神経下顎縁枝の走行を確認する必要がある．顔面神経下顎縁枝は頸筋膜浅葉と顎下腺カプセルの間で，多くは顔面静脈の表面を横切っているので，顔面静脈（顔面動脈も）を目印として顎下腺のカプセルに沿って上方へ剥離していけば確認できる（図14-15hのA）．しかしながら，肥満体で頸筋膜の判別が難しい患者や，顎下腺炎や顎下リンパ節炎で頸筋膜と顎下腺カプセルが癒着している症例では，この層に沿って剥離することは困難である．そのような場合は図14-15hのBのように，顎下腺の下方部分から，顎下腺のカプセルの内側に沿って剥離を進める．

唾液腺関連手術（唾液腺疾患の手術）

1：顎下腺
2：顔面静脈
3：顔面動脈
4：顔面神経下顎縁枝
5：胸鎖乳突筋
6：顎二腹筋後腹と中間腱
7：顎二腹筋前腹
8：茎突舌骨筋

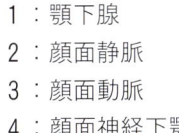

図14-15g 広頸筋と頸筋膜浅葉を縫合し，これを持ち手として頸筋膜と顎下腺カプセルの間の層に沿って剥離を進める．

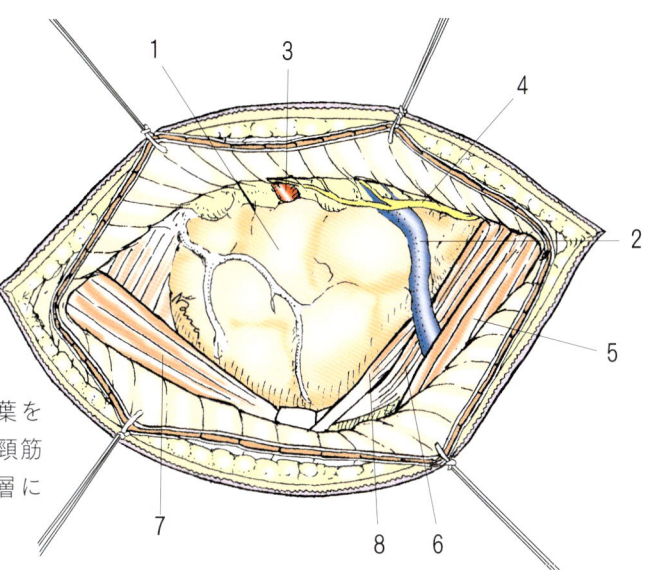

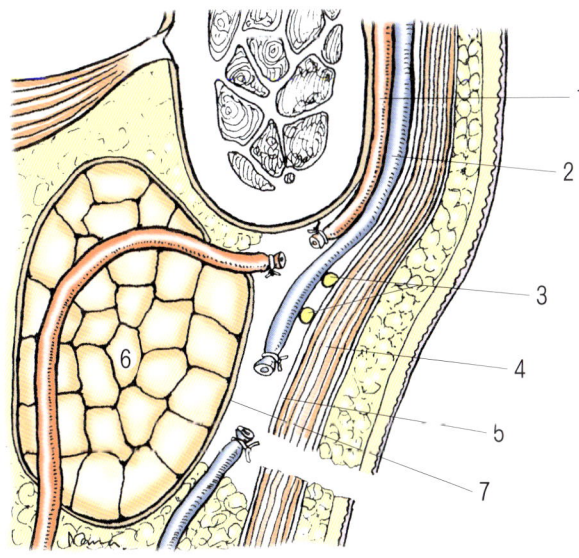

1：顔面動脈
2：顔面静脈
3：顔面神経下顎縁枝
4：広頸筋
5：頸筋膜
6：顎下腺
7：顎下腺カプセル

A：頸筋膜と顎下腺カプセルが明瞭に区別できる場合は，顎下腺カプセルの表面に沿って上方へ剥離を進める．

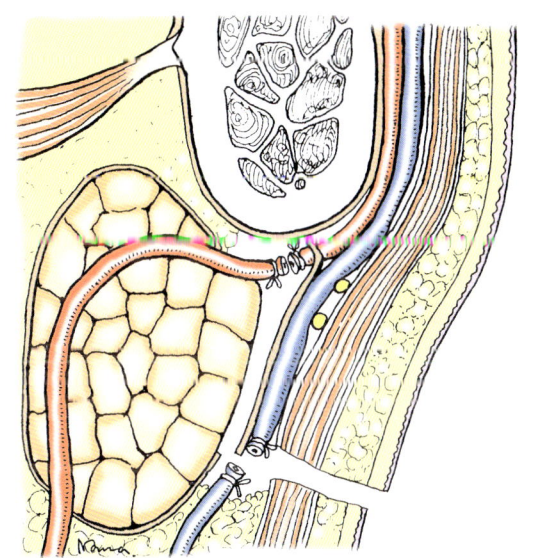

B：肥満ないしは炎症性癒着で顎下腺カプセルと頸筋膜が判然としない場合は，顎下腺カプセルの内側に沿って剥離を進める．

14-15h 顔面神経下顎縁枝の温存．

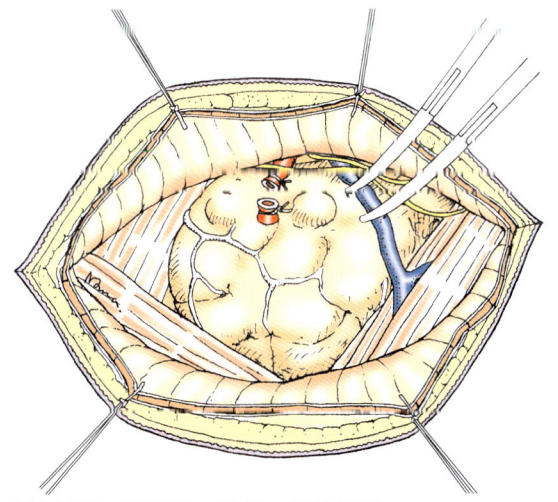

図14-15i 顔面動・静脈の結紮切断．

顔面静脈，顔面動脈の切断

　　顎下腺の外側を上方へ剥離すると顎下腺の上縁で顔面静脈が現れ，その前方に顔面動脈が顎下腺を貫いて上方へ向かうのが確認できる．ここで顔面神経下顎縁枝と顔面動・静脈の位置関係を確認し，これらの血管を結紮のうえ切断する（**図14-15i**）．

顎下腺下面，後面の剥離と顎下腺に侵入する顔面動脈の切断

　　顎下腺と顎二腹筋中間腱の間を剥離して，ここを拡げると顎二腹筋中間腱の内側に舌下神経が現れる（**図14-15j**）．さらに後内方に剥離を進めると，茎突舌骨筋，顎二腹筋の内側から現れた顔面動脈が顎下腺に侵入するのが確認できるので，これを結紮のうえ切断する（**図14-15k**）．

1：顔面動脈
2：舌静脈
3：舌下神経

顎二腹筋後腱
茎突舌骨筋
舌下神経
顎二腹筋中間腱

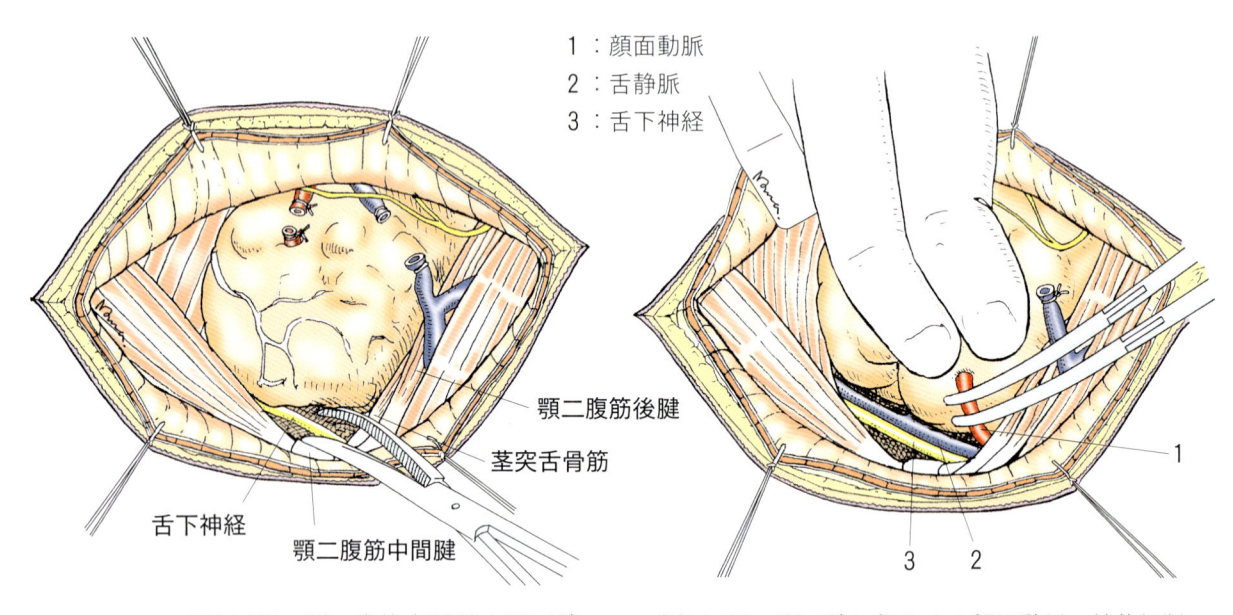

図14-15j 顎二腹筋中間腱と顎下腺の間を拡げて舌下神経を明示する．

図14-15k 顎下腺に侵入する顔面動脈の結紮切断．

顎下腺上縁の剥離と舌神経，顎下神経節の処理

　　次いで顎下腺の前方部分を，顎舌骨筋が完全に露出するまで剥離し，さらに顎舌骨筋後縁に筋鉤をかけて前方へ牽引すると，顎下腺の前内面がみえてくる．ここで**図14-15l**に示すように，顎下腺をアリス鉗子で摘み下方へ牽引しながら，モスキート鉗子で摘んだガーゼプッシャーで顎下腺体を下方へ押し下げると，下顎の内側を後上方から顎下腺へ向かって下降し，顎下腺上縁で顎下神経節と連絡した後，前上方へ走行する舌神経とそれに随伴して顎下腺に向かう細い鼓索神経線維がみえてくる．顎下神経節は舌神経から切り離し，鼓索神経線維は随伴する細い血管とともに結紮のうえ切断する．

顎下腺管の結紮切断，顎下腺の摘出

　　顎下腺をさらに下方へ牽引すると，顎下腺の前上方から顎下腺管が口底へ伸びているのが確認できるので，これを結紮のうえ切断する（**図14-15m**）．あとは舌骨舌筋の筋膜と繋がっている部分を鈍的に剥離し，顎下腺を摘出する．

1：顎下腺　2：舌神経　3：顎下神経節　4：胸鎖乳突筋
5：顎二腹筋後腹　6：顎二腹筋前腹　7：顎舌骨筋

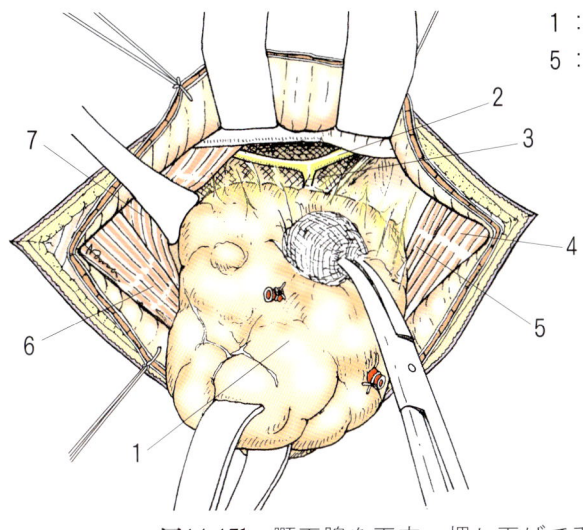

図14-15l　顎下腺を下方へ押し下げて舌神経を明示する．

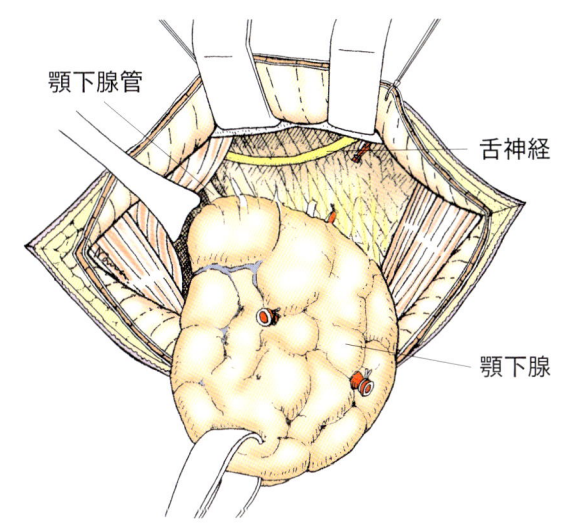

図14-15m　舌神経から顎下神経節の切り離しと顎下腺管の明示．

1：顔面神経下顎縁枝　2：舌神経　3：舌下神経と舌静脈　4：胸鎖乳突筋　5：顎二腹筋中間腱
6：茎突舌骨筋　7：顎舌骨筋　8：舌骨舌筋
9：オトガイ舌筋

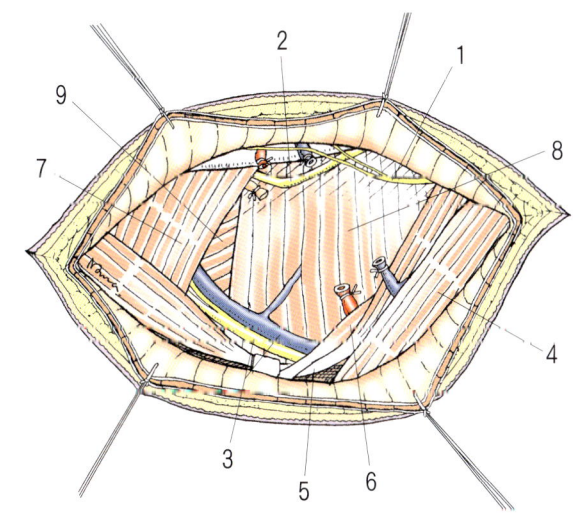

図14-15n　顎下腺摘出後の手術創．

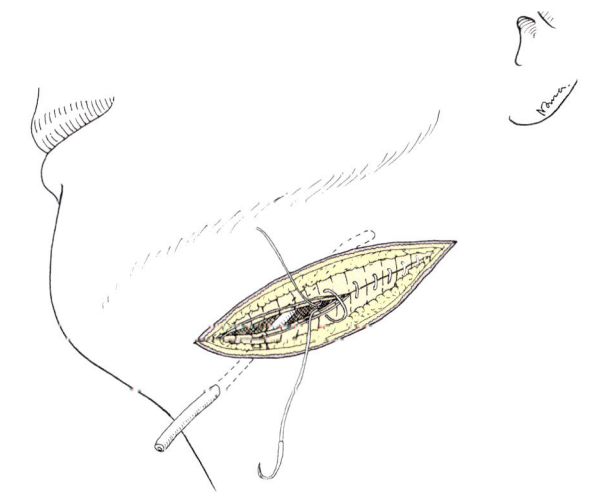

図14-15o　創の縫合閉鎖．

　　顎下腺摘出後の創の様子を図14-15nに示す．顔面神経下顎縁枝は顔面動・静脈の外側にみえる．舌神経は下顎下縁の上にみえる．舌静脈は舌下神経と並んでみえるが，舌動脈は舌骨舌筋の内側にありみえない．

創の閉鎖

　　創にドレーンを挿入し，創を縫合閉鎖する．広頸筋は筋線維の方向が元どおりになるように，4-0～5-0のPGA糸で結節縫合する（図14-15o）．皮膚は先につけておいたマーク（入れ墨）にしたがって創縁を正しく適合させ5-0のバイクリル糸で皮下縫合し，皮膚は5-0ナイロン糸で縫合する．

耳下腺切除手術

■耳下腺切除のための外科解剖

　　耳下腺は，頰部後方部（耳下腺咬筋部）の皮下にあり，下顎枝を境として前方の部分は薄く咬筋の上に拡がっており，後方の部分は厚く下顎後窩というスペースにはまり込んでいる．下顎後窩の前方は下顎枝後縁と内側翼突筋，後方は外耳道と側頭骨乳様突起，上方は頰骨弓，下方は胸鎖乳突筋，内方を顎二腹筋と茎状突起ならびにそれに付着する筋肉（茎突舌骨筋，茎突咽頭筋）に囲まれ，内側翼突筋と茎突舌骨筋の間には間隙があり，耳下腺の最深部はこの間隙を通って側咽頭隙に達している．このことは深葉原発の腫瘍の切除手術においては重要な意味を持つ（図14-16a）．

　　顔面神経は乳様突起の茎乳突孔をでた後，耳下腺の後方深部から腺内に侵入し，まず上枝と下枝に分かれ，上枝からは側頭枝，頰骨枝と頰筋枝の一部が，下枝からは頰筋枝の一部と下顎縁枝，頸枝が分岐する．顔面神経叢の内側には下顎後静脈があり，とくに下顎縁枝と頸枝は下顎後静脈の表面を横切っており（稀に内側を横切る例もある），このことは何らかの事情で末梢から逆行性に顔面神経主幹を探索する際には，極めて重要なポイントである（図12-16b）．

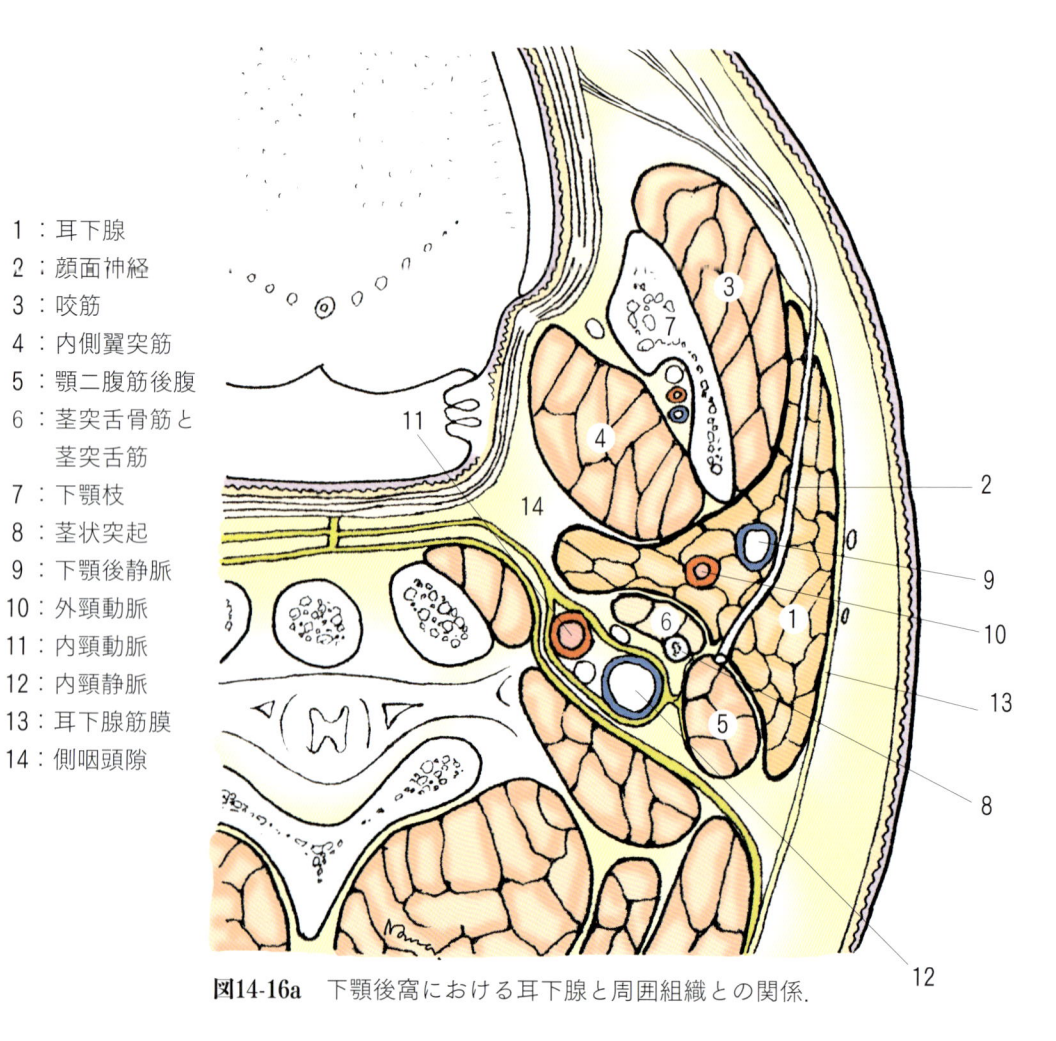

1：耳下腺
2：顔面神経
3：咬筋
4：内側翼突筋
5：顎二腹筋後腹
6：茎突舌骨筋と茎突舌筋
7：下顎枝
8：茎状突起
9：下顎後静脈
10：外頸動脈
11：内頸動脈
12：内頸静脈
13：耳下腺筋膜
14：側咽頭隙

図14-16a　下顎後窩における耳下腺と周囲組織との関係．

1：顔面神経主幹
2：側頭枝
3：頬骨枝
4：頬筋枝
5：下顎縁枝
6：頸枝
7：耳下腺深葉
8：耳下腺管
9：外頸静脈
10：顔面静脈
11：下顎後静脈

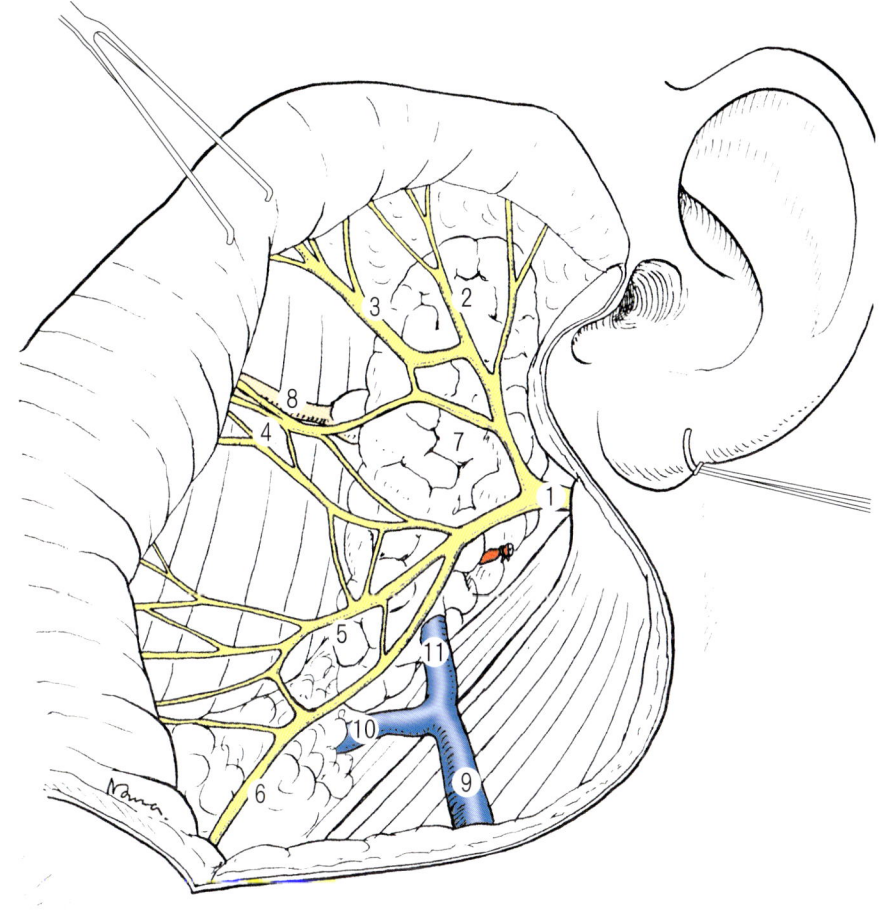

図14-16b　顔面神経耳下腺神経叢．

　臨床的に顔面神経叢より表層の部分を浅葉，深層の部分を深葉と呼んでいるが，顔面神経叢を境に耳下腺が浅部と深部に分かれているわけではない．深葉は浅葉と違って，そのなかを大きな血管が走行している．まず顔面神経叢のすぐ内側を下顎後静脈とそれに流入する静脈が，そのさらに内側を外頸動脈の分枝である浅側頭動脈と顎動脈が通過しているので，深葉切除においてはこれらの血管を結紮切断しなければならない(図14-16c)．

　耳下腺内の導管は合流して耳下腺管(Stensen's duct)となり，耳下腺前縁の上1/3より耳下腺をでて咬筋上を前方に向かい，咬筋の前縁で内下方へ向きを変え，頬筋を貫いて，上顎第二大臼歯に対面する頬粘膜にある耳下腺乳頭に開口する．

■適応症の決定

　手術計画に際しては十分な術前検査が必要である．腫瘍の位置や拡がりについては触診の他にCT，MRIによる画像診断が不可欠となる．耳下腺に生じる腫瘍の70〜80％は良性腫瘍である．悪性か良性かの臨床診断において，悪性腫瘍でも顔面麻痺が生じるのは約15％といわれているので，麻痺がないから悪性ではないと決めつけてはならない．またfine needle aspiraion biopsyの技術は向上したが，正診率は約80％で，ネガティブな結果がでても悪性の疑いを捨ててはならない．なお，すべての唾液腺腫瘍に共通することではあるが，唾液腺に好発する多形腺腫は良性腫瘍であっても腫瘍細胞のcapsule invationがあるので，capsuleを損傷しないように切除する必要がある．

12：後頭動脈
13：胸鎖乳突筋
14：顎二腹筋後腹
15：外頸動脈
16：顎動脈
17：顔面横動脈
18：浅側頭動脈
19：浅側頭静脈
20：耳介側頭神経
21：咬筋
22：茎突舌骨筋
23：茎突舌筋

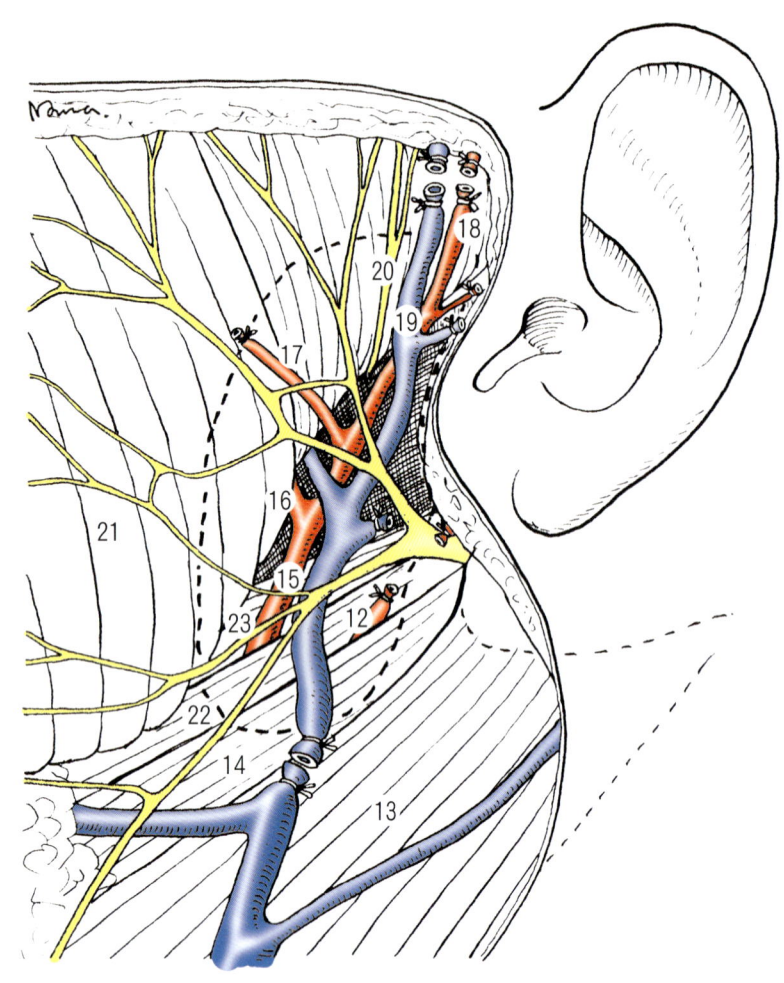

図14-16c 耳下腺深葉を通過する血管とその周囲との関係.

■手術前の準備

一般の軟組織手術セットの他に，
①先端が細く弯曲したモスキート鉗子
②小型の剥離剪刀
③バイポーラ止血ピンセット
④神経刺激装置
などを用意する．

■麻酔と患者の体位

気管内挿管全身麻酔で，神経刺激装置を使用する場合には筋弛緩剤は使用しない．患者は仰臥位で患側を上にし，肩の下に枕を入れて頸部を伸展させる．気管チューブは反対側の口角に固定し，眼には眼軟膏を滴下し，眼瞼は閉じてテーピングする．ただし，患側のテーピングは内側（内眼角側）のみとし，術中に眼輪筋の動きがモニターできるようにする．

1：下顎後静脈
2：大耳介神経
3：胸鎖乳突筋

図14-16d 皮膚切開線.

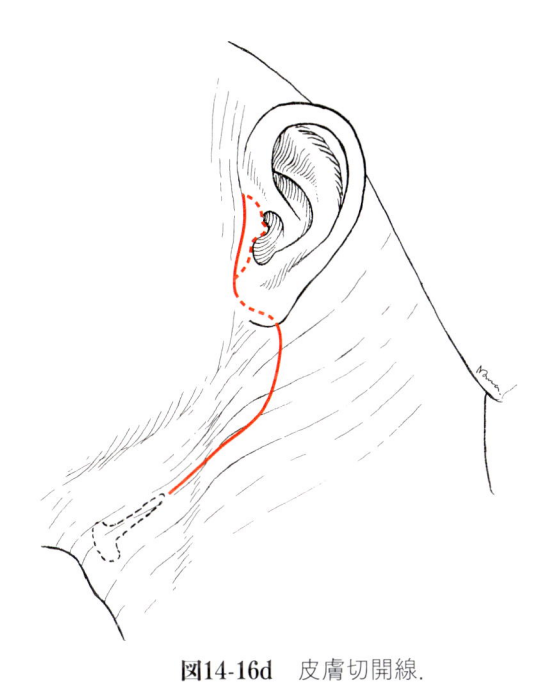

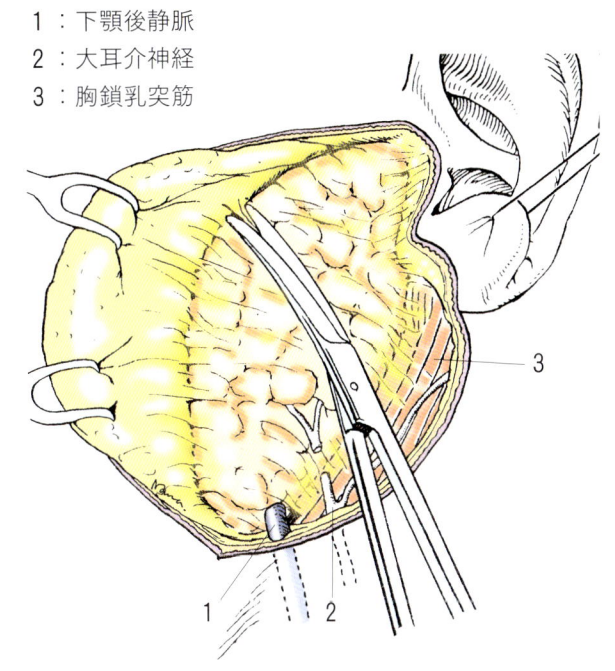

図14-16e 皮弁の剥離. 耳下腺の上, 前, 下縁に近づいたら顔面神経の分枝を損傷しないよう注意する.

■手術手技

皮膚切開

　図14-16dに示すように, 耳介前方から耳朶の下を後方にまわって乳様突起に向かい, そこから胸鎖乳突筋に沿って前下方へ下り, 下顎角の約1横指半下を通ってほぼ舌骨の大角のレベルに到るS字状切開を加える. 高齢者で, 耳介の前や上頸部に皺がある場合は, これに沿って切開すれば術後に瘢痕が目立たない. 皮膚切開は広頸筋の深さまで行う.

皮弁の剥離

　図14-15eに示すように, 耳下腺筋膜に沿ってメスまたは剥離剪刀で皮弁を剥離, 挙上する. この際, 耳下腺筋膜の上を走行している大耳介神経に沿って剥離を進めると効率がよい. 剥離が耳下腺の上, 前, 下縁に近づいたら, 耳下腺からじきでる顔面神経の末梢枝を損傷しないよう注意する.

耳下腺下極後面および耳珠前方部の剥離

　耳下腺と胸鎖乳突筋を覆う筋膜を, 胸鎖乳突筋の前縁に沿って切開し, 次いで剥離剪刀を用いて耳下腺下極と胸鎖乳突筋の間の結合組織を切離し, ここからさらに上方は胸鎖乳突筋の起始部から, 下方は下顎後静脈の部分まで剥離を進める. 大耳介神経と平行して走行する外頸静脈は, 耳下腺下極から腺内に侵入して下顎後静脈となるが, 先に図12-15bで示したように, 顔面神経はこの静脈の外側にあるので, 浅葉切除においてはこの静脈を結紮切断する必要はない. これを結紮すると耳下腺がうっ血をきたし, 小静脈や毛細血管からの出血が増加して手術操作がやりにくくなる(図14-16f).

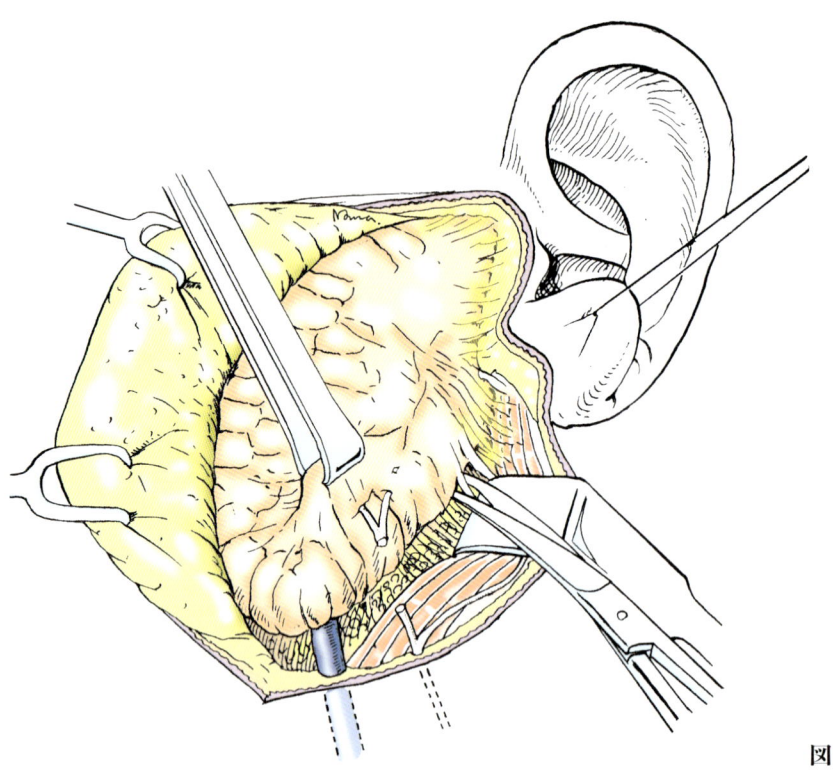

図14-16f 耳下腺下極後面の剥離.

　ここで胸鎖乳突筋の前縁に鉤をかけて後方へ牽引すると，顎二腹筋後腹が現れる．多くの場合，この筋腹の上縁に沿って後方へ走行する後頭動脈が現れるので，これを結紮のうえ切断する．次いでアリス鉗子で耳下腺下極を挟んで挙上しながら，耳珠の前方部まで剥離を拡大し，外耳道軟骨に沿って軟骨の最深部，すなわちポインターと呼ばれる三角形の軟骨の突起を露出させる．

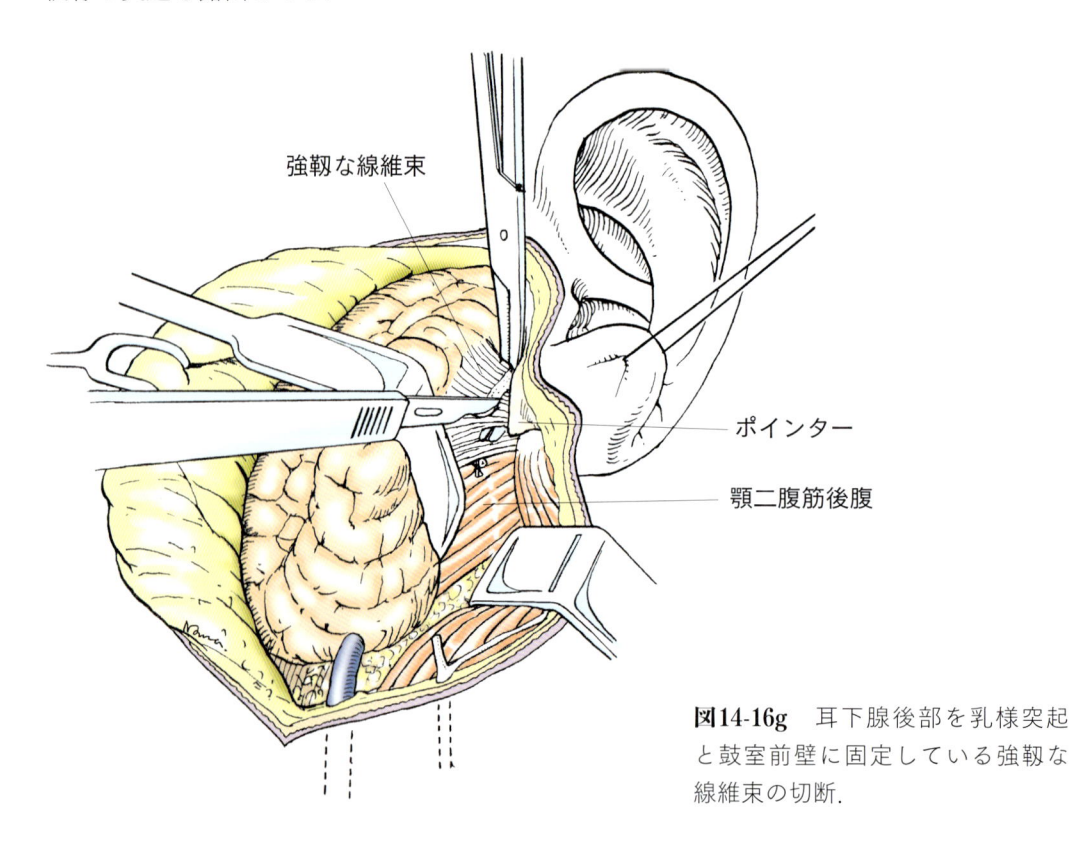

図14-16g 耳下腺後部を乳様突起と鼓室前壁に固定している強靱な線維束の切断.

顔面神経主幹の明示

　　顔面神経の主幹は，上下的にはポインターと顎二腹筋の間で，深さはポインターから約10mm奥（深部）にあり，ここは茎乳突孔（顎二腹筋後腹が乳突切痕に付着する平面上にある）から顔面神経が頭蓋の外に現れるところで，耳下腺を乳様突起と鼓室前壁に固定している強靱な結合織線維に覆われている．顔面神経の主幹の損傷を避けるためには，**図14-16g**に示すように，この結合組織線維を先端の細いモスキート鉗子で貫いてトンネルを作り，少しずつメスで切断する．顔面神経の主幹は艶のある白色で，直径3mmほどの太さがあるので，その識別は容易である（**図14-16h**）．

　　腫瘍の圧迫や以前の手術瘢痕などにより神経主幹の確認が困難な場合には，この時点で神経刺激装置を使用すればよい．また腫瘍の大きさや位置によっては，上記のアプローチが不可能なこともある．そのような場合には外頸静脈を上方へ辿って，下顎後静脈の外側を横切っている頸枝ないし下顎縁枝をみつけだし，そこから逆行性に主幹に達することができる．

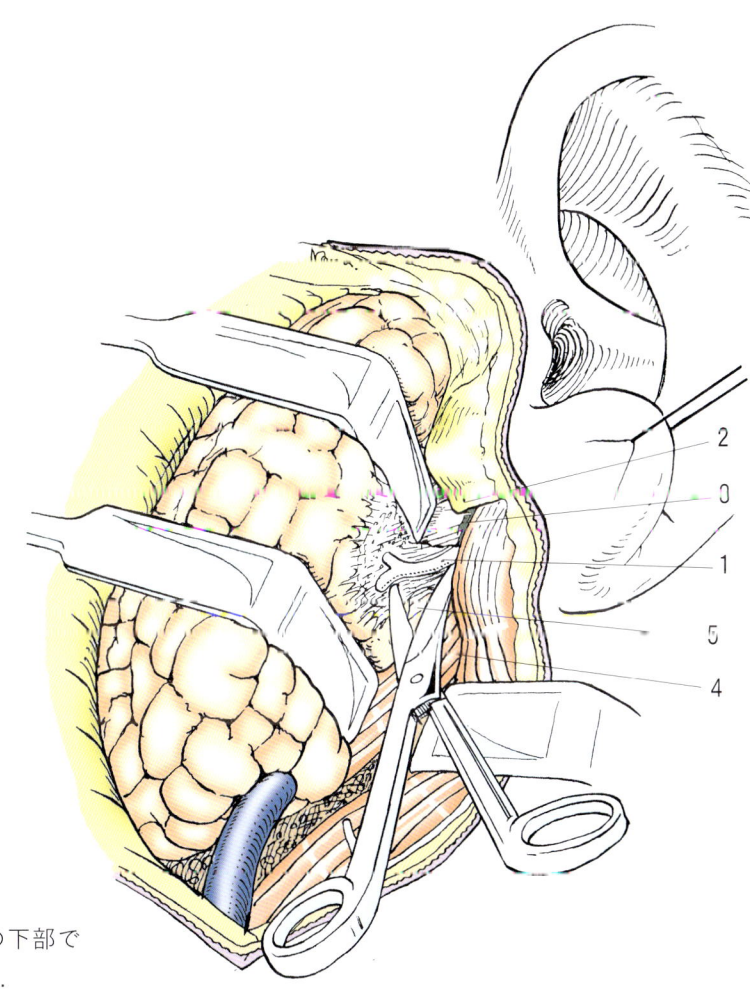

1：顔面神経主幹
2：ポインター
3：鼓室乳突裂
4：顎二腹筋後腹
5：茎突舌骨筋

図14-16h　鼓室乳突裂の下部で顔面神経主幹を確認する．

耳下腺浅葉の切除

　茎乳突孔をでた顔面神経主幹は耳下腺の後内方から腺内に侵入し，すぐに上枝と下枝に分岐するので，ここから顔面神経の個々の分岐の剥離操作を最上方の側頭枝から順次尾側へと進める．この操作は熟達した術者なら小型の剥離剪刀のみで行うことができるが，最も安全な手術手技について図説する．

　図14-16i に示すように，神経枝の表面に沿って先端の細いモスキート鉗子を数mm挿入し，モスキート鉗子を持ち上げながらゆっくり先端を開くと，神経枝の上に小さなトンネルができて数mm先までの神経枝の経過が確認できるので，メスを挿入して神経枝の走行する平面に平行に，耳下腺組織を少しだけ切離する．この操作を繰り返して一つの神経枝の末端まで達したら，主分岐まで戻って次の分枝を末端まで追求する．このようにして腫瘍を含む浅葉を一塊として切除する(**図14-16j**)．

　耳下腺のなかを走行する主要な動・静脈は，すべて耳下腺神経叢の内側にあるので，神経叢の面に沿って正確に剥離を進めれば，手術操作の妨げになるような出血はない．また顔面神経叢から浅葉内へ向かう神経線維がみられるが，これは分泌線維であるから切断してもかまわない．耳下腺浅葉に限局した腫瘍に対する浅葉切除手術であれば，直ちに手術創の縫合閉鎖に移るが，引き続いて深葉切除を行う場合は次のステップへ進む．

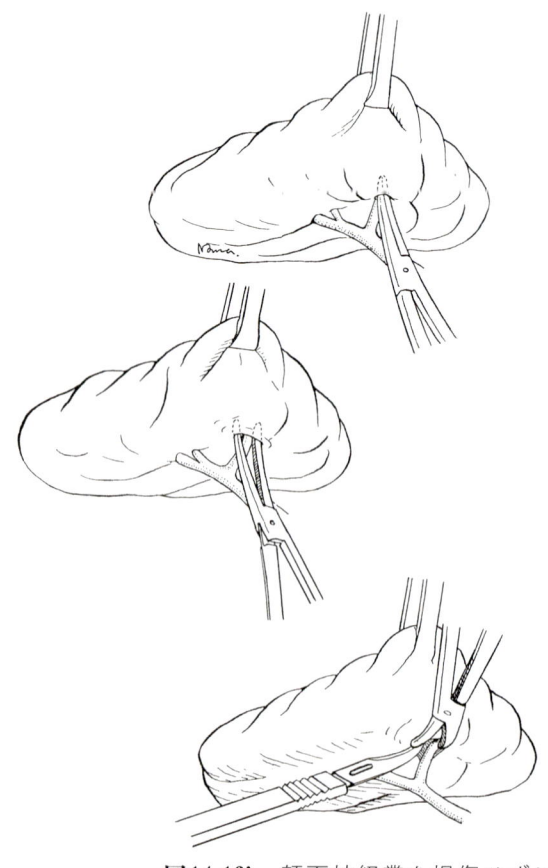

1：耳下腺浅葉
2：耳下腺深葉

図14-16i　顔面神経叢を損傷せずに浅葉を切除する基本的テクニック．

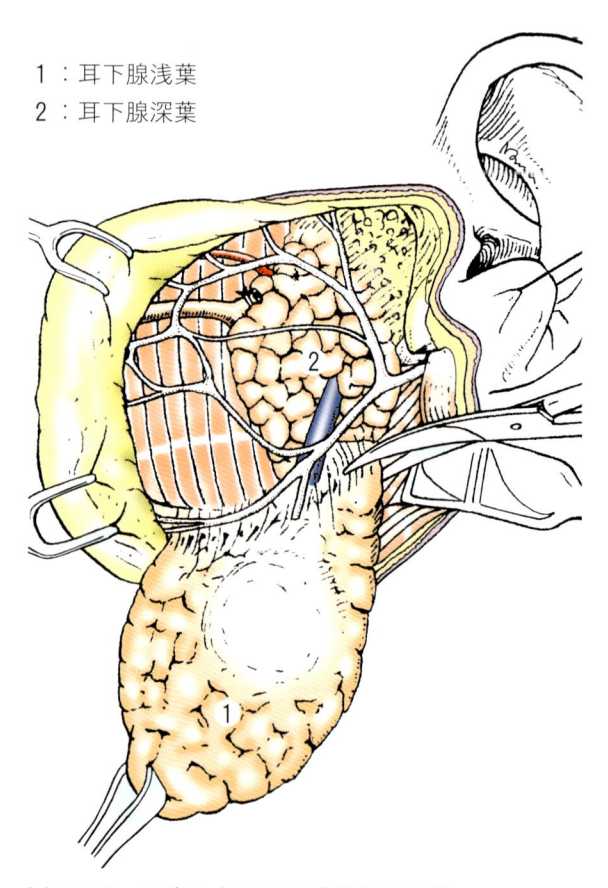

図14-16j　腫瘍を含む耳下腺浅葉の切除．

耳下腺深葉の切除

浅葉切除に続いて深葉を切除(耳下腺全切除)する場合は，まず深葉組織から顔面神経耳下腺神経叢を持ち上げるように剥離する．次いで**図14-16k**に示すように，耳下腺管の上部をそれと平行に走行している顔面横動脈を結紮・切断し，さらに耳下腺管を咬筋の前縁まで追求してこれを結紮・切断する．また下方では下顎後静脈を，顔面静脈との合流部の上方で結紮し切断する．次に顎二腹筋の上縁を前下方に向かって剥離し，さらに茎突舌骨筋の上縁を剥離すると外頸動脈が現れるので，これを茎突舌骨筋の上縁の高さで結紮のうえ切断する．引き続いて，茎突舌骨筋の起始である茎状突起を基底部から骨折させ，それに続く茎突下顎靱帯を切断すると，茎突舌骨筋と内側翼突筋の間から，側咽頭隙に嵌入している耳下腺の最深部を後下方へ引きだすことができる(**図14-16l**)．側咽頭隙に向かって増大した深葉の腫瘍に対しては，下顎骨を切断して口腔内外からアプローチする術式が用いられるが，ここに示した術式によって，かなりの大きさの腫瘍でも one way で切除することができる．

1：耳下腺深葉　2：下顎後静脈　3：後頭動脈　4：顔面横動脈　5：耳下腺管　6：咬筋　7：茎突舌骨筋　8：顎二腹筋後腹　9：胸鎖乳突筋

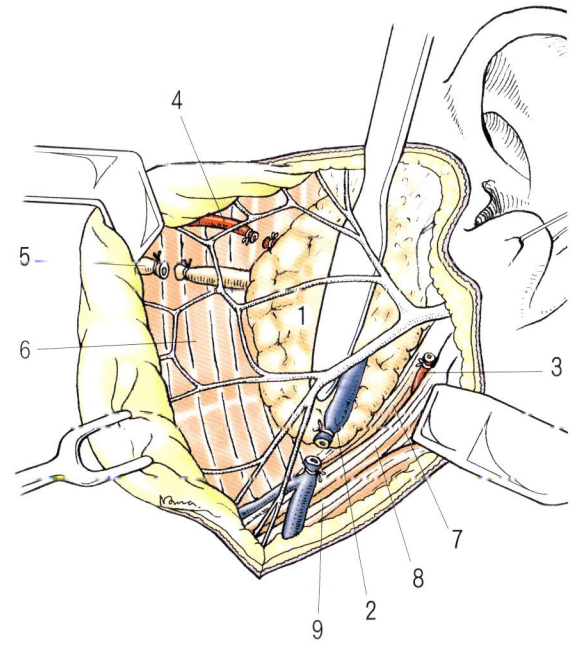

図14-16k 顔面神経叢を耳下腺から分離する．

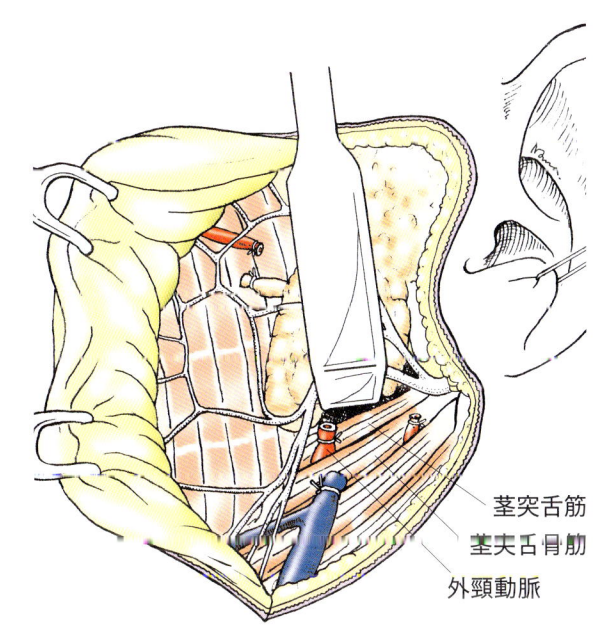

図14-16l 外頸動脈の結紮切断と茎突下顎靱帯の切断．

ここで耳下腺深葉を後下方へ牽引すると，**図14-16m**に示すように頬骨弓基部のところで耳下腺の上部に浅側頭動・静脈が耳介側頭神経とともに現れるので，これらを結紮のうえ切断する．深葉をさらに下方へ引きだすと，下顎頸部の後内側に顎動脈とこれに随伴する静脈がみえてくるので，これらを結紮・切断して，顔面神経叢の下をくぐらせて耳下腺深葉を引きだす．**図14-16n**の点線家囲んだ部分は深葉が存在した部位を示す．

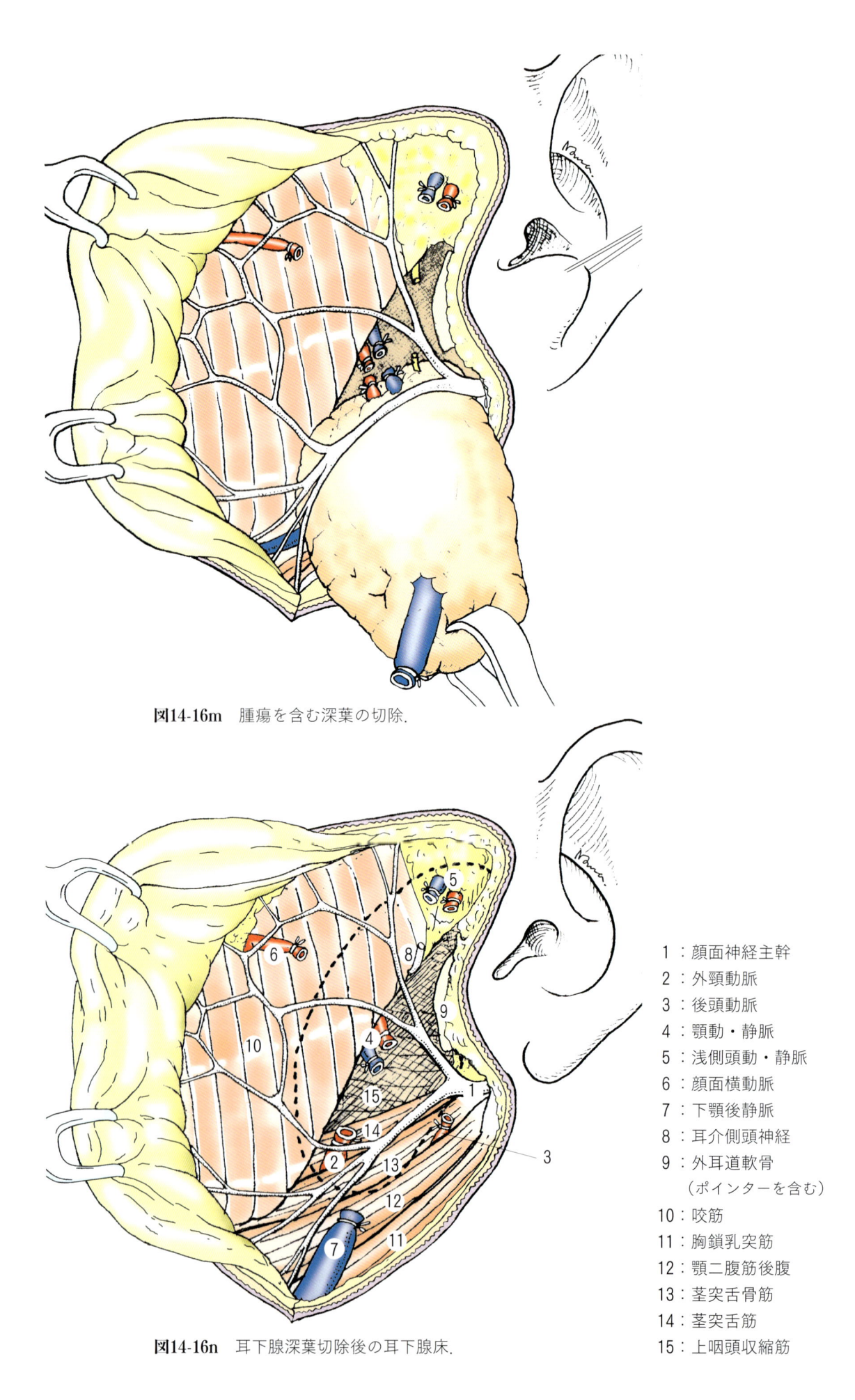

図14-16m 腫瘍を含む深葉の切除．

図14-16n 耳下腺深葉切除後の耳下腺床．

1：顔面神経主幹
2：外頸動脈
3：後頭動脈
4：顎動・静脈
5：浅側頭動・静脈
6：顔面横動脈
7：下顎後静脈
8：耳介側頭神経
9：外耳道軟骨
　（ポインターを含む）
10：咬筋
11：胸鎖乳突筋
12：顎二腹筋後腹
13：茎突舌骨筋
14：茎突舌筋
15：上咽頭収縮筋

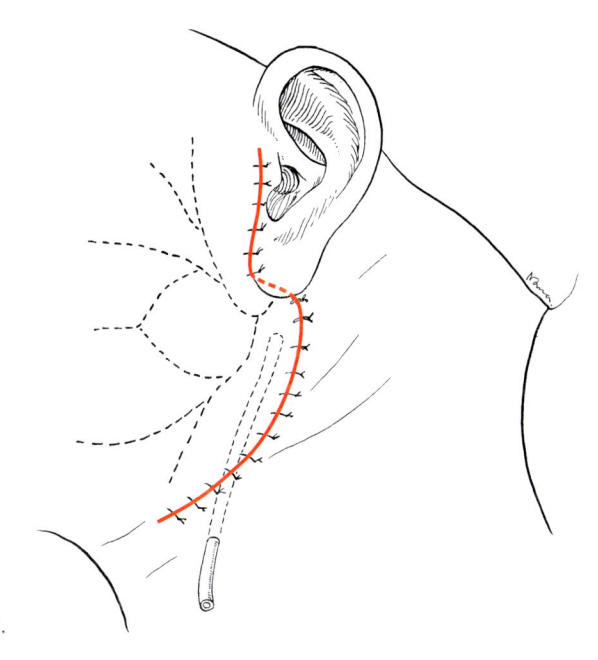

図14-16o 創の縫合閉鎖とドレーンの設置.

創の縫合閉鎖

頸部の切開線の延長線上の皮膚に，突き錐を用いてドレナージチューブを挿入する．ドレナージは胸鎖乳突筋の前縁に，顔面神経に触れないように配置する（図14-16o）．次いで皮膚を正確に旧位に復して縫合するが，これには，皮膚切開を行う前に23ゲージの注射針とピオクタニンで要所要所にマーキングしておくとよい．

■合併症と後遺症

合併症や後遺症として問題になるのは顔面神経麻痺，Frey症候群，唾液瘻である．

顔面神経麻痺

悪性腫瘍でやむなく顔面神経を切除した場合は別として，通常の腺葉切除後に顔面神経麻痺（運動麻痺）が生じることは少なく，たとえ生じても短期間で快復するものが多い．しかしながら，手術中に顔面神経に損傷を与えるような操作が行われなくても，顔面の運動麻痺が現れることもあるので，患者には術前にその可能性について説明しておかなくてはならない．なお誤って顔面神経を切断したり，腫瘍浸潤のため神経の一部を切除しなくてはならない場合は，直ちに神経縫合や神経移植手術を行う必要がある．神経移植を行う場合は，donor nerveとして大耳介神経が用いられる．

Frey症候群

耳下腺切除後，数か月〜1年以内に，食事時に耳介前方部の皮膚に限局性の紅潮と発汗がみられるようになる現象である．耳下腺切除手術で損傷を受けた神経（分泌線維や血管運動神経）の過剰再生によるもので，症状の程度はさまざまで，全く気にならないものから食事のたびに気になるものまである．これといった有効な治療法はないが，患者の加齢とともに発汗量は減少する．

唾液瘻

　定型的な手術術式で，手術が正確に行われていれば唾液瘻は生じない．術後，持続吸引の不備でが生じることがあるので，唾液瘻との鑑別が必要である．吸引排液した内容液を検査すれば唾液瘻か seroma かを明確に判別できる．非定型的な手術で生じた持続的な唾液瘻に対しては，耳介側頭神経の切除手術を行うか，唾液瘻の移動手術が必要である．

CHAPTER15

上顎洞関連手術

国際医療福祉大学三田病院歯科口腔外科
朝波惣一郎

上顎洞内疾患のうち，手術を要するものは多岐にわたるが，近年，内視鏡下に鼻腔内からアプローチする手術が普及したことにより，直接洞内を明視野において行う術式の使用頻度は減少している．しかしながら口腔外科領域においては，歯性上顎洞炎をはじめ術後性上顎囊胞，洞内に迷入した異物の除去など，口腔内よりアプローチする術式が多い．

上顎洞根治手術

適応症

口腔外科における対象は歯性上顎洞炎である．

診断および術前の準備

上顎の歯根尖と上顎洞底の関係が正確に確認できるCTの矢状断が有用で，原因歯（原因病巣；根尖病巣）の確定ならびに手術に必要な情報が得られる．

麻酔

本手術は局所麻酔下に行うこともできるが，今日では全身麻酔下に行われる．ただし中枢への痛み刺激の緩和と出血量軽減のため，上顎歯肉粘膜下および上顎洞前壁骨膜下に0.5％キシロカインE（または20万倍ボスミン液）を注入する．

手術術式

代表的な術式であるCaldwell-Luc法について述べる．

①助手に幅広い口角鉤を引かせて患側の口腔前庭を伸展させ，歯槽から十分離れた歯肉頬移行部に長さ約5 cmの横切開を加える（**図15-1a**）．No.15の円刃刀を用いて粘膜から骨膜まで切開する．この際，創の縫合閉鎖を容易にするため，歯槽側に幅5 mm以上の粘膜が残るように切開線の位置を設定する必要がある．

②骨膜剥離子を用い上顎洞前壁に沿って，眼窩下孔まで骨膜下剥離を進める．次いで眼窩下神経を損傷しないよう注意しながら，**図15-1b**に示すように上方は眼窩下縁近くまで，近心は梨状口縁が確認できるまで骨膜下を剥離する．

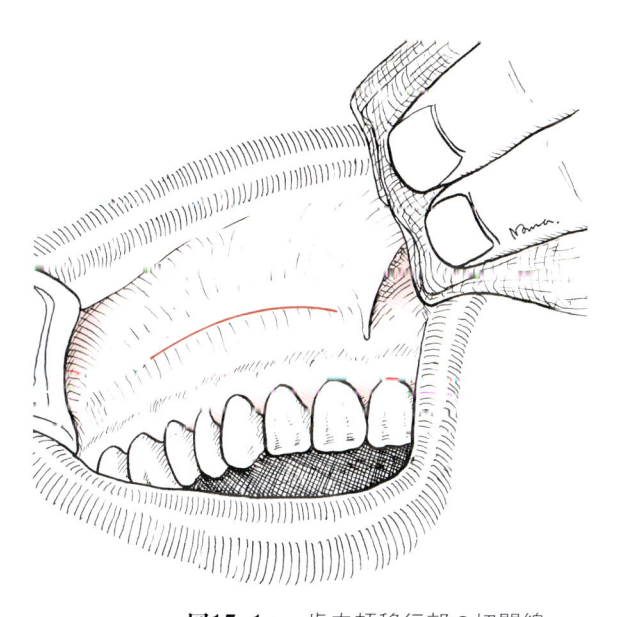

図15-1a 歯肉頬移行部の切開線．

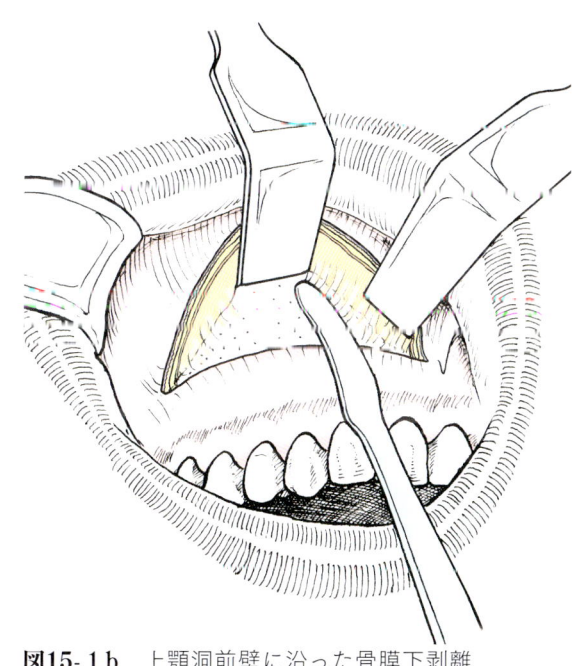

図15-1b 上顎洞前壁に沿った骨膜下剥離．

③細谷式上顎洞鉤(適当な長さと幅の扁平鉤でも可)を用いて術創を上唇とともに挙上し,術野を広く確保しながら**図15-1c**に示すように,眼窩下孔直下に丸ノミ(骨バーを用いても可)を用いて直径1〜2cmの骨孔を開窓し,ここから上顎洞内を観察する.次いで上顎洞の形態に応じて(個人差が大きい),スタンツェを用いて上顎洞全体が明示されるまで開窓部を拡大する(**図15-1d**).

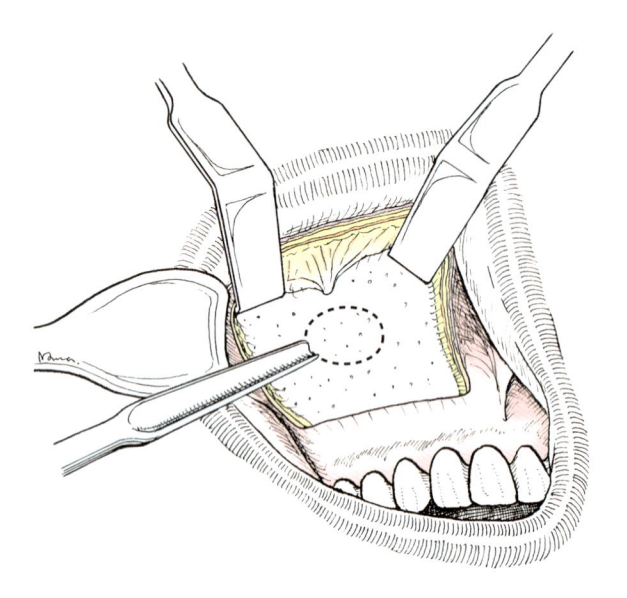

図15-1c 上顎洞前壁の開窓.

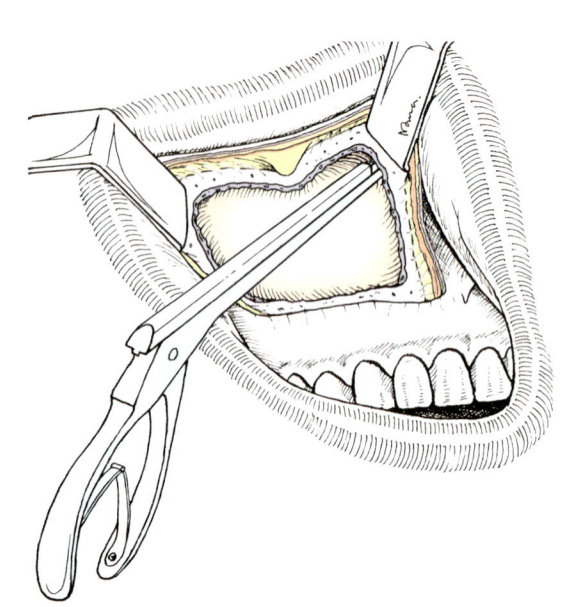

図15-1d 上顎洞の形態に応じた開窓部の拡大.

④先端がカーブした上顎洞粘膜剥離子(黒須氏,千葉氏,鳥居氏など)を用いて病的な洞粘膜を断裂させないよう少しずつ自然孔に向かって剥離を進め(**図15-1e**),最終的にはまとめて一塊として鉗子(菊池式鉗子)で把持し,切除摘出する(**図15-1f**).

粘膜剥離子
病的上顎洞粘膜

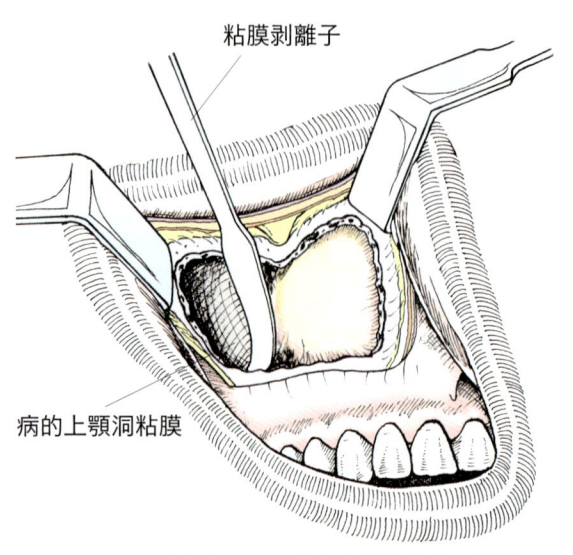

1:病的上顎洞粘膜
2:自然孔
3:菊池式鉗子

図15-1e 病的上顎洞粘膜の剥離.

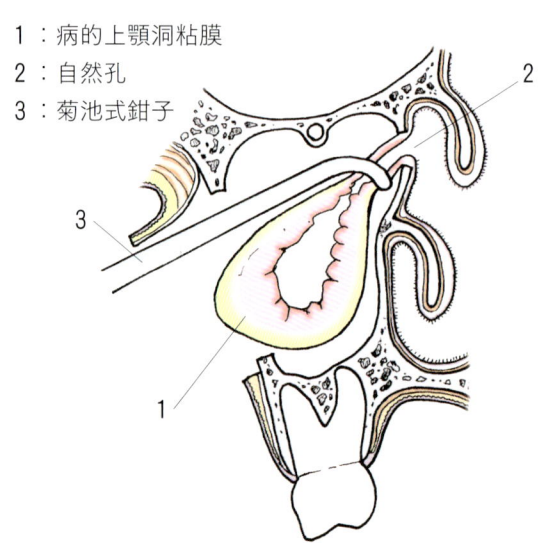

図15-1f 病的上顎洞粘膜の剥離方向.

なお上顎洞底にはいくつかの陥凹があり，とくに歯性上顎洞炎ではこの部分で洞粘膜が破れたり，病的な粘膜の取り残しが生じやすい．またこの部分は上顎の歯根尖とそこに分布する神経血管に近接しているので，これらを損傷しないよう特段の注意が必要である．

⑤下鼻道外側壁を最前部から後壁の近くまで，鼻腔粘膜を損傷しないよう注意しながら，丸ノミで大きく開窓し，骨開窓部は骨鉗子で形を整える（**図15-1g**）．次いで下鼻道側壁の粘膜を対孔の形に沿って前，上，後方をメスで切離し，下辺を折り曲げて上顎洞底を被う（**図15-1h**）．対孔を作る際には出血しやすいので，電気メス（双極，単極）ですぐ止血できるように準備しておく．最後に，もう一度粘膜の取り残しがないことを確認し，対孔の骨縁を骨やすりやバーで滑らかにする．

⑥上顎洞内を加温生理食塩液でよく洗い流した後，上顎洞にベスキチンガーゼをアコーディオン式に充填し，その端を外鼻孔より対孔を通じて挿入した西端式鉗子（強弯のケリー鉗子でも可）で把持し，これを鼻孔より外に引きだして安全ピンなどで留めておく（**図15-1i**）．

⑦最後に口腔内の粘膜骨膜弁を復位し，4-0黒色絹糸で結節縫合する．

1：上顎洞内側壁
　（下鼻道との境界壁）
2：対孔の概形

図15-1g 対孔の作成．

1：対孔
2：上顎洞底に延ばした鼻腔粘膜

図15-1h 鼻腔粘膜による上顎洞底の被覆．

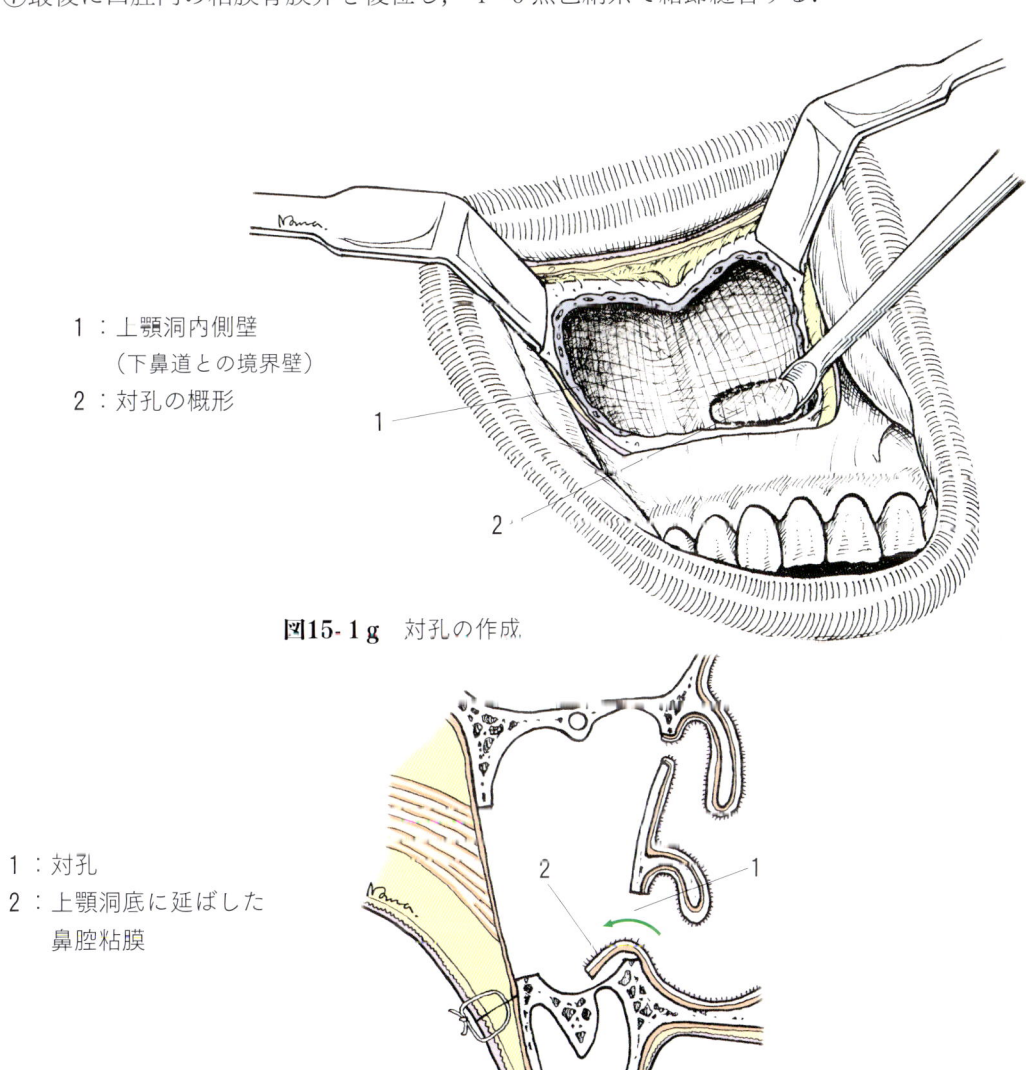

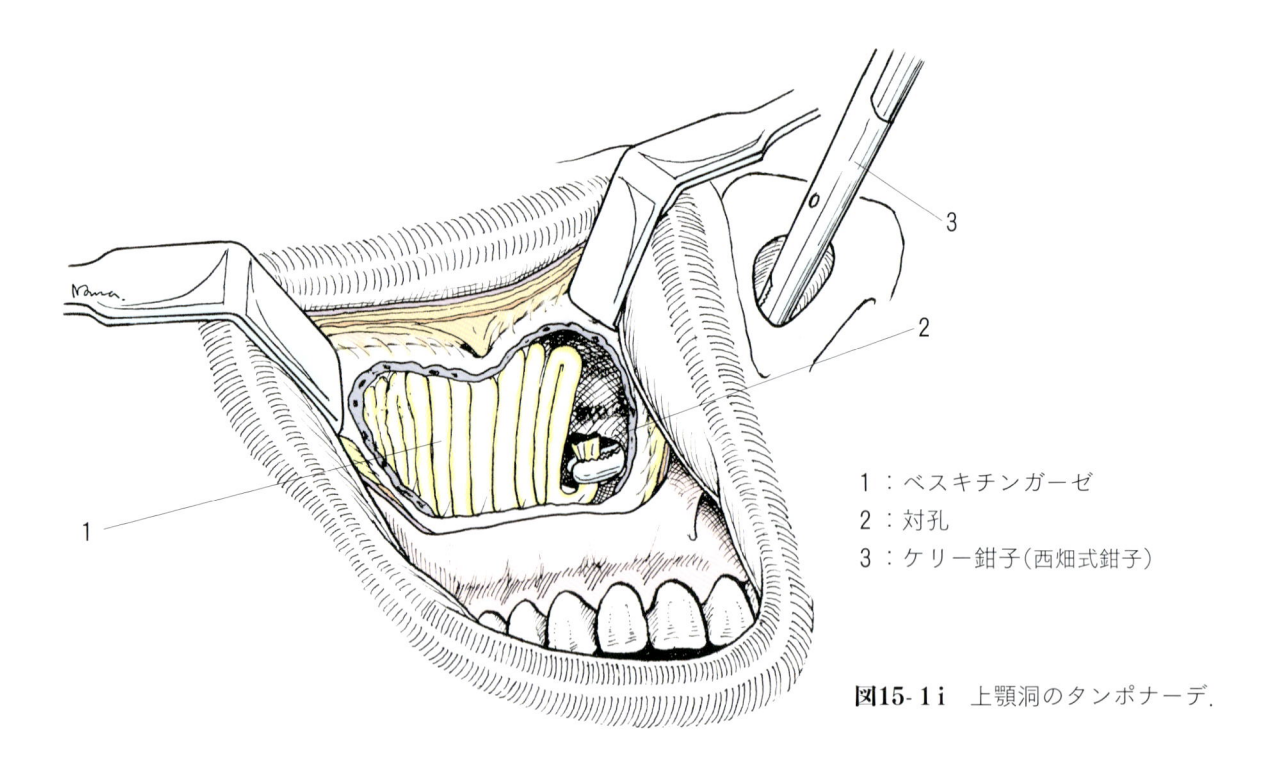

1：ベスキチンガーゼ
2：対孔
3：ケリー鉗子（西畑式鉗子）

図15-1i 上顎洞のタンポナーデ．

合併症と後遺症

　　合併症として多いのは，眼窩下神経の損傷と歯根の損傷である．
　　後遺症として多いのは，眼窩下神経領域の感覚鈍麻，異感覚で，時として神経痛様の，持続的な眼窩下神経の刺激症状を訴えることもある．

上顎洞根治手術変法

口角挙上筋を血管柄として上顎洞前壁を温存する方法

　　　Caldwell-Luc手術を受けた患者の90％は何事もなく治癒するが，往々にして眼窩下神経領域に限局した知覚鈍麻や異感覚，持続的な圧迫感や神経痛様疼痛などの障害がみられる(H.H.Naumann)．これは上顎洞根治手術によって生じた上顎洞前壁の欠損部から洞内に進入する結合組織とその瘢痕化によって，眼窩下神経の機能が障害を受けることによると考えられている(Pfeifer, G)．

　　本変法は，上顎洞前壁に口角挙筋を付着させたままその周囲を大きく骨切りして開窓し，洞内の病的粘膜を摘出した後，骨片を復位して骨開窓部を閉鎖する方法である．骨片に表情筋が付着していて血行が保たれているので，早期に確実に生着し，結合組織の上顎洞内への侵入を防ぎ，術後の感覚障害を防ぐことができる．

適応症

　　　歯性上顎洞炎，上顎洞内埋伏歯や含歯性歯嚢胞．

診断および術前の準備，麻酔

　　　Caldwell-Lucの際と同じ．

手術術式

①切開線の設定と粘膜，骨膜の切開はCaldwell-Lucと同じ．
②次いで骨膜剥離子を用いて上方へ向かって骨膜下剥離を進めるが，このとき上顎洞前壁（犬歯窩）の口角挙筋起始部の剥離は行わず，図15-2aに示すようにその近心側と遠心側を眼窩下縁に向かって剥離する．

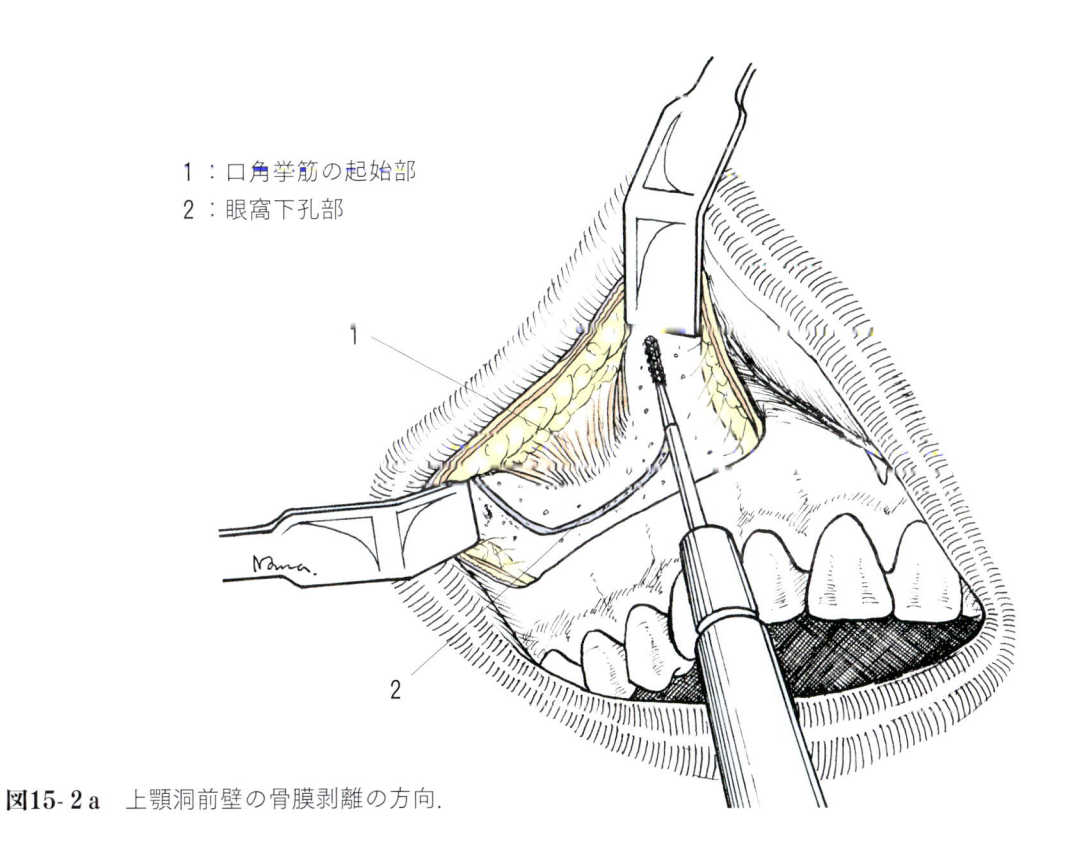

1：口角挙筋の起始部
2：眼窩下孔部

図15-2a　上顎洞前壁の骨膜剥離の方向．

③剥離が終わったら骨切り線を設定する．**図15-2b**に示すように，No.163の細いリンデマンバー(ないしは細いフィッシャーバーでも可)を用い上顎洞の概形に応じて，まずU字形に骨切りし，次いで**図15-2c**に示すように，Uの字の両端から眼窩下孔の直下に向かって骨切り線を追加する．眼窩下孔は口角挙筋に被われていて直視できないので，この部分は骨切りせずに残しておき，後で骨折させる．

図15-2b 上顎洞前壁の骨切り．

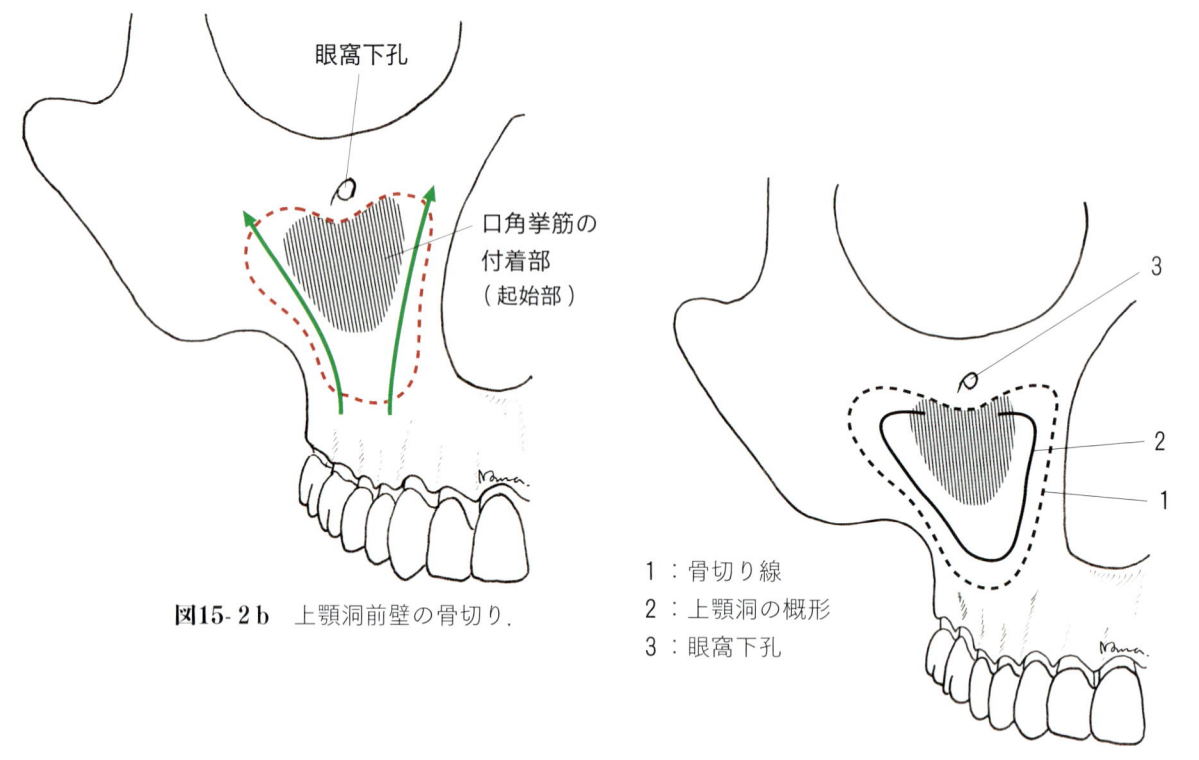

1：骨切り線
2：上顎洞の概形
3：眼窩下孔

図15-2c 上顎洞概形と上顎洞前壁の骨切り線の関係．

④骨切りが終わったら，**図15-2d**に示すように，骨切り線の下端に骨膜起子を挿入し，上顎洞前壁を前上方へこじ開けると，骨切りせずに残しておいた部分は眼窩下孔の直下で骨折するので，上顎洞前壁を口角挙筋を付着させたまま上方へ翻転することができる．

⑤この開窓部より，通法のごとく病的上顎洞粘膜を摘出する．このとき鉤のかけ方を誤って，上顎洞前壁に付着する口角挙筋を剥離しないよう注意する．なお洞内の埋伏歯や，それに起因する含歯性歯嚢胞を摘出する場合には，大部分の上顎洞粘膜は健常に保たれていることが多いので残存させ，対孔も形成する必要はない．

⑥上顎洞内の病的組織の摘出が終わったら，下鼻道に対孔を形成し，洞内にベスキチンガーゼを挿入し，その一端を鼻孔の外にだしておく．

⑦次いで上方へ翻転しておいた上顎洞前壁を復位し，**図15-2e**に示すように2～3か所ドリルで小孔をあけ，2-0または3-0の吸収性縫合糸(バイクリル糸など)で結紮固定する．

⑧最後に口腔内の粘膜骨膜弁を復位し，3-0ないし4-0の黒色絹糸で創を縫合閉鎖する．

上顎洞関連手術

1：口角挙筋が付着した上顎洞前壁の翻転
2：病的上顎洞粘膜
3：骨膜起子

図15-2d 口角挙筋が付着した上顎洞前壁の翻転．

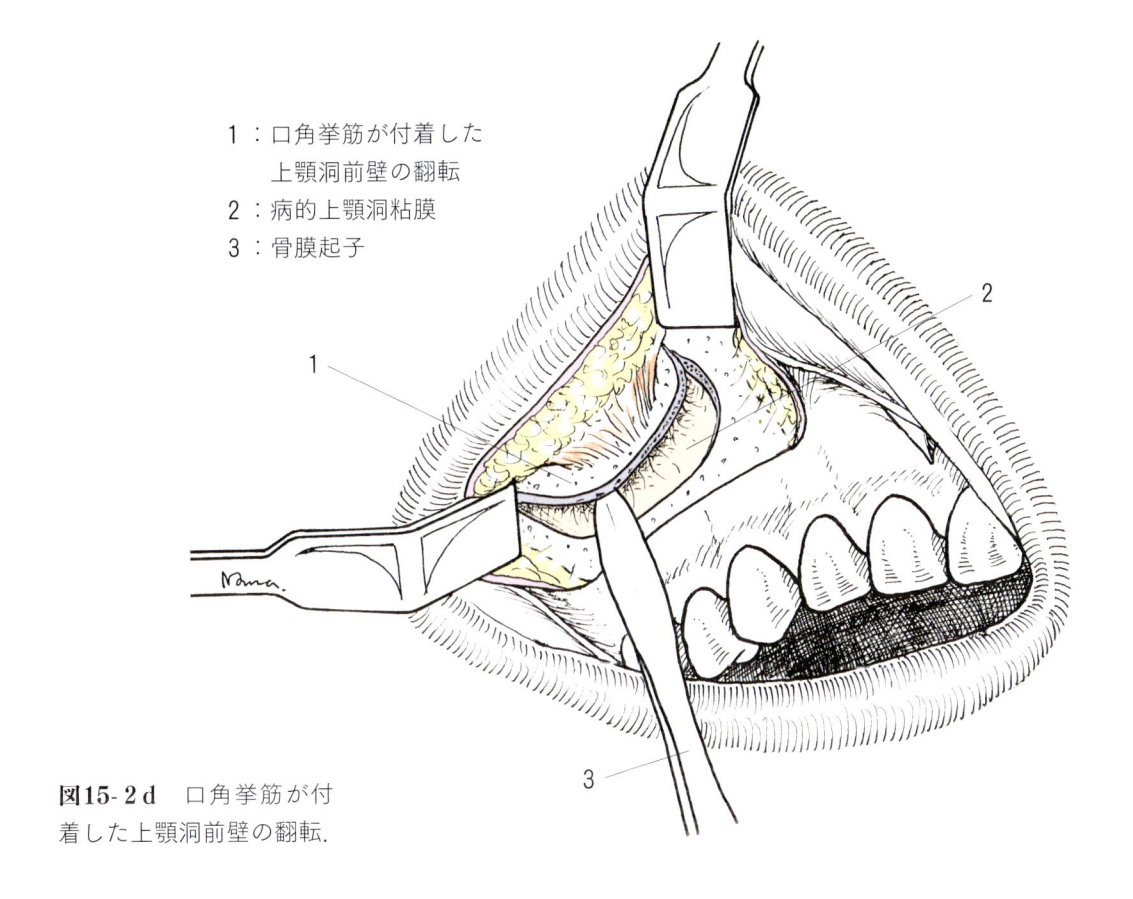

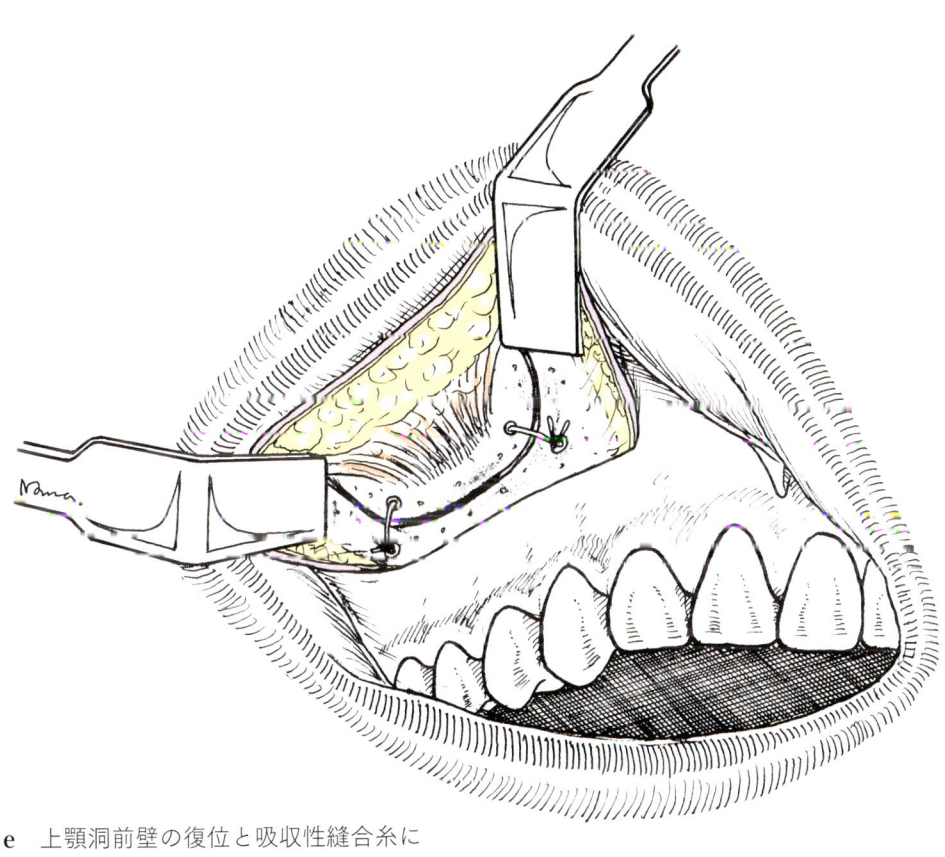

図15-2e 上顎洞前壁の復位と吸収性縫合糸による縫合固定．

上顎洞内異物摘出術

ほとんどの上顎洞内への異物迷入は，歯科治療時に生じる．異物としては破折歯根，インプラント，根管充填剤など比較的小さなものが多い．診断にはパノラマ撮影，ウォーターズ法によるエックス線撮影，CT検査が有用である．しかしながら小さい異物の形態と位置を正確に確認するためには，コーンビームCTが優れている．摘出のためのアプローチとしては抜歯窩やインプラント埋入窩を拡大する場合もあるが，安全確実に，後遺症も残さず短時間で行うことのできる犬歯窩からのアプローチが一般的である．

手術術式

①患側の歯肉頬移行部に沿って，粘膜から骨膜まで長さ3～4cmの切開を加え，上方へ向かって骨膜下剥離を行い上顎洞前壁(犬歯窩)を明示する．

②眼窩下孔と上顎歯牙の根尖を避けながら，ラウンドバーで上顎洞前壁を直径1.5～2cm大に骨切りし，上顎洞粘膜と骨と一緒に開窓する．

③ついで予め位置を想定した部位を明視野のもとで観察し，異物を確認したら深部用の鋭匙鉗子を用いて確実に異物を把持して摘出する(**図15-3**)．洞内が出血している場合は血液を吸引し，確実に異物の位置を確認してから摘出する．

④異物摘出後は，開窓部の骨を復位に戻し，吸収性縫合糸で2か所結紮固定した後，創を4-0黒色絹糸で縫合閉鎖する．

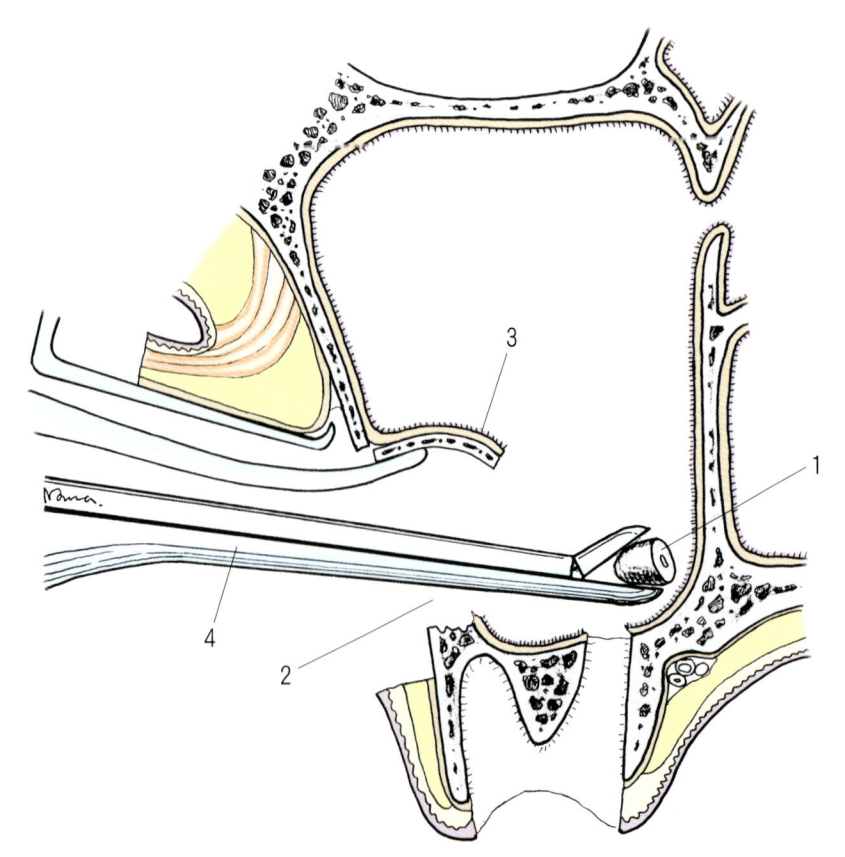

1：歯根(異物)
2：開窓部
3：上顎洞粘膜
4：鋭匙鉗子

図15-3 上顎洞内異物の摘出．

⑤粘膜骨膜弁を引き延ばし，**図15-5f**のように瘻孔周囲の粘膜に縫合する．この際，**図15-5g**に示すように，近心口蓋側，近心頬側，遠心口蓋側，遠心頬側の4箇所は水平マットレス縫合を行う．

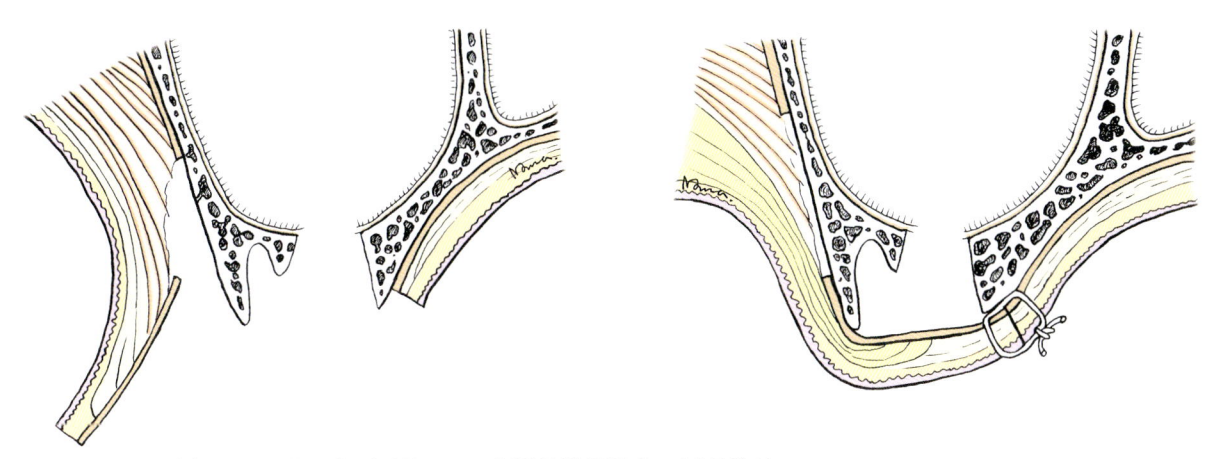

図15-5e, f 減張切開による頬側粘膜骨膜弁の延長効果．

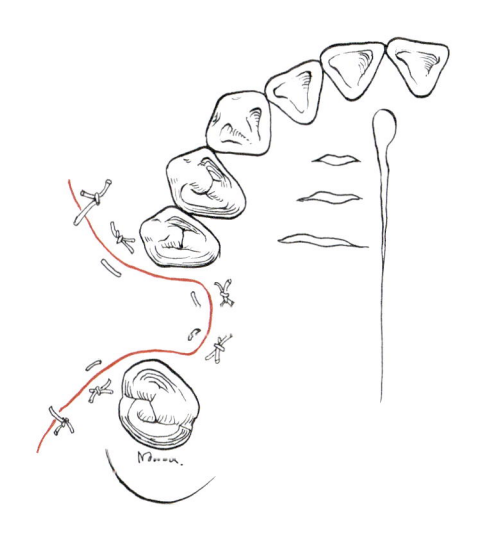

図15-5g 近心口蓋側，近心頬側，遠心口蓋側，遠心頬側の4箇所は水平マットレス縫合を行う．

口蓋側の粘膜骨膜弁を用いる方法

口蓋動・静脈を血管柄として用いる島状粘膜骨膜弁(island flap)である．

①**図15-5h**のように，瘻孔の周囲の切開線とは別に，口蓋粘膜弁を設計する．
②瘻孔周囲の粘膜を切除し，口蓋の粘膜骨膜弁を翻転したあと，**図15-5i**に示すように前口蓋動・静脈を残しながら，瘻孔部の大きさと形態に合わせて粘膜骨膜弁の先端を切り離す．
③**図15-5j**に示すように，細心の注意をはらいながら粘膜骨膜弁から前口蓋動・静脈を大口蓋孔まで剥離し，ついで瘻孔部との間の粘膜骨膜をトンネル状に剥離して，その下を通して島状粘膜骨膜弁を瘻孔部へ移動させる．
④島状粘膜骨膜弁と口蓋の粘膜骨膜弁を4-0黒色絹糸で縫合し(**図15-5k**)，島状粘膜骨膜弁採取後に口蓋に生じた粘膜欠損部はコラーゲン膜などで被覆し，予め作製しておいた保護床を装着する．

口腔上顎洞瘻閉鎖術

　上顎臼歯部では歯根尖と上顎洞底は接近していて，根尖が洞底に露出していることも稀ではない．このような症例では，抜歯により上顎洞が穿孔することもあり，抜歯窩が浅かったり穿孔の直径が大きい場合には口腔上顎洞瘻となる可能性が高い．比較的小さな瘻孔であれば頬側から翻転した粘膜骨膜弁を用いて閉鎖する方法が有用であるが，瘻孔が大きかったり頬側の歯槽粘膜に瘢痕がある場合には口蓋の粘膜骨膜弁を用いて閉鎖する．

頬側の粘膜骨膜弁を用いる方法

① No.11またはNo.15のメスを使って，図15-5aに示すように瘻孔周辺部の軟組織を骨面まで切開し，除去する．

② ついで頬側に図15-5bに示すような，上方に広い基底を持つ逆さ富士形の粘膜骨膜弁を設計する．

③ No.15のメスを使って，設計線に沿って骨膜まで一気に切開し，骨膜下剥離で頬側の粘膜骨膜弁を十分な高さ（頬筋の付着部を超えたあたり）まで翻転する（図15-5c）．

④ 粘膜骨膜弁を翻転したら，図15-5dに示すようにNo.11のメスを使って骨膜のみに減張切開を加えると，骨膜に裏打ちされた粘膜骨膜弁は，図15-5eに示すように，緊張させずに瘻孔部を覆うことができる．

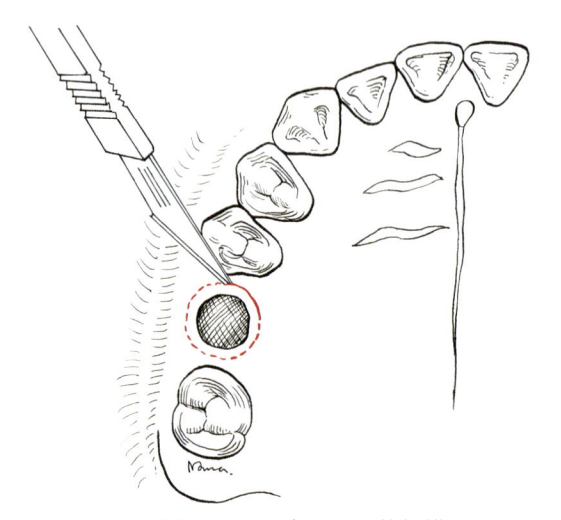

図15-5a　瘻孔周囲軟組織の切除（新創面を作る）．

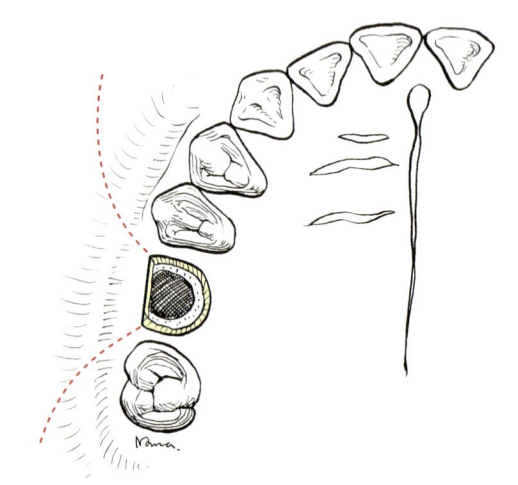

図15-5b　頬側の切開線の設定．

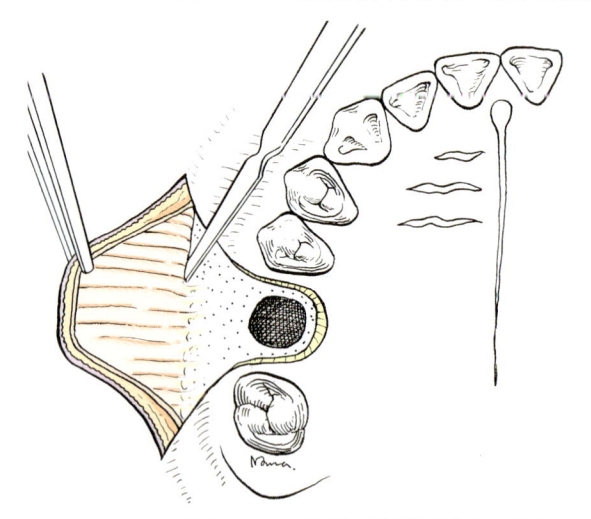

図15-5c　頬側の粘膜骨膜弁の翻転．

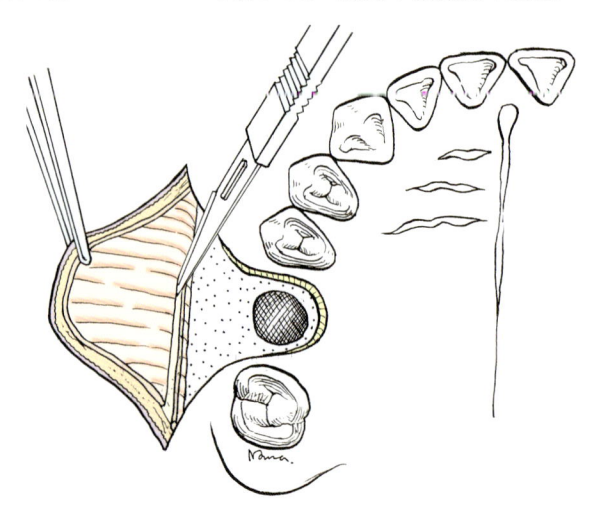

図15-5d　骨膜の減張切開．

③種々の上顎洞粘膜剥離子を使い分けながら囊胞と瘢痕組織を周囲から分離して摘出するが，骨面からの剥離が困難な場合は**図15-4c**のように歯科用鋭匙や鋭匙鉗子の使用も有効である．その際，囊胞と囊胞の間に隔壁が存在する場合には，スタンツェや骨鉗子を用いてこれを取り除き，上顎洞を単一の形に整形し，病的組織が残留しないようにする（**図15-4d**）．
④下鼻道に対孔を設置し，滲出液や貯留液の排出路を確保する．
⑤洞内を加温生理食塩液で洗浄し，洞内にベスキチンガーゼを挿入し，その端を外鼻孔から外へだし，安全ピンなどで固定する．
⑥口腔内の創を4-0の黒色絹糸で縫合閉鎖する．

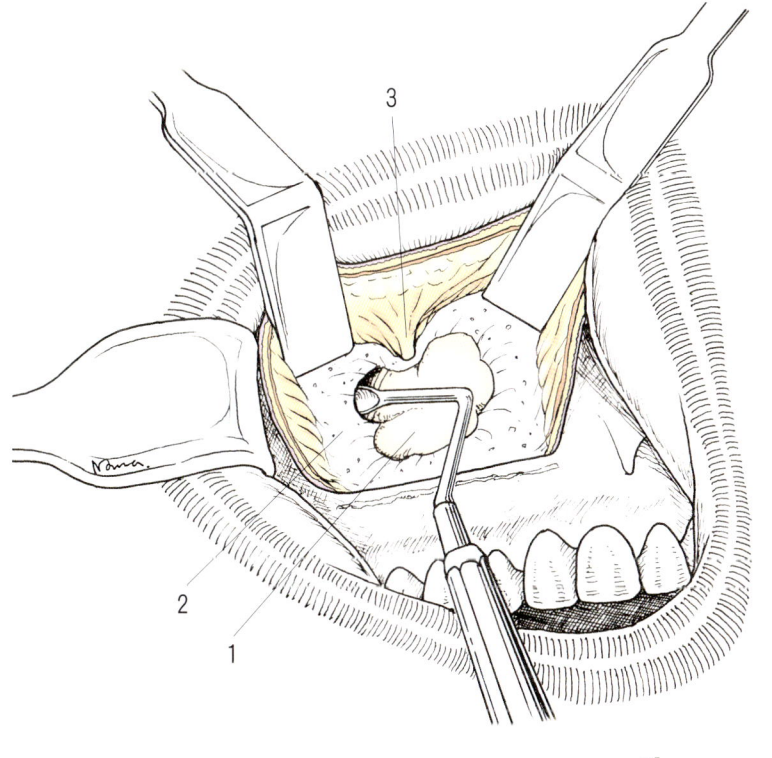

1：囊胞壁
2：骨壁
3：眼窩下孔

図15-4c 骨と囊胞の境界を明示し，そこから囊胞の剥離をはじめる．

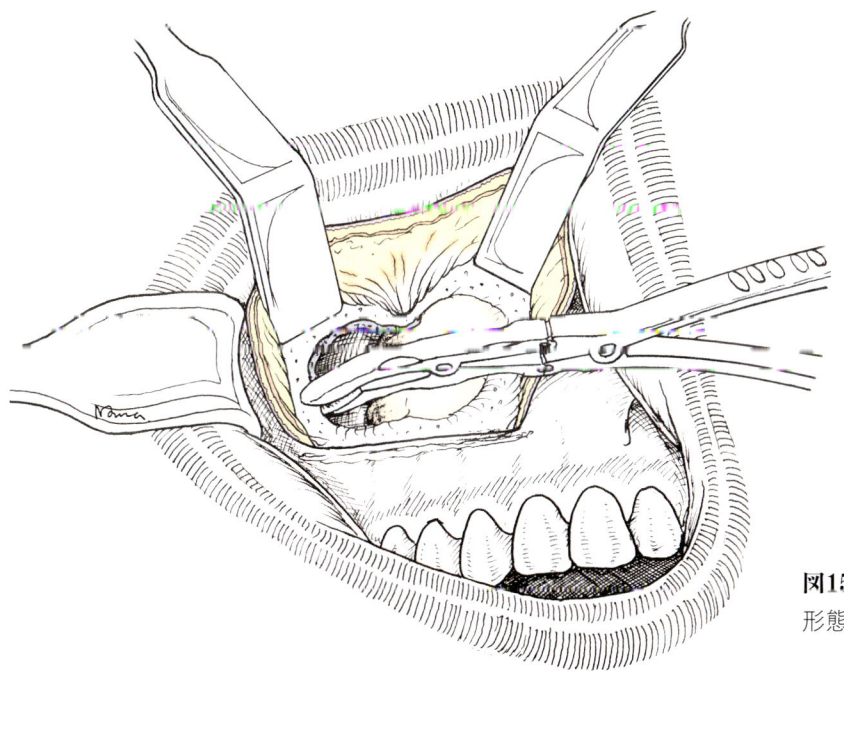

図15-4d 残存する上顎洞の形態に応じた開窓部の拡大．

術後性上顎囊胞摘出手術

　上顎囊胞は，上顎洞根治手術後10〜20年経過した後に発生する原因が定かではない囊胞で，おそらく手術の際に洞内に残留した粘膜上皮や，粘液腺上皮などが瘢痕組織のなかで囊胞化(分泌物により)したものとされている．

診断および術前の準備

　上顎洞内にある囊胞の部位，大きさと数，上顎洞壁の欠損の部位と大きさなどをCT,やMRIの画像で確認する．

麻酔

　上顎洞根治手術をほぼ同じである．

手術術式

　上顎洞根治手術と基本的には同じである．
① 口角鉤を用いて患側の口腔前庭を伸展させ，前回の上顎洞根治手術の瘢痕を明示する．切開線はこの瘢痕の上に設定する(**図15-4a**)が，その直下の骨が欠損していたり瘻孔が形成されている場合は，切開線を骨の裏打ちのある歯頸部近くに設定する．その方がその後の剥離操作がやりやすいこともある．No.15の円刃刀で粘膜から骨膜まで切開する．
② 上顎骨の前，外側面に沿って上方へ骨膜下剥離を進めるが，前回の手術で上顎骨前面の骨は除去されており，ここから瘢痕組織(肉芽組織)が洞内へ入り込んでいることも多い．そのため盲目的に骨膜下切離をしていくと，このなかに引き込まれている眼窩下神経を損傷する恐れがある．したがって**図15-4b**に示すように，残存している骨面に沿って上方へ向かって剥離を進め，まず眼窩下孔とそこからでてくる眼窩下神経を確認してから，剥離剪刀やメスを用いて，洞内に入り込んでいる瘢痕組織を切離する．周辺に健常な骨が確認できるまで十分に剥離したら，洞内の囊胞の摘出に移る．

1：前回の手術の瘢痕
2：切開線

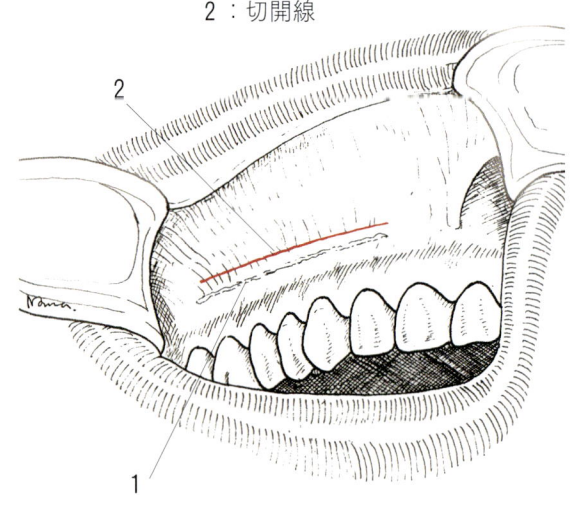

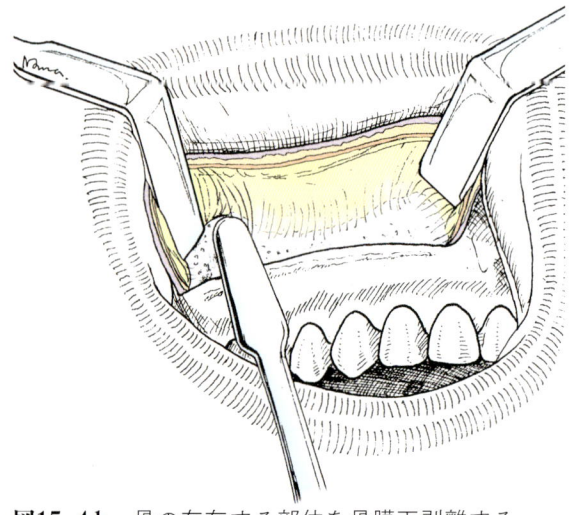

図15-4a 切開線の設定．　　　　　**図15-4b** 骨の存在する部位を骨膜下剥離する．

上顎洞関連手術

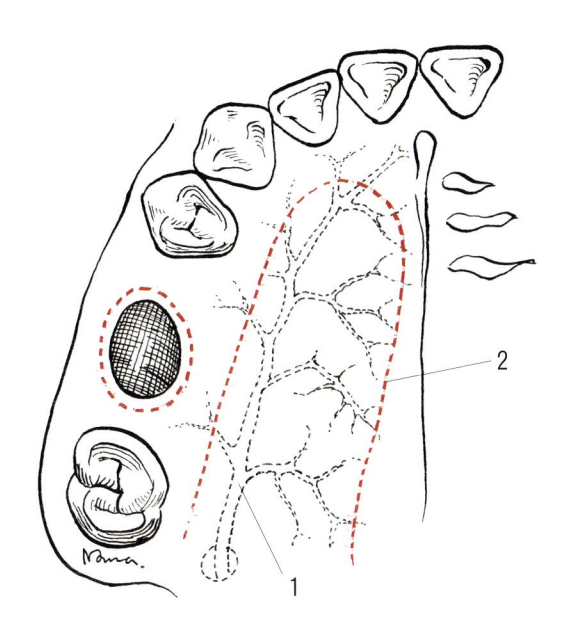

1：口蓋動・静脈
2：口蓋粘膜骨膜弁の切開線

図15-5h 瘻孔周囲軟組織と口蓋粘膜の切開線.

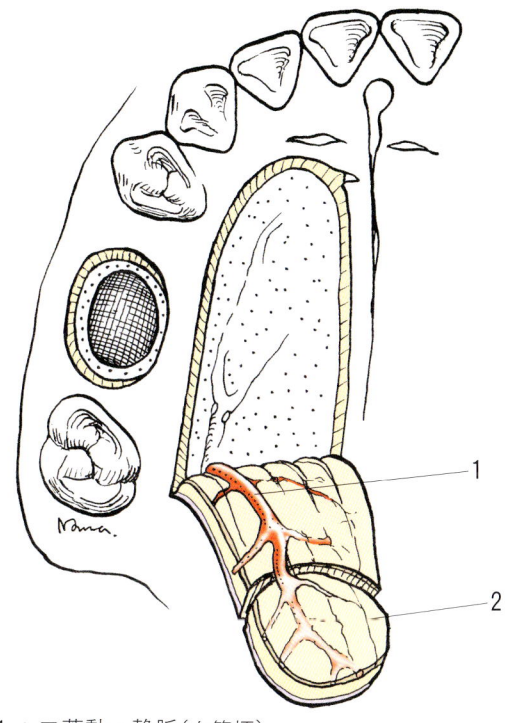

1：口蓋動・静脈（血管柄）
2：島状粘膜骨膜弁（island flap）

図15-5i 口蓋の粘膜骨膜弁の剥離と島状粘膜骨膜弁の作成.

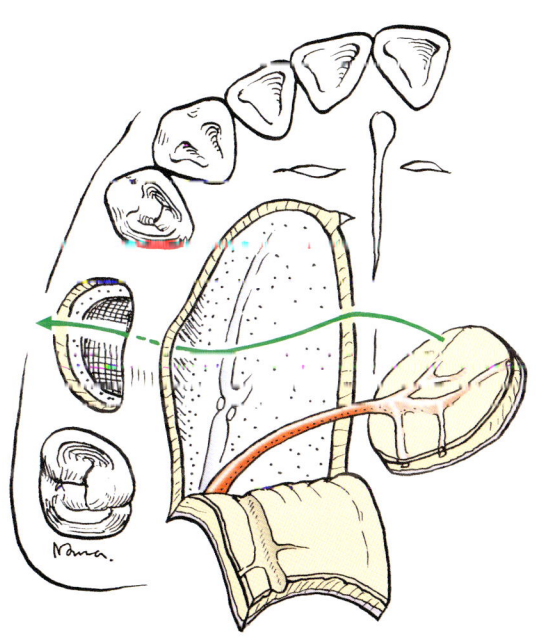

図15-5j 島状粘膜骨膜弁の瘻孔部への移動.

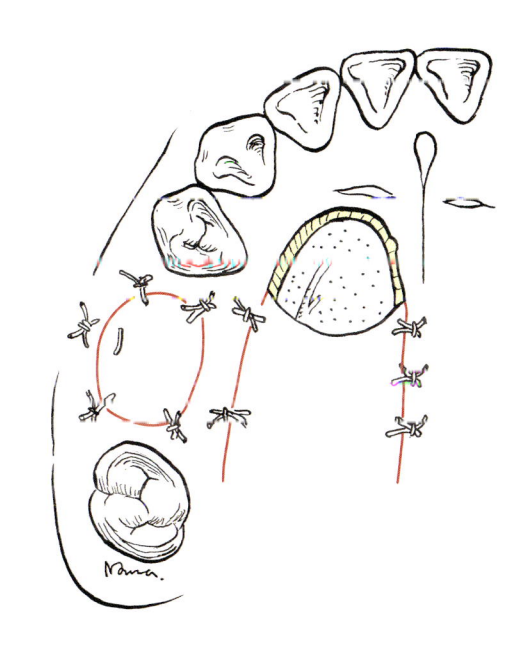

図15-5k 島状粘膜骨膜弁による口腔上顎洞瘻孔の閉鎖.

上顎洞経由顎動脈結紮法

　口蓋や上顎歯槽部の血管腫の切除など顎動脈の分枝による大量出血が予測される場合には，切除に先立つ顎動脈の結紮はきわめて有用である．

適応

　顎動脈の結紮により出血量の軽減が得られる場合や，顎動脈結紮以外に止血できない出血の場合．

診断

　上顎洞内に腫瘍性病変，とくに悪性腫瘍が存在しないこと．

手術術式

①Caldwell-Luc法に準じて上顎洞前壁を広く開窓する．
②上顎洞後壁の粘膜を翻転し，上顎洞後壁を骨ノミないしはダイヤモンドバーでその後ろの骨膜を損傷しないよう注意深く削除する（図15-6a）．
③図15-6bに示すように骨膜を十字に切開し，これを翻転して翼口蓋窩を明示する．
④翼口蓋窩には脂肪とすう疎な結合織があり，そのなかに拍動している顎動脈とその分枝が観察される（図15-6c）．
⑤これらの血管を先端の細長いモスキート鉗子，ないしは剥離剪刀を用いて周囲組織から分離し，クリップ鉗子を用いてクリップで顎動脈とその分枝をクリップする（図15-6d）．
⑥翻転した骨膜と洞粘膜を復位し，口腔の粘膜骨膜弁を4-0黒色絹糸で縫合する．

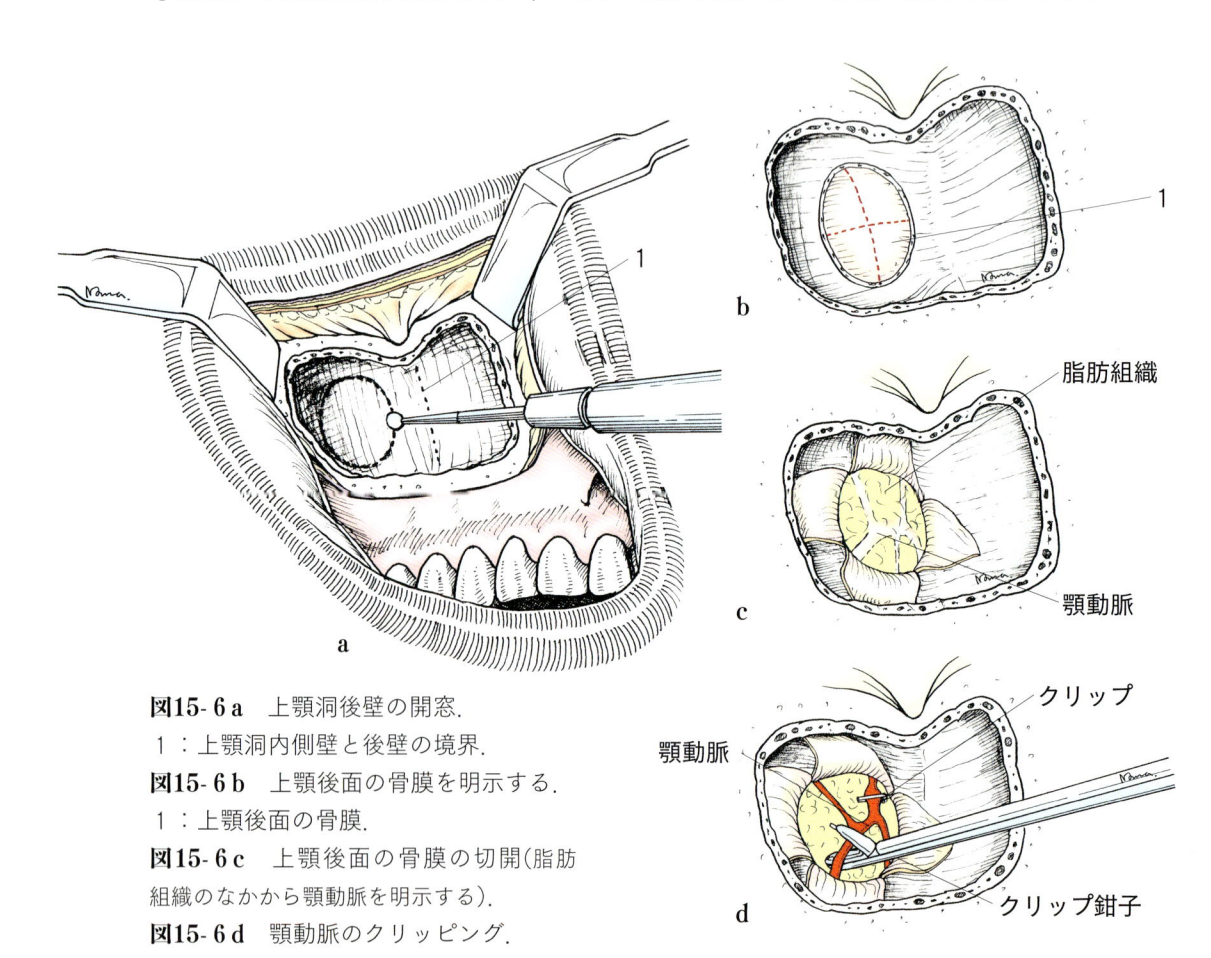

図15-6a　上顎洞後壁の開窓．
1：上顎洞内側壁と後壁の境界．
図15-6b　上顎後面の骨膜を明示する．
1：上顎後面の骨膜．
図15-6c　上顎後面の骨膜の切開（脂肪組織のなかから顎動脈を明示する）．
図15-6d　顎動脈のクリッピング．

CHAPTER16

固定法

愛知学院大学歯学部顎口腔外科学講座
栗田賢一

歯の脱臼，歯槽骨骨折，顎顔面骨骨折の整復固定ならびに口腔顎顔面領域の腫瘍切除後の再建において，"固定"は重要な位置を占める．固定法には，その目的によってさまざまな種類がある．

脱臼した歯の固定法

線副子と0.3mm線による固定法

　　脱臼歯(図16-1では両側中切歯)が歯槽から抜けだすのを防ぐため,切端に結紮線をかける(図18-1a).但し,下顎歯と咬合しない場合に限る.

ワイヤーレジン法

　　図16-1bに示すように,0.3mm線で接触点を挟むように結紮し,その部分をレジンないしは瞬間接着剤で固定する.歯頸部が不潔にならない利点がある.

ダイレクトボンディング法

　　図16-1cに示すように,簡単に曲げた主線を直接ないしは矯正用ブラケットを介して接着する方法である.最も簡便な方法で,接着剤(スーパーボンドなど)の発達した今日においては一般的に多用されているが,固定力にやや難がある.

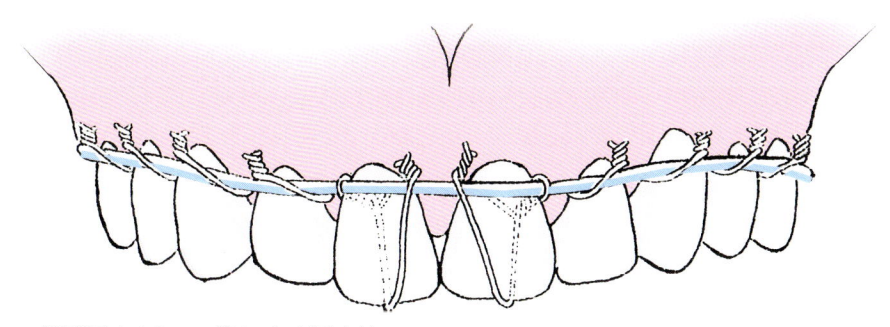

図16-1a　線副子と0.3mm線による固定法.

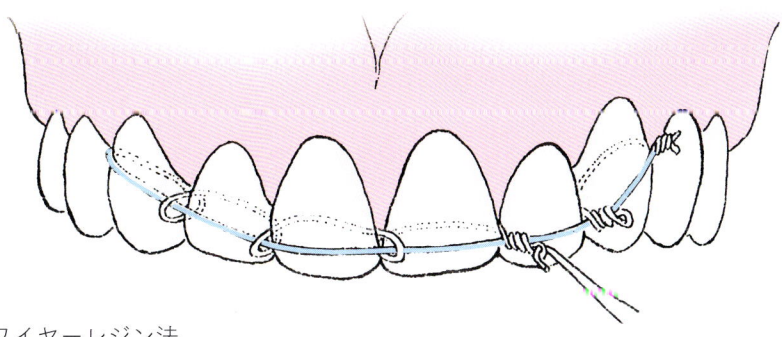

図16-1b　ワイヤーレジン法.

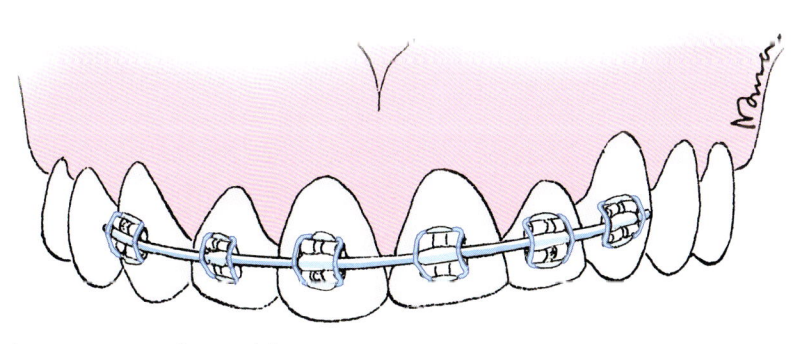

図16-1c　ダイレクトボンディング法.

歯槽骨骨折，顎骨骨折に用いる副子の種類

線副子

歯列弓にあわせて曲げた0.9mm18：8鋼線，三内式，MM式，Erich式，Schuhaldt式シーネなどを0.3mm線で歯に固定する（**図16-2 a〜c**）．副子を歯に結紮する最も簡単な方法は**図16-2 a**で，**図16-2 b**，**図16-2 c**の順に複雑になるが，固定力は強くなる．

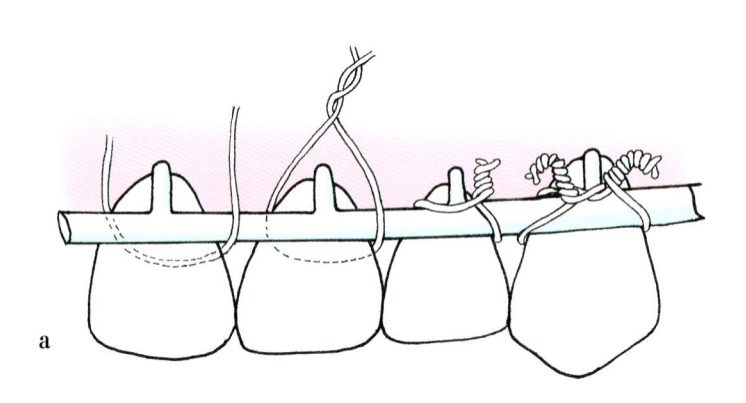

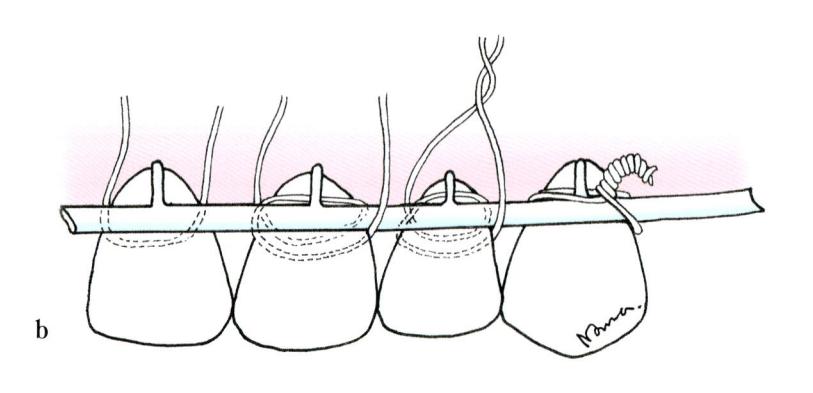

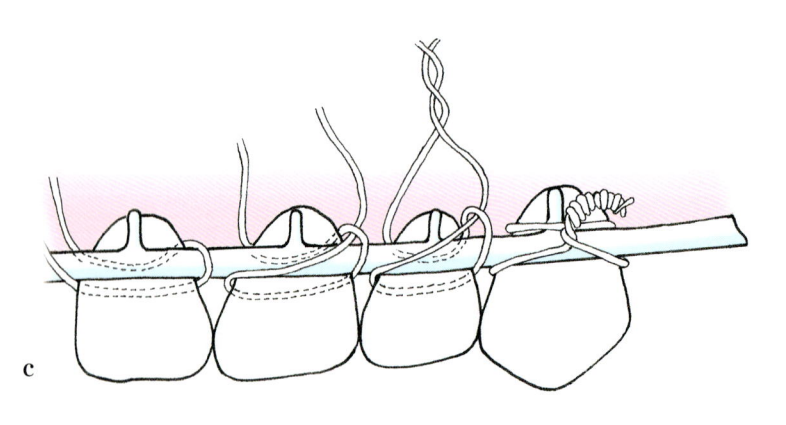

図16-2 歯槽骨骨折，顎骨骨折に用いる線副子．

連続結紮法

図16-3 a〜c に示すように，1本の0.6mm18：8鋼線を歯頸部に回して連続してフックを作りながら骨折部まで進める．この操作を反対側にも進め，骨折部で両者を撚り合せる．

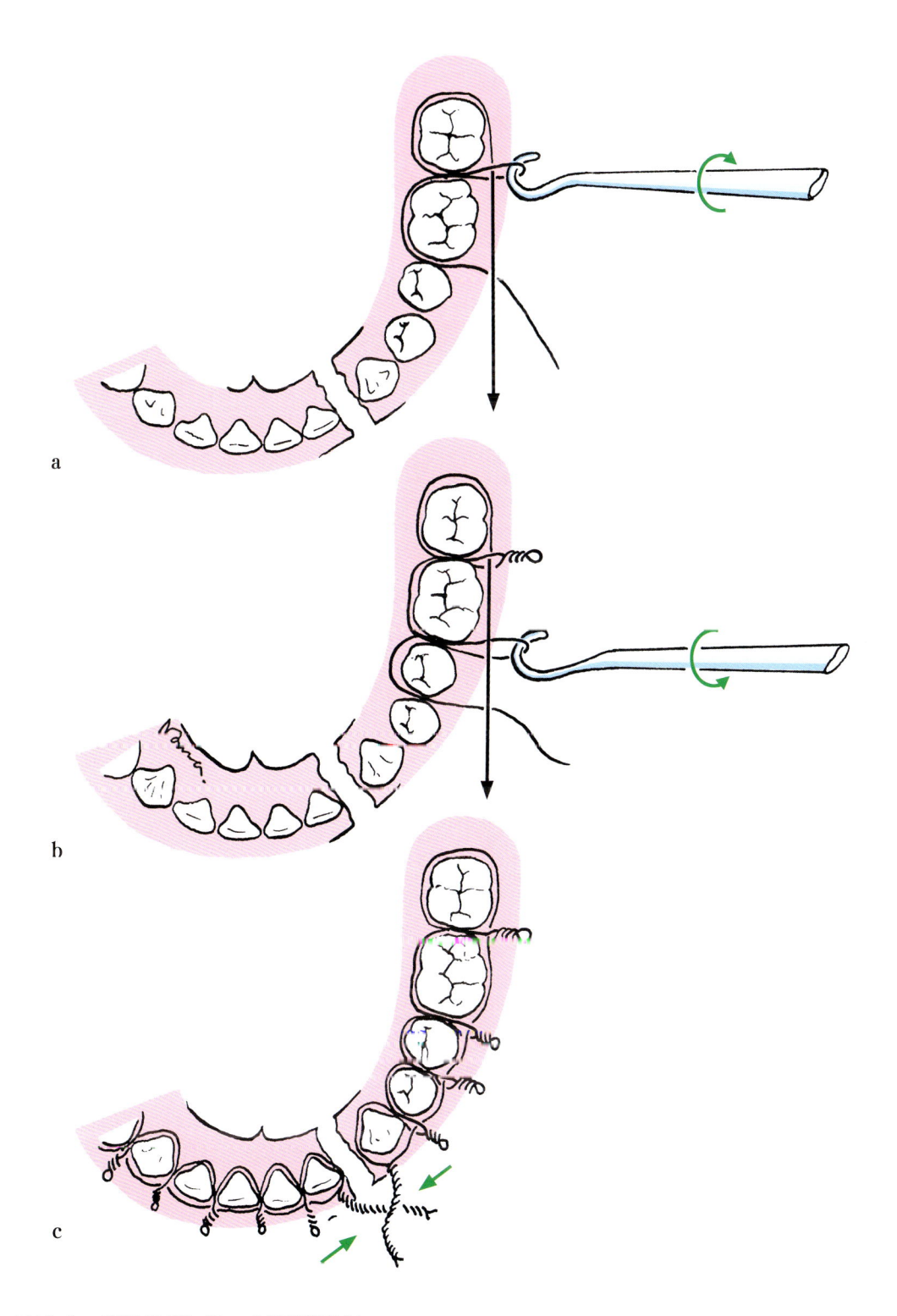

図16-3　顎骨骨折に用いる連続結紮法．

床副子＋囲繞結紮

欠損歯が多くて歯に固定源を求められない場合，義歯や義歯床の形態をした床副子を顎骨に囲繞結紮固定を行う．

■囲繞結紮法

①顎下部皮膚を尖刃刀(No.11)で2〜3mm切開する．
②皮切からmandibular awlを下顎下縁に向かって刺入し，下顎下縁から下顎骨舌側に沿って進め，下顎歯槽粘膜と口底の境界部に刺出する．ついでmandibular awlの先端の孔に0.6mmワイヤーを通し固定する(図16-4a)．
③awlを下方へ引き下げワイヤーを誘導しながら，下顎下縁を越えて今度は下顎骨の頬側に沿って進める(図16-4b)．
④下顎頬側の歯肉頬移行部にawlを刺出し，awlの先端孔からワイヤーを外し，awlを抜去する(図16-4c)．
⑤下顎下縁を回って頬舌的に通ったワイヤーをしごいて骨面に密着させ，義歯ないしは床副子の上を通して結紮する(図16-4d)．

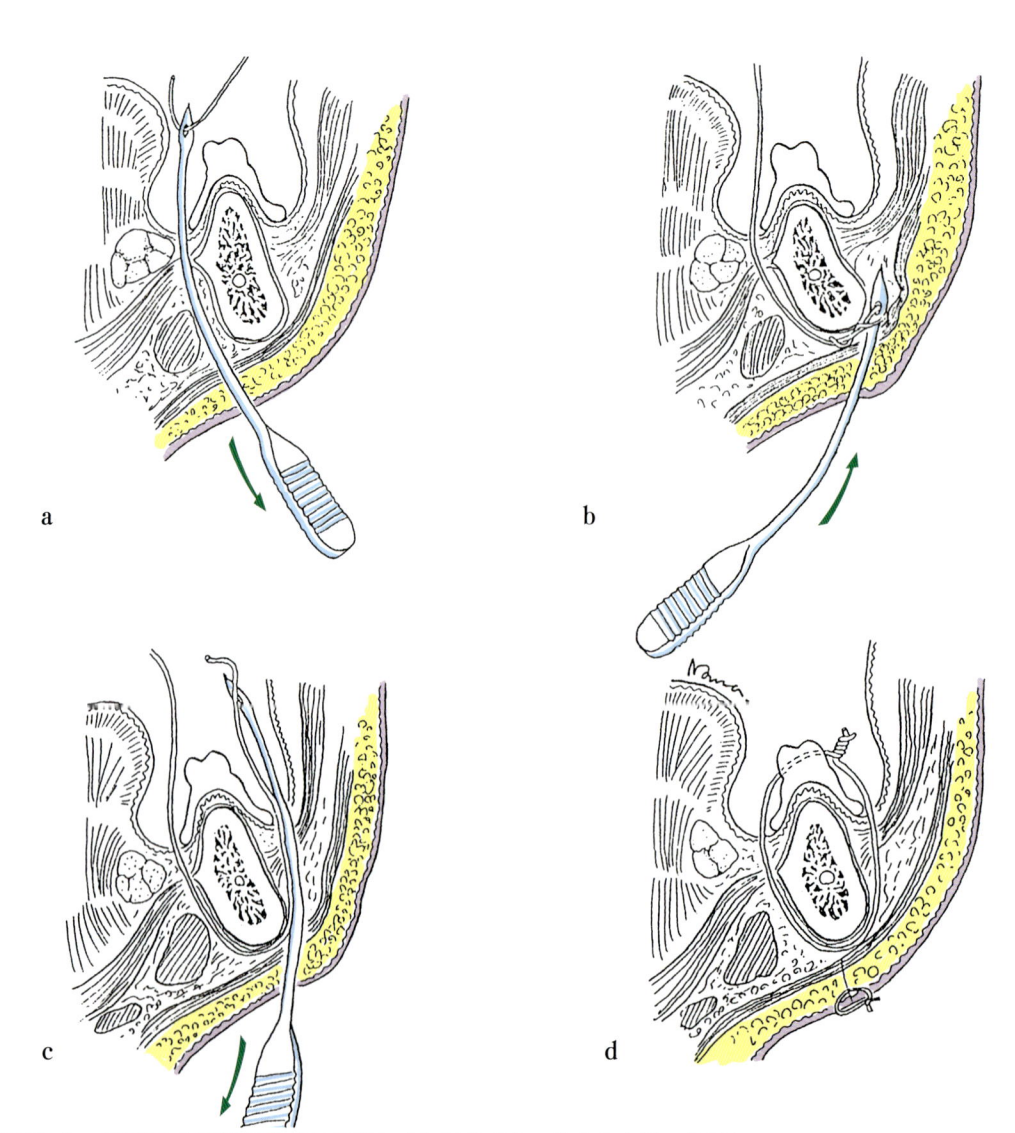

図16-4 床副子＋囲繞結紮(無歯顎など欠損歯が多い場合や小児の骨折)．

骨縫合法

　骨折線を挟んで，その両側にドリルで小孔を開け，ステンレス鋼線で縫合する．その際，下記の点に注意する．最近は組織内副子（プレートとスクリュー）による固定が一般的となったが，ステンレス鋼線による骨縫合は簡便で，後にこれを撤去する必要がないという利点がある．

①小孔の位置は下顎管や歯根を避ける．
②小孔は骨折線を挟んで骨折線に直角になるように配置する（図16-5 a, b）．さもないと図16-5 b のように，ワイヤーを締めると骨片が変位する（ズレる）．

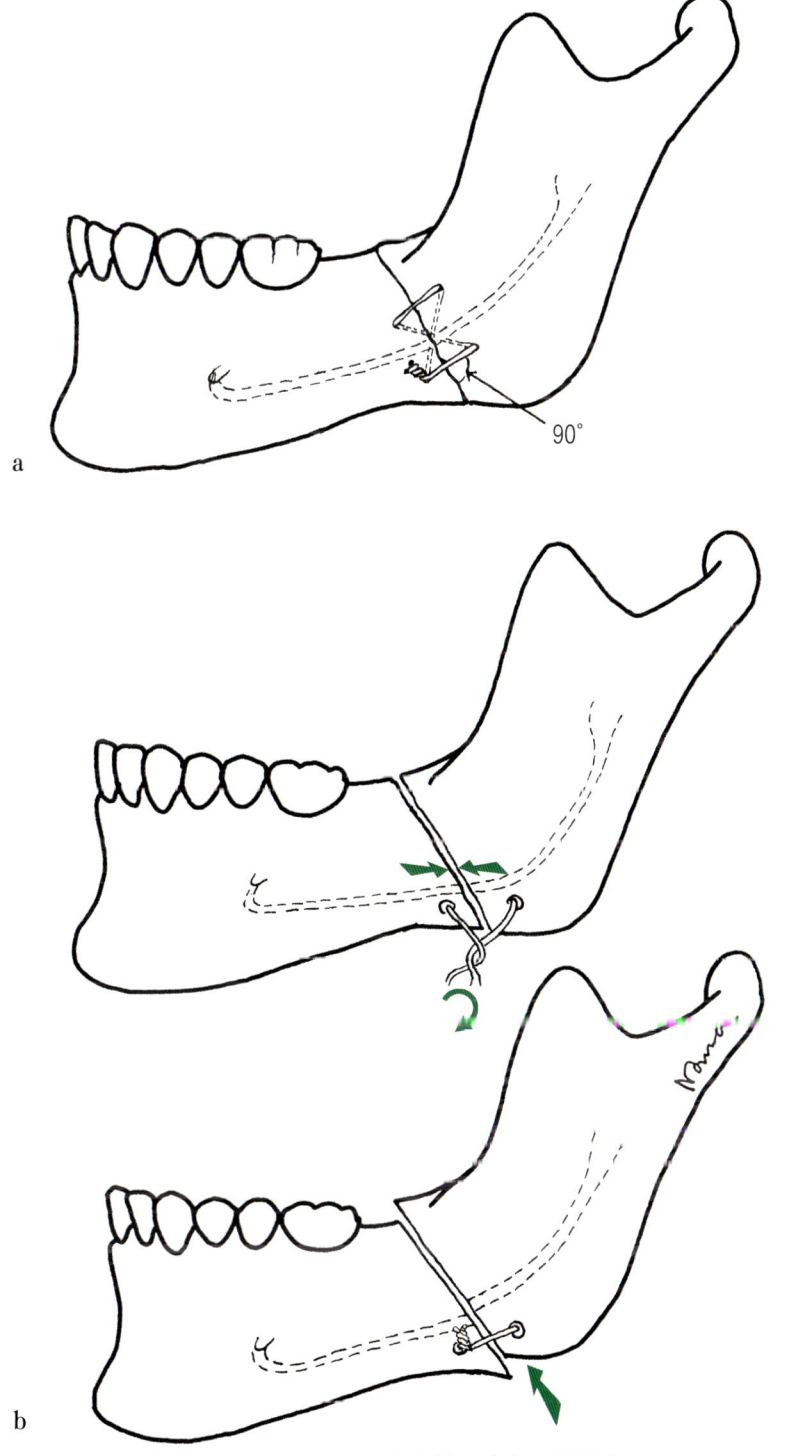

図16-5　骨縫合における注意点．ドリルホールを骨折線に直角に配置する．

③図16-6のように骨折面が斜め(剥離骨折)になっている場合は，骨折面に直角になるように穿孔し，結紮する．

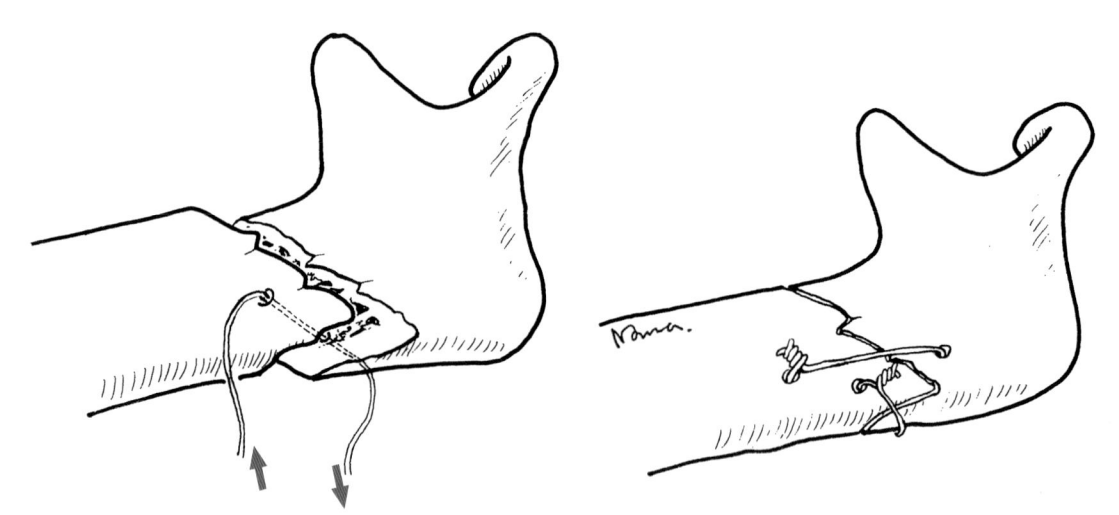

図16-6　骨縫合における注意点．ドリルホールを骨折面に直角に配置する．

④下顎下縁のズレを防ぐのに，8の字縫合がある．図16-7は8の字縫合と単一骨縫合の組み合わせである．

⑤結紮時は小孔の角でワイヤーを引っ張り上げるようにしながら，捻りあげるとよく締まる．

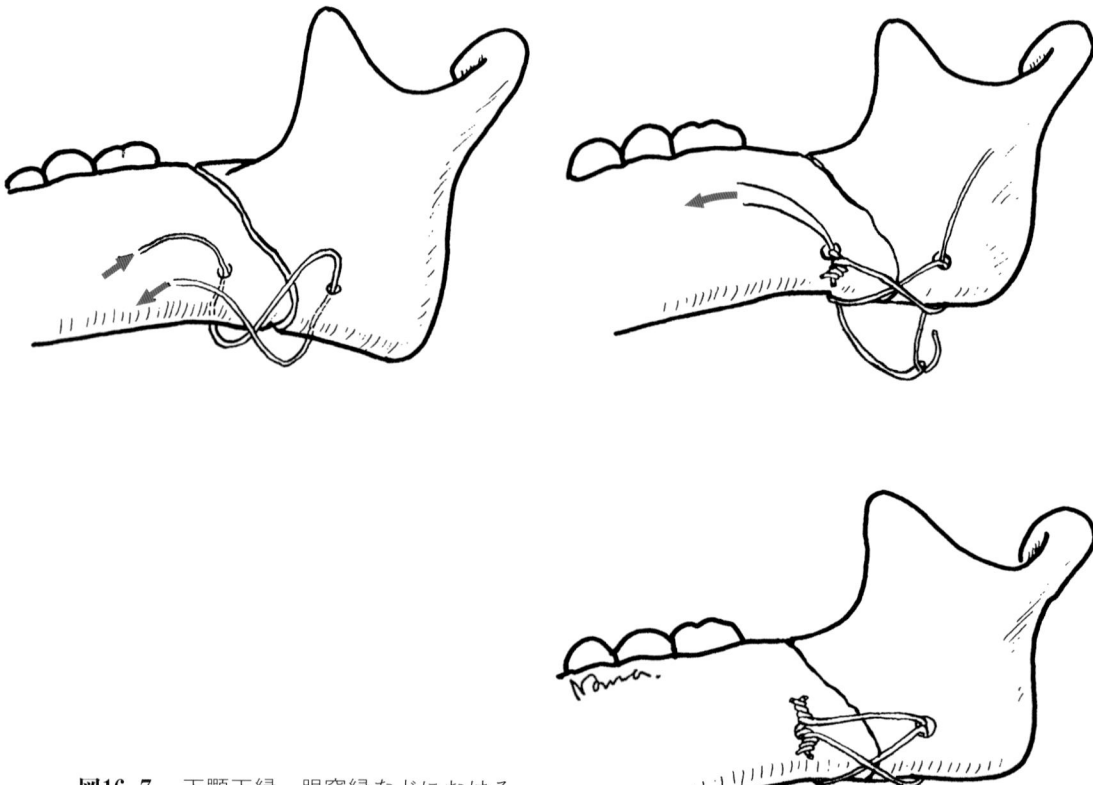

図16-7　下顎下縁．眼窩縁などにおける8の字縫合．

組織内副子による固定

ミニプレートとスクリューによる固定

　骨折整復後や骨切り後の固定で，骨欠損のない場合は**図16-8**に示すように，ミニプレートとミニスクリューが用いられる．また上顎骨骨折などの際の微細な骨片の固定には，さらに小さなマイクロプレートとマイクロスクリューが用いられる．用途に応じてさまざまな形態の製品が市販されている．ミニプレートは張力に抵抗するよう配置し，スクリューは頬側の皮質骨を貫通する長さのものを用いるのが一般的である(mono cortical fixation)．下顎角部や正中部など剪断力やねじれ負荷が加わるところでは，2枚以上のプレートの使用が望ましい．

　プレートとスクリューの材質は強度と生体親和性に優れたチタニウムが用いられているが，吸収性のL型ポリ乳酸(PLLA)を用いたものもある．後者は強度に問題があるものの，後に撤去のための手術を必要とせず，CT撮影時のアーチファクトがないという利点がある．

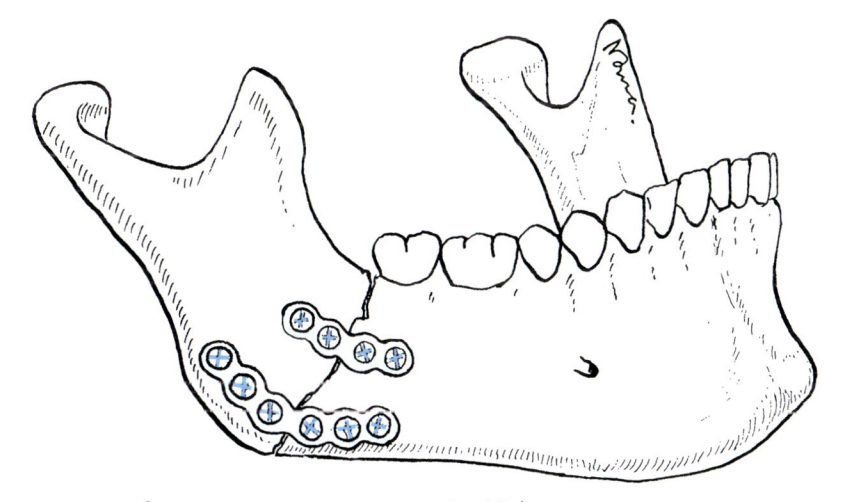

図16-8　ミニプレートとミニスクリューによる固定．

■スクリューの種類

　図16-9aは通常のスクリューで，ドリルで穿孔した後，ネジ切りを行う必要がある．**図16-9b**はself-tappingスクリューでネジ切りの必要がない．**図16-9c**はemergencyスクリューで通常のスクリューが利かなくなった際に用いられる．スクリューの太さと長さには多くのバリエーションがあり，症例に応じて使い分ける．

a：通常のスクリュー　　b：self-tappingスクリュー　　c：emergencyスクリュー

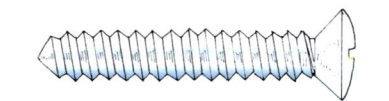

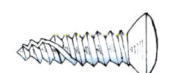

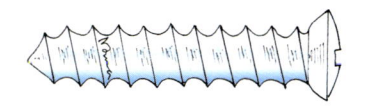

図16-9　スクリューの種類．

骨欠損部の架橋

　腫瘍切除手術や粉砕骨折で顎骨の一部が欠如した場合は，**図16-10**に示すように強固な架橋プレートが用いられる．プレートの形と長さは多くのバリエーションがあり，症例に応じて使い分ける．架橋プレートは曲げにくいので，術前にテンプレートないしは光造形模型などを利用して曲げておくと手術時間の短縮につながる．なお架橋プレートの固定は，頰舌側の皮質骨を貫通するbicorticalスクリューで行うため，下歯槽神経や歯根を損傷しないよう注意するとともに，デプスゲージを用いて正確にスクリューの長さを決める必要がある．

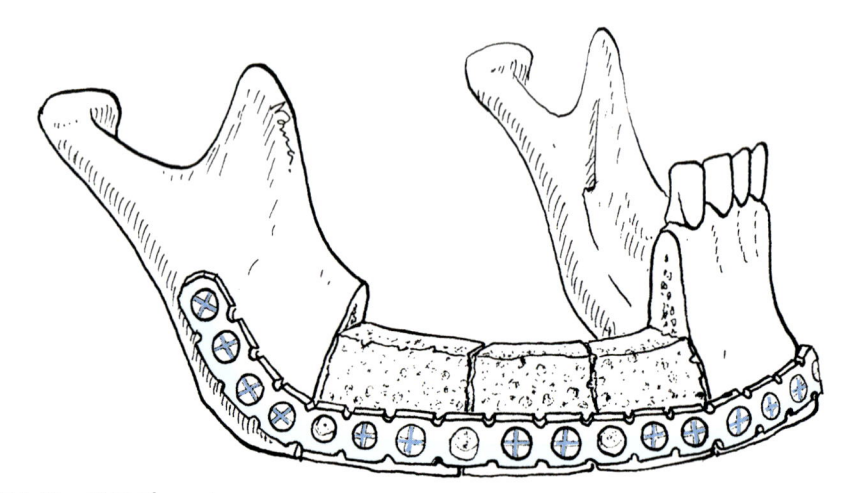

図16-10　架橋プレート．

貫通スクリューによる固定

　下顎の特殊な骨折の固定や，下顎枝矢状分割後の固定に用いられる固定法で，頰側と舌側の皮質骨を貫通するスクリューが用いられる．先に述べた通常のスクリューのなかで適当な太さと長さのものを用いる．なお下顎枝矢状分割で，顎骨の移動後，近位骨片と遠位骨片の接合部に空隙ができる場合には，**図16-11a**に示すように両骨片が接触している部位にはlagスクリュー法を，空隙がある部位にはpositionalスクリュー法を適用する．lagスクリューは，スクリューヘッド側の骨片にスクリューの山の径のドリルで穿孔し，対側の骨片にはスクリューの谷の径のドリルで穿孔してネジ切りをするので，スクリューを締めると両骨片は密着することになる．これに対してpositionalスクリューは両骨片ともスクリューの谷の径のドリルで穿孔してネジ切りするのでスクリューを締めても両骨片はそのままの状態を保ったまま固定される（**図16-11b**）．

　下顎頸部の骨折では，**図16-12**に示すように長いlagスクリューを用いて下顎頭を固定する方法もある．

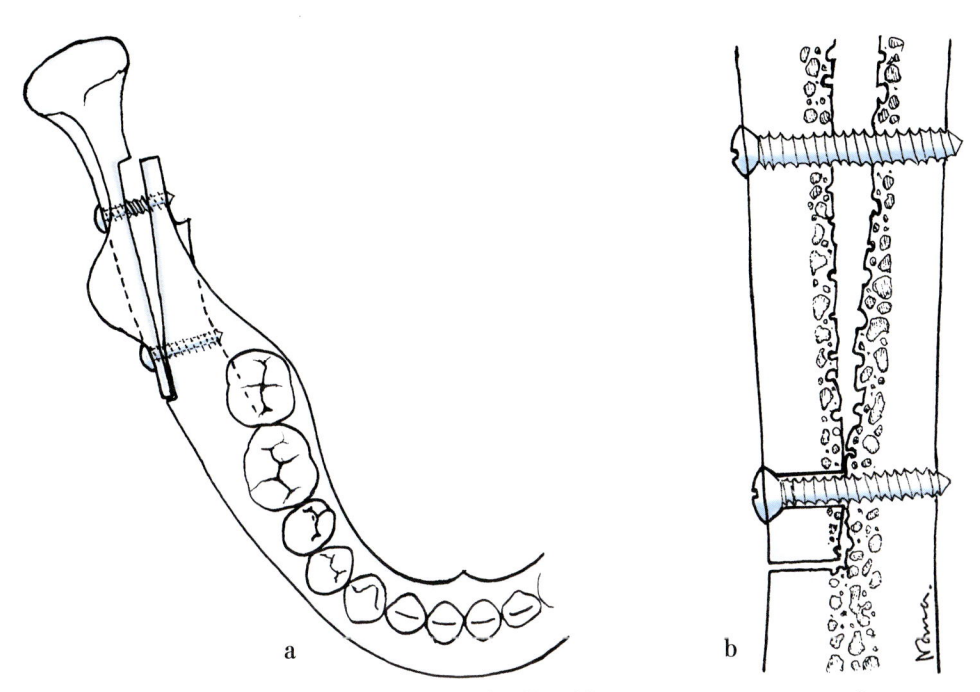

図16-11 貫通スクリューによる固定．下顎枝矢状分割における lag スクリューと positional スクリューの使い分け．

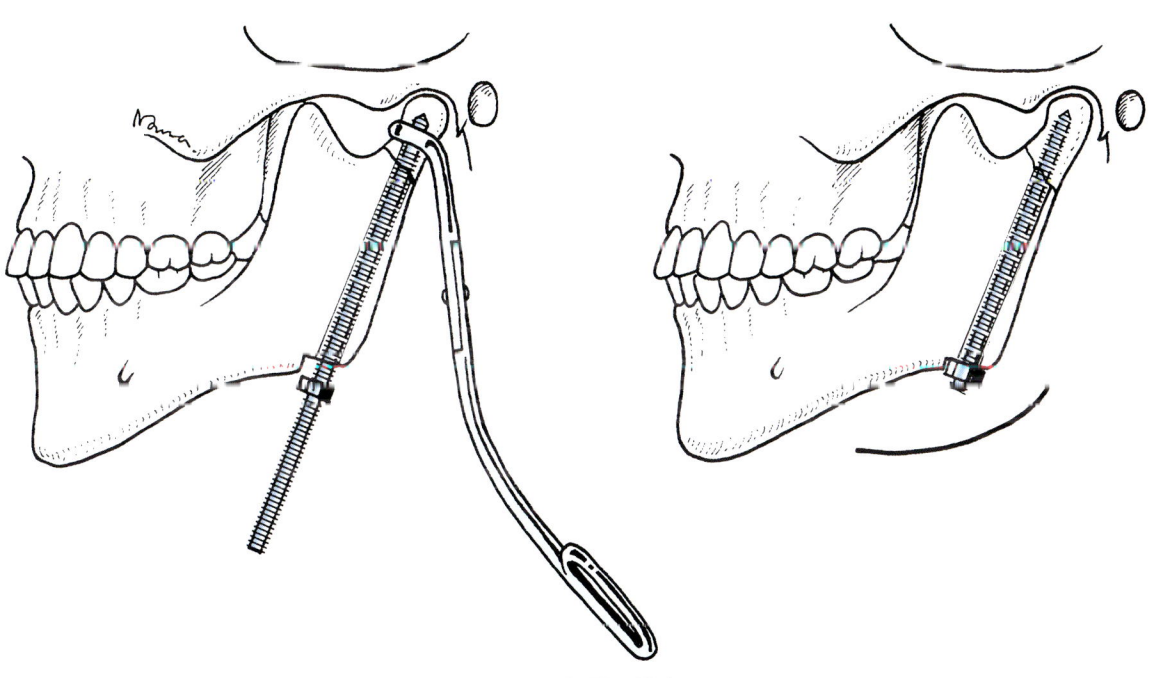

図16-12 長い貫通スクリューによる下顎頭の固定．

顎間固定と懸垂固定(suspension wireing)

上下副子の結紮

上下顎の歯列に沿って適合させた主線を0.3mmワイヤーで結紮する．上下顎の歯列が咬頭嵌合位になるように調整し，無理な矯正力が働かないよう注意する(**図16-13**)．

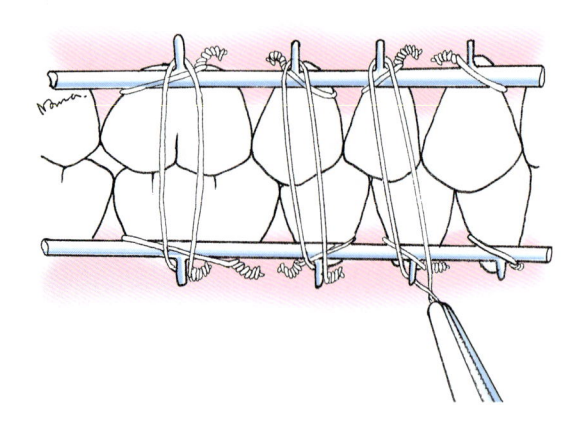

図16-13 顎間固定(上下顎副子の固定)．

懸垂固定

上顎のLe Fort型骨折と下顎骨骨折が併存していて，上顎歯列が固定源として利用できない場合，頬骨弓や前頭骨(多くは前頭頬骨縫合部)を固定源として，そこにかけたワイヤー(0.6mmワイヤー)で上顎歯列の副子を固定する．懸垂固定の術式は，先に述べた囲繞結紮固定とほぼ同じである．なお下顎が床副子の場合は，懸垂固定のワイヤーを床副子を固定している囲繞結紮ワイヤーに結紮する(**図16-14**)．

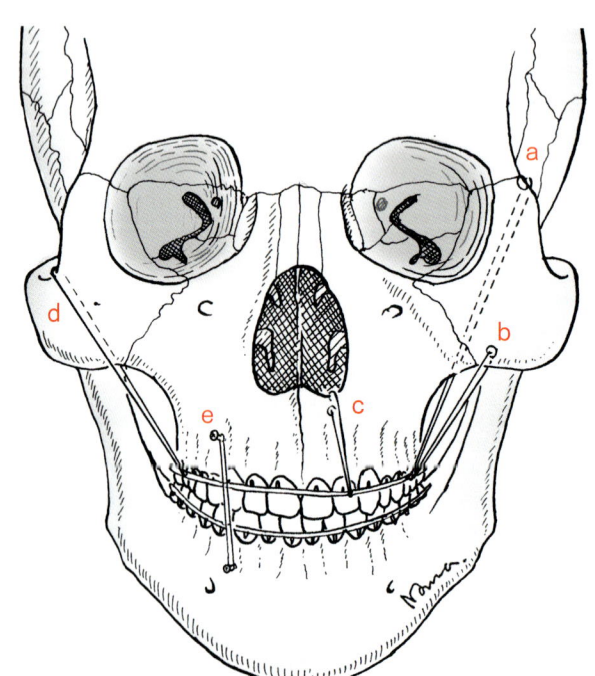

a：supraorbital rim wiring fixation
b：malar body wiring fixation
c：pyriform aperture wiring fixation
d：circumzygomatic wiring fixation
e：IMFスクリューによるfixation

図16-14 種々の懸垂固定法(internal wiring fixation)．

IMFスクリューによる固定

IMFスクリュー(self-tappingスクリュー)を犬歯と小臼歯の間に埋入し，スクリューヘッドをワイヤーで結紮する．簡便で強固な固定を得られるが，スクリュー埋入時に歯根を損傷しないよう注意する．

その他の固定法

顎外固定法

口腔外(頭蓋骨を含む)に固定源を求める方法で，Roger-Andersonの顎外固定装置(図16-15)やヘッドフレームなどがある．組織内副子が発達した今日においては中顔面骨の仮骨延長術(骨延長術)の際の固定源としてヘッドフレームが使われる以外は，これらを必要とする機会は少なくなった．

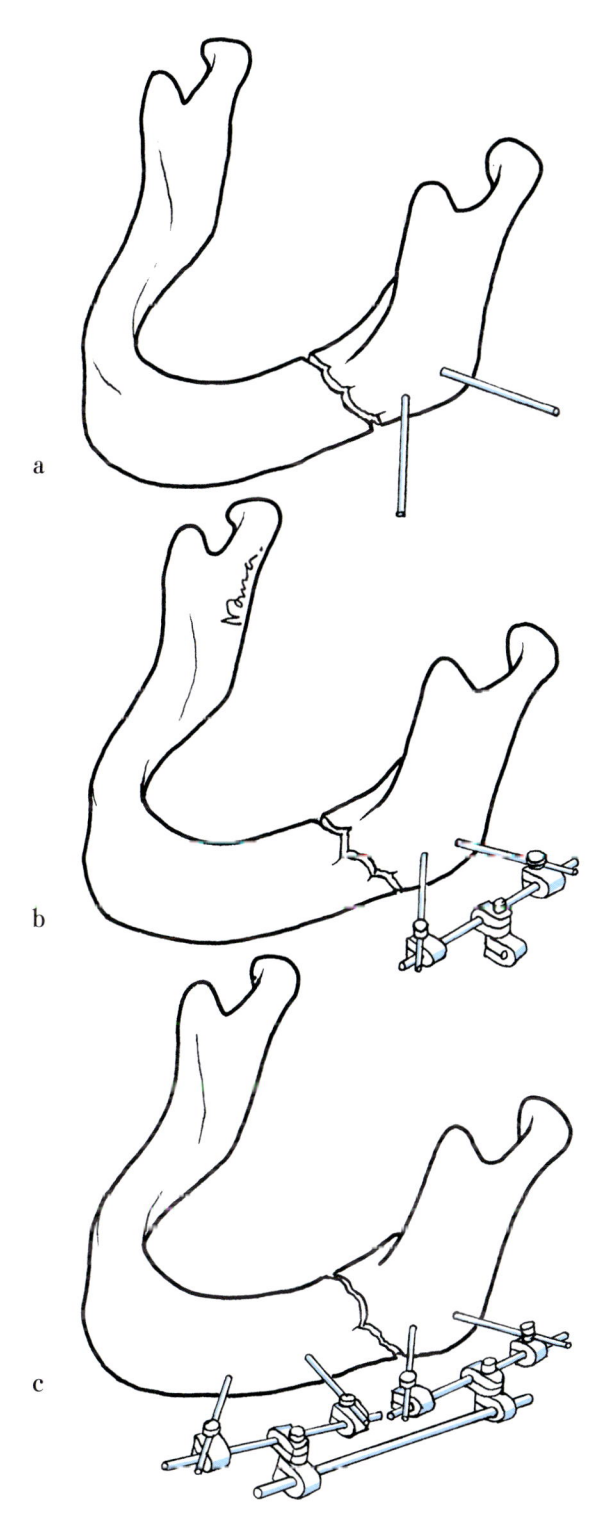

図16-15 Roger-Andersonの顎外固定．

CHAPTER17

顎顔面骨骨折の手術

鶴見大学歯学部口腔顎顔面外科学講座
濱田良樹

顎顔面骨骨折の治療目標は，骨折片を解剖学的な位置に整復し，固定するとともに，正しい(元どおりの)咬合を再現することである．そのためにはCTスキャン，CT3次元構築画像による骨折状況の正確な把握が不可欠で，骨折の状況に応じて非観血的整復固定(closed reduction)か観血的整復固定(open reduction)かを決定する．さらに観血的整復においてはその症例に最適の骨折部位へのアプローチ，整復法，固定法を選択する必要がある．

下顎骨骨折

　顎顔面骨骨折の整復固定のためのアプローチは，**図17-1**に示すようなものがあり，骨折線の位置に応じて選択される．また咬合の変位を伴う骨折の手術に際しては，手術に先立ってmodel surgeryを行い，本来の咬合状態を再現しておく必要があり，これを目安として，歯列に装着するアーチバー（三内式シーネなど**図16-2**）を作製する．また歯の欠損状態によっては，オクルーザル・スプリントや暫間義歯の準備を要することもある．

1：頭皮冠状切開（coronal incision）
2：unicoronal incision
3：結膜円蓋切開（fornix conjunctivae incision）
4：上顎歯肉頬（唇）移行部に沿った切開
5：下顎歯肉頬（唇）移行部に沿った切開
6：鼻根部切開
7：眉毛外側の切開
8：側頭部切開
9：睫毛下切開
10：顎下部切開

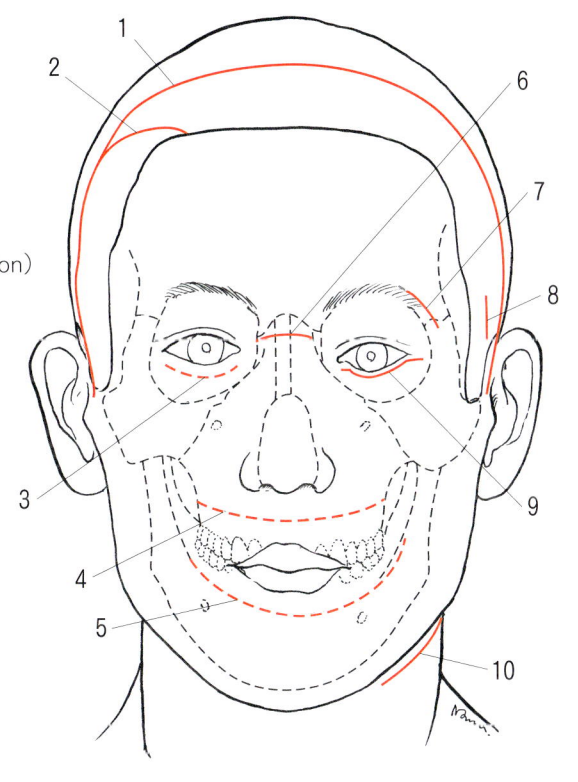

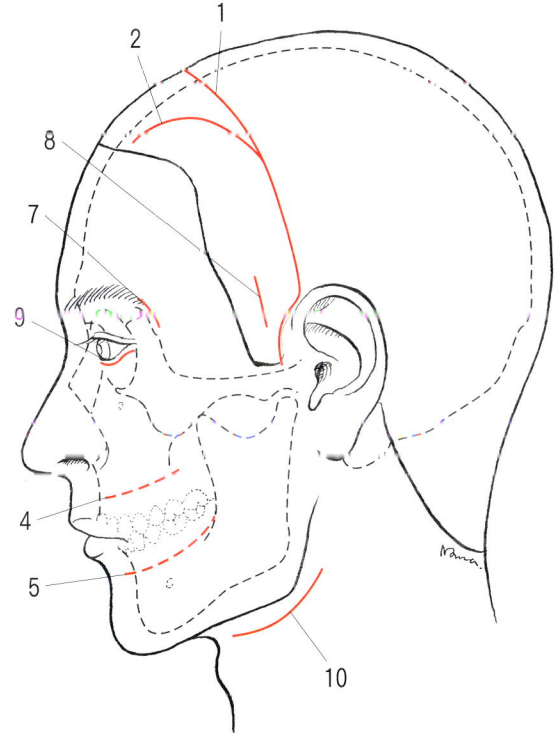

図17-1 a, b　顎顔面骨骨折の整復固定のためのアプローチ．皮膚，粘膜切開の位置．

下顎骨骨折の非観血的整復固定手術

　新鮮な単線骨折で，歯の欠損も，骨片の変異も少なく容易に整復できる症例では，上下顎の歯に装着したアーチバーないしは連続結紮線副子（図16-3）をワイヤーで結んで顎間固定（図16-13）を行うことができる．

　無歯顎など欠損歯の多い場合や，小児の骨折（永久歯の歯胚を損傷するので骨縫合やスクリューが使えない）の場合には，**図16-4**に示すように，使用中の義歯や床副子と下顎骨体を囲繞結紮固定し，これを頬骨や上顎歯槽部にねじ込んだIMFスクリューなどから懸垂固定（図16-14）することができる．

　このような非観血的整復固定法は，簡便で患者の侵襲が少ないという利点はあるが，整復の精度や固定力に限界があり，また顎間固定が6〜8週の長期に及ぶ欠点があるので，最近では変位の少ない単線骨折でも次に述べる観血的整復固定手術を行う傾向がある．

下顎骨骨折の観血的整復固定手術

■口腔内アプローチによる整復固定

　下顎骨体部（正中から下顎角）の単線骨折であれば，口腔内の切開から骨折部を明示し，直視下に整復，固定することができる．

①切開線は通常，**図17-2a**のように歯肉頬移行部に沿って設定するが，骨折線をまたいでNeumannフラップを翻転することもある．

②骨膜まで確実に切開し，骨膜下を下顎下縁まで剝離して，骨折線を明示する（**図17-2b**）．次で骨折部や骨片の間の血腫や肉芽組織を除去して骨片可動化と整復を計るとともに，上顎歯列との咬合関係を修復し，顎間固定を行う．

③骨片の整復と咬合の修正が終わったら，骨切線をまたぐよう2枚のミニプレートを適合させスクリュー固定を行う（**図17-2c**）．

1：骨折部位
2：骨膜
3：切開線

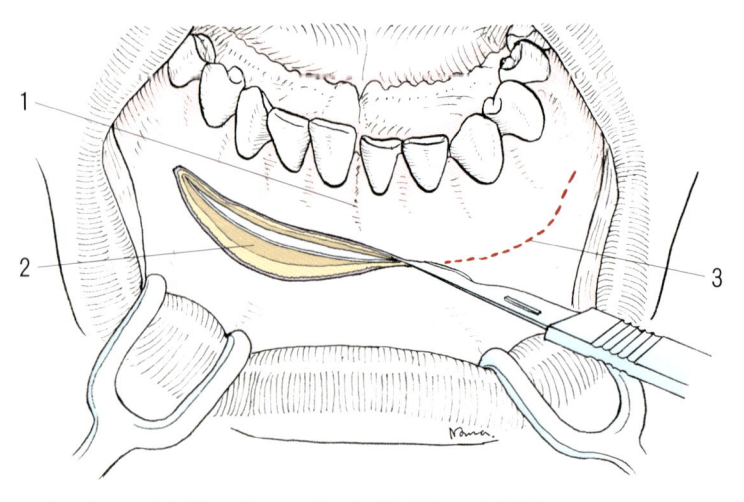

図17-2a　骨折線を跨いで歯肉唇移行部の水平断．

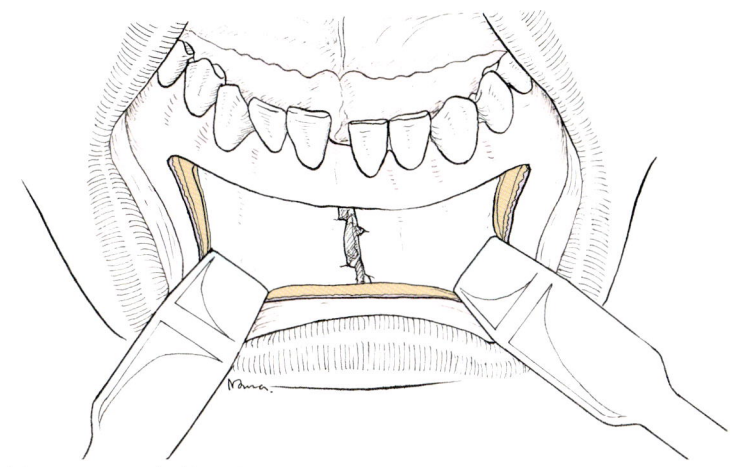

図17-2b 骨折線の明示.

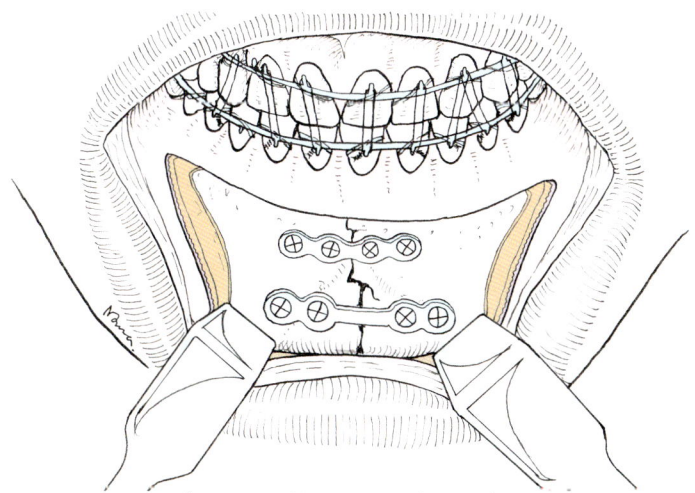

図17-2c ミニプレート2枚による骨片の固定.

ほとんど変位のない下顎智歯部の単線骨折であれば，**図17-3**のようにChampy line 上に1枚のプレートを配置すればよいが，それ以外の下顎体部の骨折であれば歯根の間と下顎下縁に2枚のプレートを配置した方が確実である(**図16-8**).

1：Chanpy line に沿って配置したミニプレート
2：骨折線

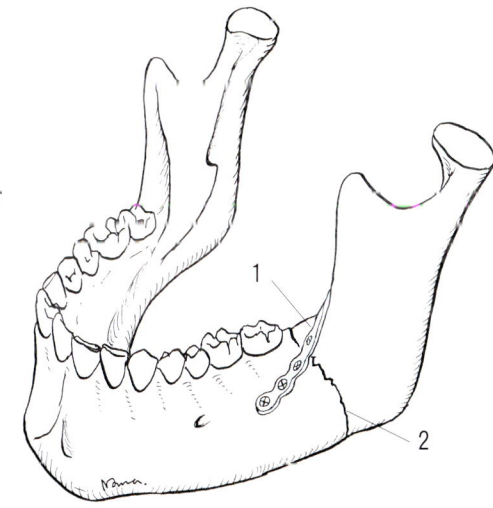

図17-3 Chanpy line に沿ったミニプレート固定.

臼後部から下顎枝にかけての骨折の固定では，下顎下縁部にプレートを固定する際は下歯槽神経を損傷しないよう細心の注意を要する．No.11のメスで皮膚に小さな刺創を加え，ここから挿入したトローカーを通してドリリングとスクリュー固定を行うとよい．長さ8mm以下の刺創であれば，皮膚に瘢痕は残らない（**図17-4a, b**）．

■口腔外アプローチによる整復固定

単線骨折でも，骨折線が斜めに走っていて整復しにくい場合や変位が大きい場合，粉砕骨折の場合には，顎下ないしはオトガイ下の皮膚切開による整復固定が採用されることが多い．

皮膚切開線の設定と皮膚切開

顎下部の皮膚から下顎下縁にアプローチする方法は，CHAPTER13, 14で述べたエナメル上皮腫（**図13-3a〜e**）や顎下腺摘出（**図14-15c, d**）の場合と共通している．下顎下縁から約2横指下に，なるべく上頸部の皺線に沿って切開線を設定し，広頸筋の深さまで切開し，広頸筋を明示する．

顔面神経下顎縁枝の確認と顔面動・静脈の切断

広頸筋を切離し，その下に現れる頸筋膜浅葉も切開して，その内側に沿って上方へ剥離を進めると，顎下腺カプセルの表層を走行する顔面静脈が現れる．顎下腺のカプセルに沿って上方へ剥離を進めると，顎下腺から顔面動脈が現れるので，ここで顔面動脈と顔面静脈を結紮切断し，顎下リンパ節群とともに上方へ翻転して下顎下縁に向かって剥離を進める．顔面神経下顎縁枝は顔面動・静脈の表層を走行しているので，この手順によればこの神経枝を損傷する恐れはない（**図14-15f〜h**）．

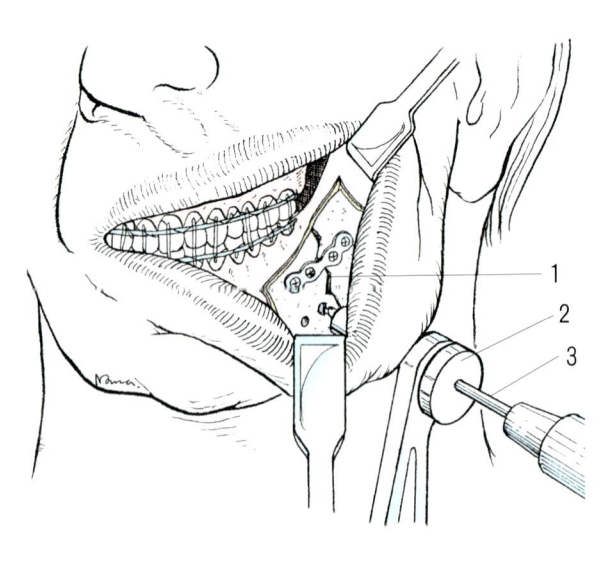

1：骨折線
2：トローカー
3：ドリル

4：ミニプレート
5：ドライバー

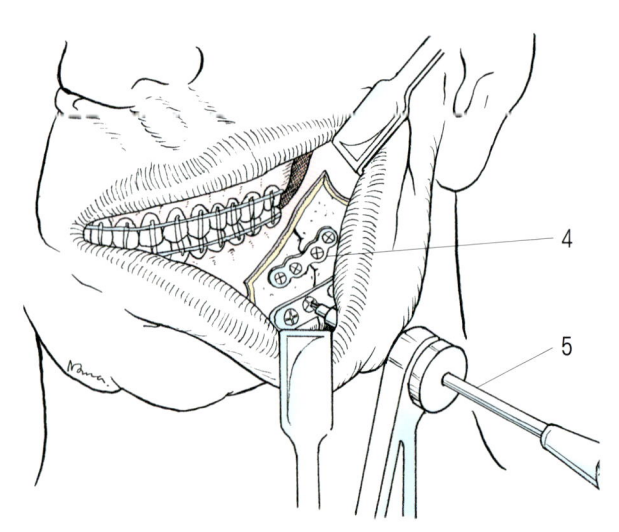

図17-4a, b トローカーを利用したプレートとスクリュー固定．

下顎下縁および骨折部位の明示

下顎下縁に達したら骨膜と，後方では咬筋と内側翼突筋のスリングを下顎下縁に沿って切開し，骨膜下を広く剥離する．

骨片の整復と固定

骨折部の血腫や骨片の間の肉芽組織を除去して変位した骨片を可動化にし，まず咬合を修復し顎間固定を行った後，変位した骨片を解剖学的に正確に整復する．粉砕骨折の場合は咬合の修復と骨片の復位に苦慮することがあるが，可能な限り，解剖学的形態に修復するよう心がける．骨片を整復したら，まず骨折線を挟んで根尖近くの歯槽部にミニプレートを適合し，歯根を損傷しないよう注意しながら mono cortical スクリューで固定する．次いで下顎下縁に近い部位にもう一つのミニプレートを適合し，下歯槽神経血管束に注意しながら bicortical スクリューで固定する（図17-5）．

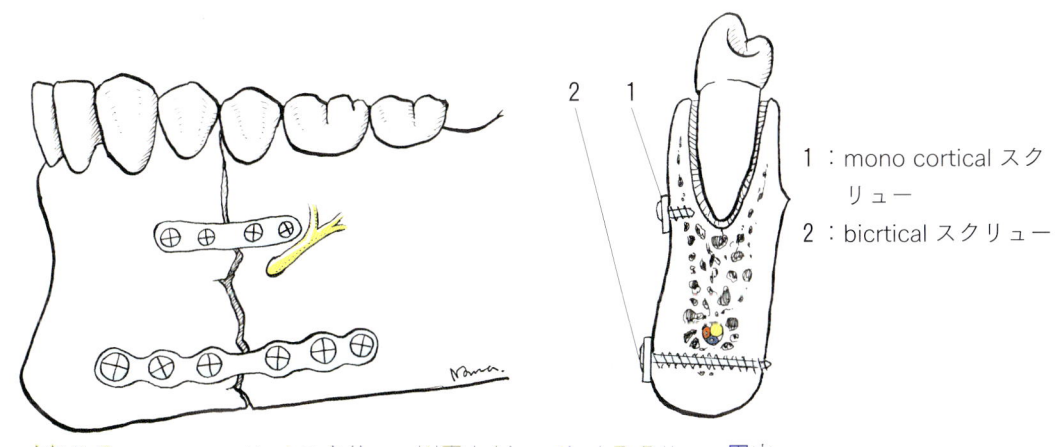

図17-5　mono cortical スクリュー固定と bi-cortical スクリュー固定．

無歯顎の場合も，骨片の強固な固定が必要な場合には，観血的整復固定と懸垂固定を併用することが望ましい．骨片の固定には，プレートと bicortical スクリューを用いる．

プレート固定を適用できない場合は，ワイヤーによる骨縫合を行う．この場合には，骨折線に対しても，骨折面に対しても直角にワイヤーを配置するのが原則で，下顎下縁には8の字縫合を行う（図16-5～7）．

骨折線上の歯については，保存ができるかどうかの判断に基づいて臨機応変に対応する．

創の縫合閉鎖

骨膜，広頸筋を吸収性縫合糸で縫合し，審美性を考慮して皮下を4-0～5-0のバイクリル糸で，皮膚は5-0あるいは，6-0のモノフィラメントナイロン糸で縫合する．なお，口腔内に骨折部位と交通する裂創があれば，完全に縫合閉鎖する．

関節突起骨折の整復固定手術

関節突起の骨折は，**図17-6**に示すように関節包内のcondylar fracture（下顎頭骨折）と関節包外のsubcondylar fracture（下顎頸部骨折）に大別される．関節包内骨折は，通常，上下顎歯列にアーチバーないしは連続結紮線副子を装着し，顎間ゴム牽引で咬合回復を図りつつ，早期より顎運動練習を行わせることで，概ね良好な結果が得られる．下顎頸部骨折においても，下顎頭に近い部位の骨折（high subcondylar fracture）においては非観血的治療が適用されることが多いが，より下部の骨折（low subcondylar fracture〜fracture at condylar base）に対しては，Risdonアプローチによる観血的整復固定手術が適用され，良好な結果が得られている．

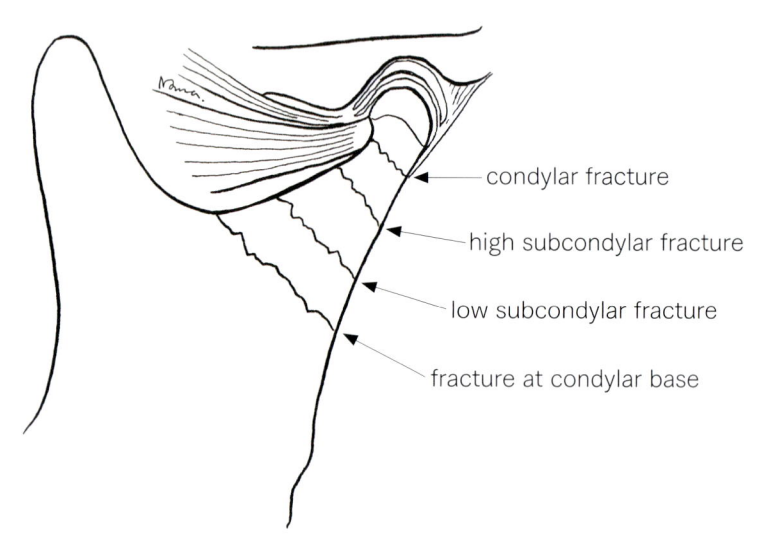

図17-6 下顎関節突起骨折のレベル．

小児の関節突起骨折（とくに両側）においては顎間ゴム牽引により下顎頭の発育センターが傷害され下顎枝の劣成長が生じる恐れがあるので，オトガイを前下方へ牽引する方法が用いられる．

■小児の下顎頭骨折の整復固定

小児のオトガイ部に前方から外力が加わると，通常，両側の下顎頭に圧迫骨折が生じる．通常の顎間ゴムによる整復では，圧迫により下顎頭の発育センターが退縮し下顎枝の成長が著しく障害されるので，ここに圧迫が加わらないような整復法が必要である．これにはRobin-Syndromの際，舌の沈下を防ぐために用いられるギプス・ヘッドキャップ（**図17-7a**）を用いてオトガイを前方へ牽引する方法が有効である．小児では顎関節における修復機転が活発に行われるので，下顎を適当な位置に保っておけば（とくに固定は不必要），顎関節の形態と機能は回復する．

1：ギプス・ヘッドキャップ
2：支持桿
3：フック
4：牽引ゴム

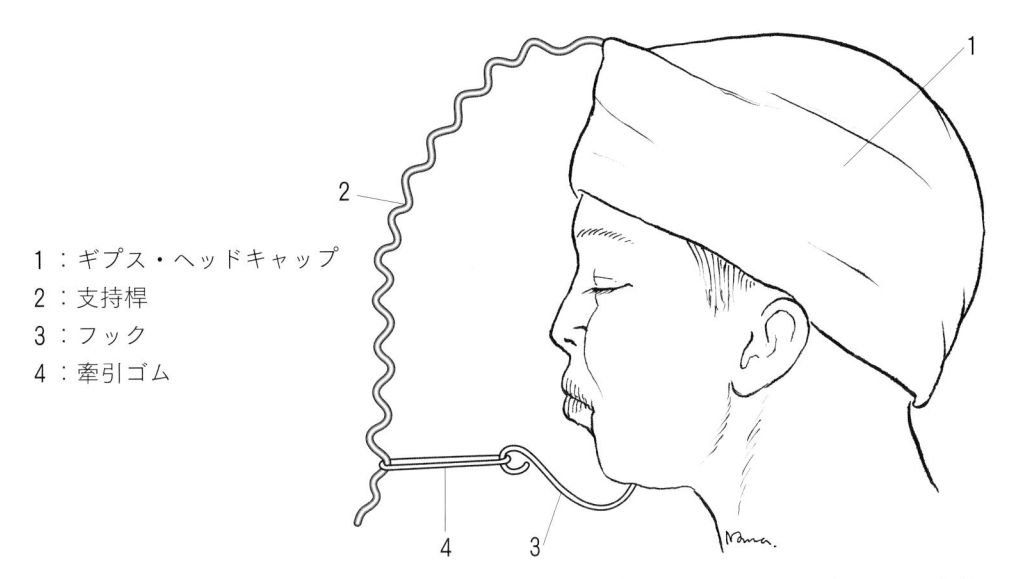

図17-7a 小児の関節突起骨折の整復固定．ギプス・ヘッドキャップを用いる方法．

ギプス・ヘッドキャップ(gips headcap)の作製

頭にストッキングをかぶせ，水に濡らしたギプス包帯を巻き（3周り），次いで前頭部の中央にオトガイ部を牽引するアームとなる太めの綱線（直径約2～3mm）を配置し，その上からさらにギプス包帯を巻き，ギプス包帯の上下にはみだしたストッキングを折り返し，ギプス包帯の表面をスムーズにする．この際，**図17-7b** に示すように片側にフックを埋め込んでおくと，着脱に便利である．

オトガイ部を牽引するフックの作製

直径1.0～1.2mmのステンレス鋼線を**図17-7b**のように曲げ，先端を針状に形成する．

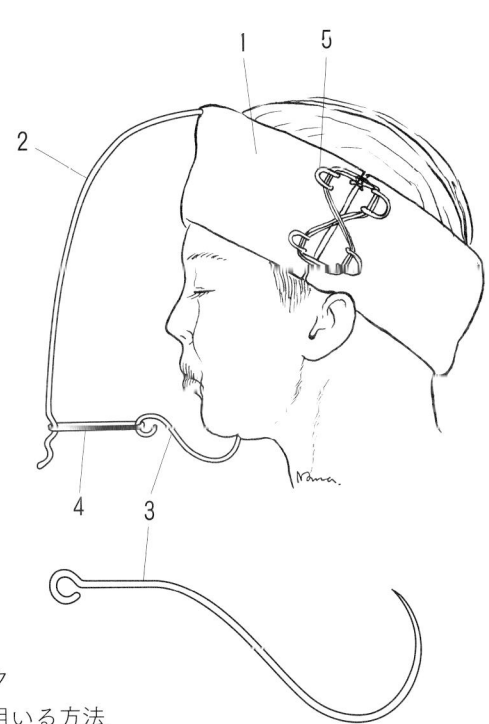

1：ギプス・ヘッドキャップ
2：支持桿
3：フック
4：牽引ゴム
5：ギプス・ヘッドキャップを固定するフック

図17-7b 改良型ギプス・ヘッドキャップを用いる方法．

ギプス・ヘッドキャップの装着

ヘッドキャップを患児の頭にかぶせ，次いでオトガイ下の皮膚に浸潤麻酔を行ってから，オトガイの裏側にフックを挿入し，このフックに通したゴムをギプス・ヘッドキャップのアームにかけてオトガイを前方へ牽引する．牽引するゴムの強さは，前歯の切端咬合位を目安とする．とくに顎運動は制限しない．

■成人の下顎頸部骨折の整復固定

下顎頸部骨折の整復固定を耳前切開からアプローチすると顔面神経頬骨枝や側頭枝を損傷する危険があるばかりでなく，関節包に瘢痕が形成され下顎頭の運動障害が生じる可能性がある．したがって，下顎頸骨折の整復固定手術は原則として Risdon アプローチで行う．

皮膚切開線の設定と皮膚切開

下顎枝外面から後縁にかけて，骨膜下を大きく剥離するため，**図17-8a**に示すように，下顎角を中心として，下顎枝下縁から1.5〜2cm下に，長さ約5cmの皮膚切開を加える．関節突起骨折では，下顎枝の高径が減少しているので，その分を見込んで皮膚切開線はさらに下方に設定する必要がある．創口から深い位置での整復固定操作を容易にするため，皮膚切開を短くし過ぎてはならない．

1：関節突起
2：もとの下顎下縁の位置
3：切開線

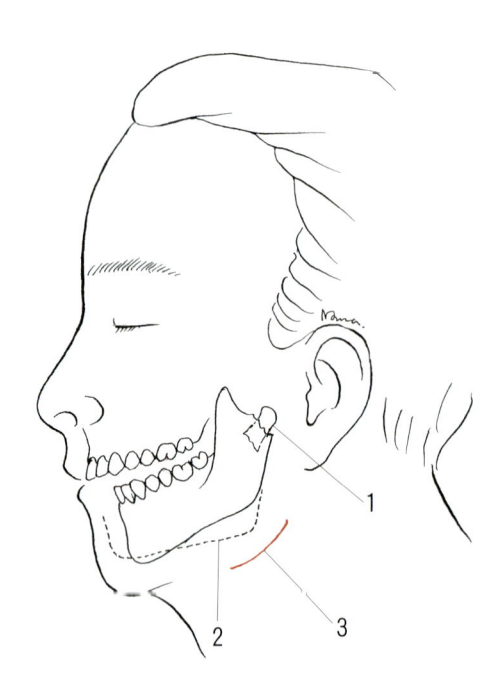

図17-8a 顎下部の皮膚切開線．

下顎下縁の明示

広頸筋を切開し頸筋膜浅葉の裏側に沿って上方へ剥離すると，下顎枝の後縁と胸鎖乳突筋の前縁を覆うように耳下腺の下極が現れ，そこから顔面神経下顎縁枝と頸枝がでてくるのが観察される．顔面神経下顎縁枝は頸筋膜とともに上方へ翻転し，下顎下縁ならびに咬筋と内側翼突筋のスリングに覆われた下顎枝下縁を明示する（**図17-8b**）．

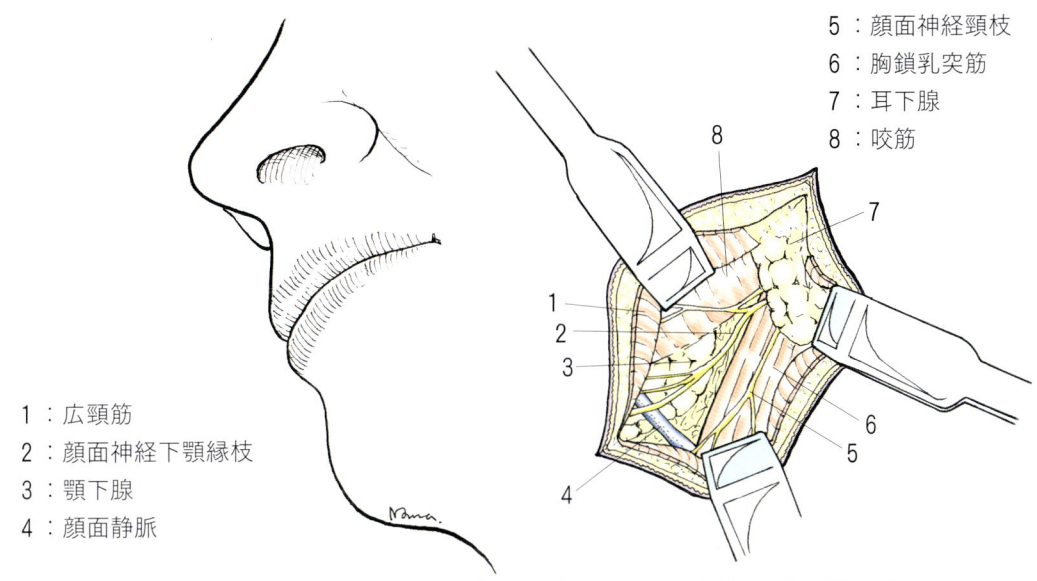

1：広頸筋
2：顔面神経下顎縁枝
3：顎下腺
4：顔面静脈

5：顔面神経頸枝
6：胸鎖乳突筋
7：耳下腺
8：咬筋

図17-8b 下顎下縁へのアプローチ（顔面神経下顎縁枝の損傷を避ける）．

下顎枝外側面の骨膜剥離と骨折部位の明示

下顎下縁から下顎角を回って下顎後縁にかけて咬筋と内側翼突筋のスリングと骨膜を切開し，骨膜を下顎切痕から下顎頸部まで十分に剥離して，骨折線を明示する（**図17-8c**）．

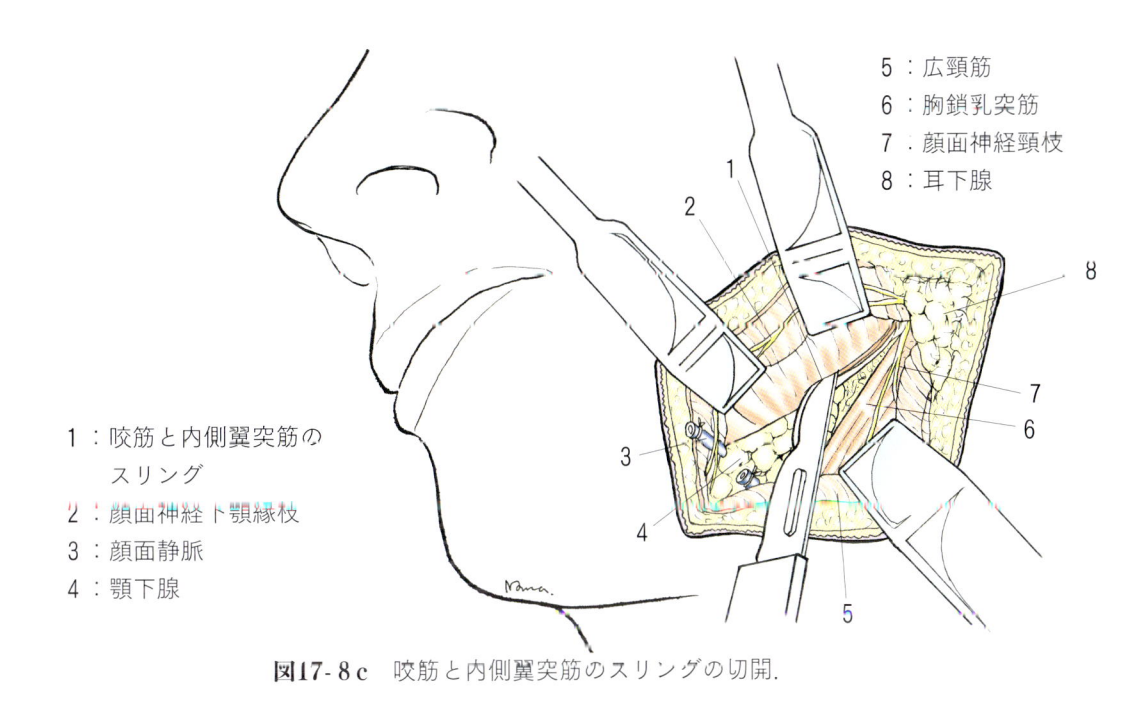

1：咬筋と内側翼突筋のスリング
2：顔面神経下顎縁枝
3：顔面静脈
4：顎下腺

5：広頸筋
6：胸鎖乳突筋
7：顔面神経頸枝
8：耳下腺

図17-8c 咬筋と内側翼突筋のスリングの切開．

関節突起の整復

下顎切痕に切痕ハーケン（**図17-8d**）をかけるか，あるいは下顎角を骨把持鉗子で挟んで下顎枝を強力に下方へ引き下げながら，変位した（ほとんどが前内方変位）関節突起を明示し，下顎頸把持鉗子を用いてこれを整復する．

図17-8d　骨折線の明示．

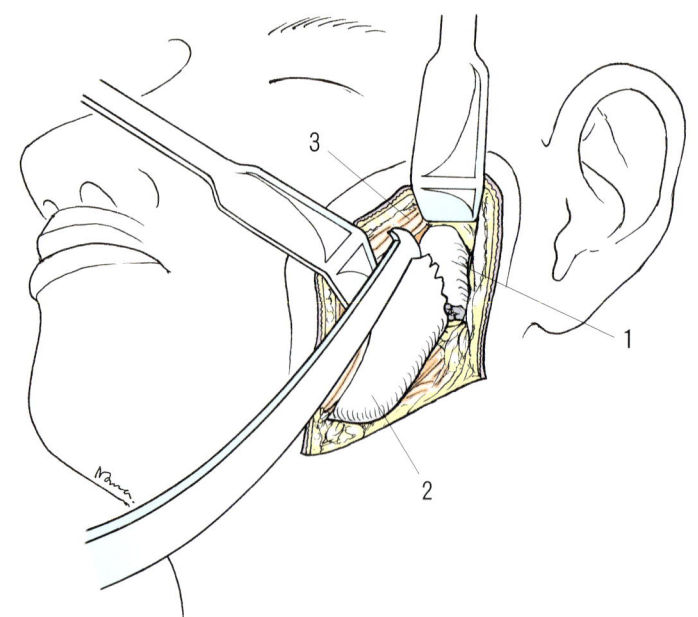

1：骨折変位した関節突起
2：下顎枝
3：咬筋

関節突起の固定

　関節突起を固定する方法として，Kirschner 鋼線や長い lag スクリューで関節突起を串刺しにして固定する方法（**図17-8e, f**）は，関節突起の高位の骨折から基部の骨折まで適用できる．ミニプレートとスクリューで固定する方法（**図17-8g**）は，基部の骨折に適用されるが，スクリュー固定のためのトローカーないしはコントラ型のドリルとドライバーが必要となる．骨折線の位置の他に，下顎頸部の骨片の厚さと幅など，骨折部の状態に応じて最も適した固定法を選択する．関節突起頸部骨折を Risdon アプローチで整復固定する際に使用する特殊な用具を**図17-8h**に示す．

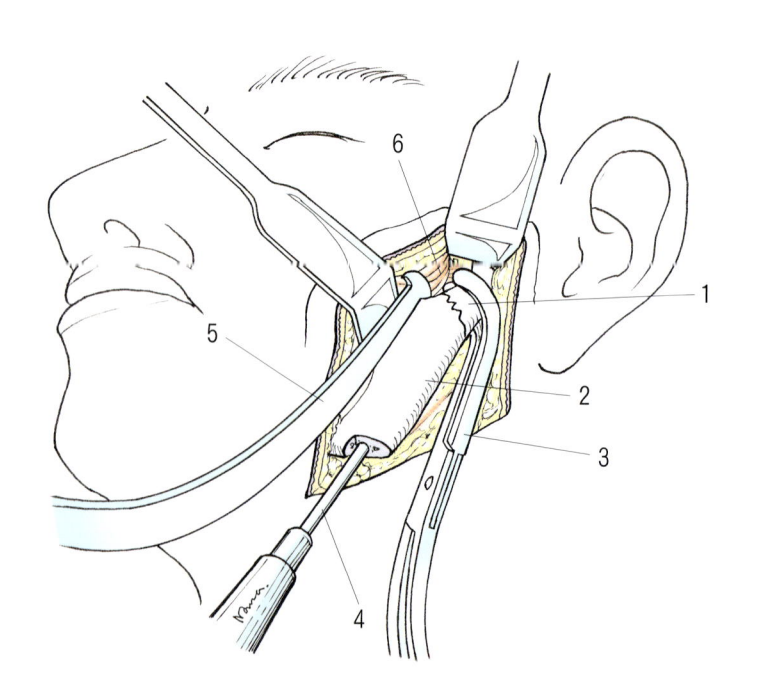

1：整復した関節突起
2：下顎枝後縁
3：下顎頸把持鉗子
4：ドリル
5：下顎切痕牽引鉤
6：咬筋

図17-8e　骨折片（関節突起）を整復し，ロングスクリューで串刺しにする．

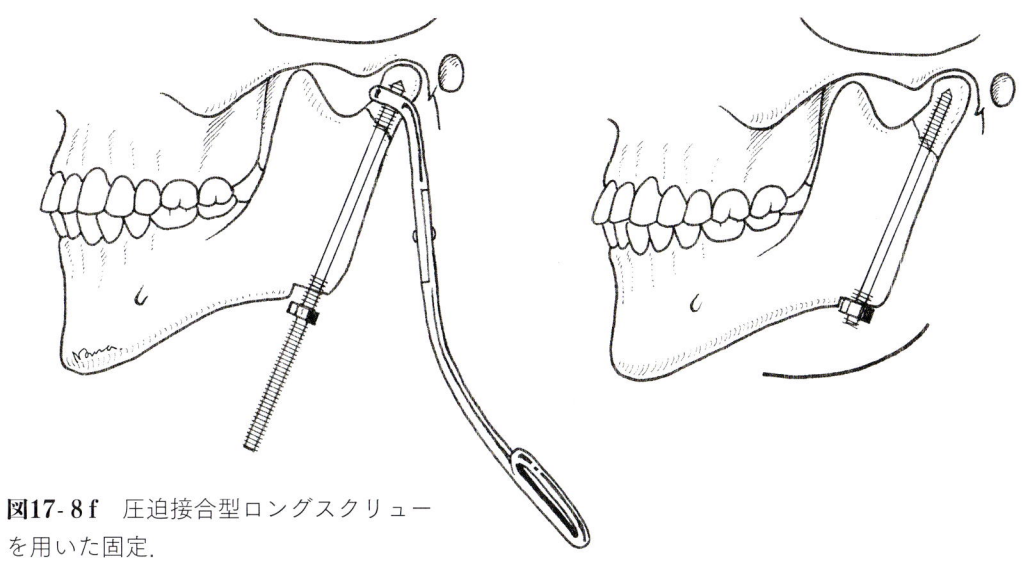

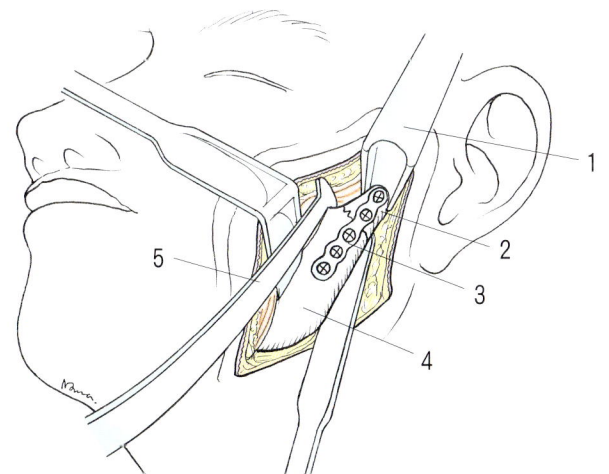

図17-8 f 圧迫接合型ロングスクリューを用いた固定.

図17-8 g プレートとスクリューによる固定.
1：堀江式溝付き(AH)鉤，2：整復された関節突起，
3：ミニプレートとスクリュー，4：下顎枝，
5：下顎切痕牽引鉤

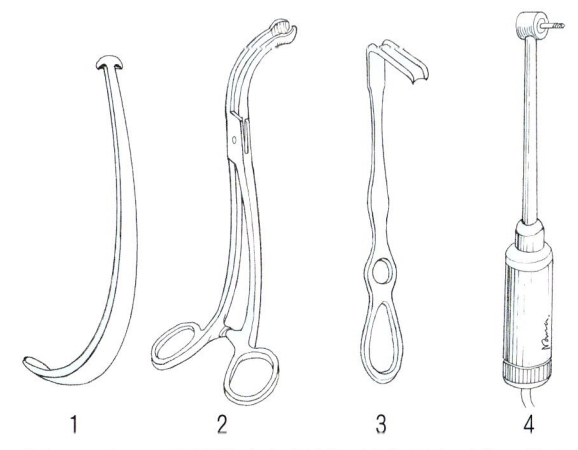

図17-8 h 下顎関節突起骨折の整復固定手術で使用する特殊な用具.
1：下顎切痕牽引鉤，2：下顎頸把持鉗子，
3：堀江式溝付き(AH)鉤，4：ロングネックコントラセット

陳旧性下顎骨骨折の整復固定

骨片が変位したまま癒合した下顎骨骨折は，骨折部を骨切りしたうえで，咬合の回復と骨折部の接合を図る．整復固定手術の手順は次のとおりである．

①先に述べた口腔外からのアプローチで不正癒合部を明示した後，reciprocating bone sawないしはLindemannバーを用いて骨切りし，骨片の可動化を図る．

②次に，咬合を確認して顎間固定を行った後，骨片の固定を行う．この際，骨片の間に骨欠損が生じることが多いが，幅5mm以内であれば骨折線を挟んで下顎下縁部に厚さ1～1.5mmで，片側3穴以上のプレートをbicorticalスクリューで固定し，さらに歯槽部付近をミニプレートとmonocorticalスクリューで固定する．

③幅5～10mm程度の骨欠損であれば，腸骨などから採取したPCBM(particulate cancellous bone and marrow)移植を行って，吸収性膜やチタンメッシュシートで覆う．さらに大きな欠損であれば，骨欠損部にブロック骨を移植し，骨片と移植片を架橋プレートで固定する(**図16-10**).

上顎骨(部)骨折

　上顎骨は口蓋骨，頬骨，蝶形骨，前頭骨，鼻骨，側頭骨頬骨突起と癒合しているので，これら近隣の顔面骨を巻き込んだ"上顎部ないしは顔面中1/3骨折"となることが多く，また外力の加わった部位，外力の強さや方向によってさまざまなタイプの骨折が生じる．ここでは典型的なLe Fort Ⅰ型骨折，Ⅱ型骨折ならびにⅢ型骨折に対する観血的整復固定術について図説する．

Le Fort Ⅰ型骨折の観血的整復固定手術

　上顎の水平骨折で，骨折線は上顎の歯の根尖の上方，上顎洞，鼻中隔を通り，後方では口蓋骨の錐体突起と蝶形骨の翼状突起を横切る．通常，上顎骨は後方へ変位している．また上顎骨折では，受傷後1週以上経過すると骨片の可動化に苦慮する．

骨折部へのアプローチ

　両側第一大臼歯間の歯肉頬移行部に沿って，粘膜から骨膜まで切開する．

骨折線の明示

　骨膜切開から上下に骨膜下を剥離して骨折線を明示する．この際，上方への剥離においては眼窩下神経・血管束を損傷しないよう注意する(**図17-9a**)．

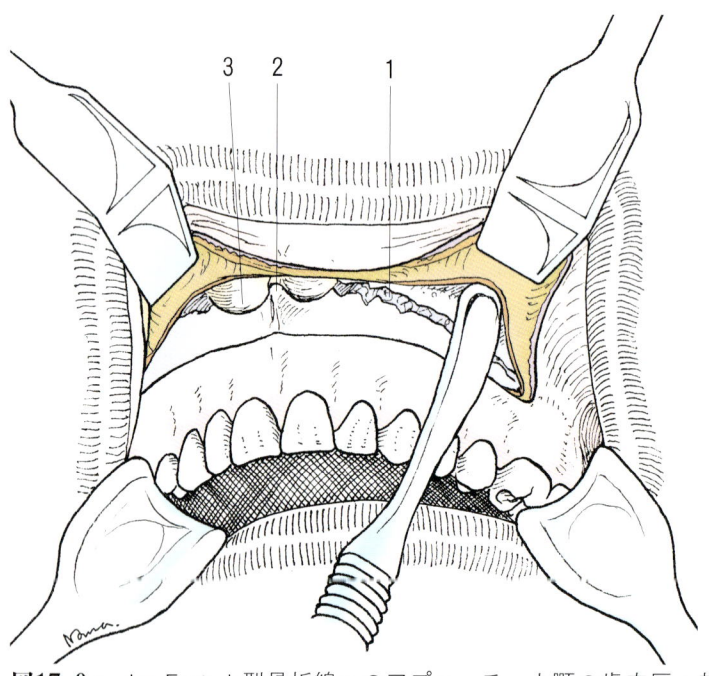

1：Le Fort Ⅰ型骨折線
2：前鼻棘
3：梨状口下縁

図17-9a Le Fort Ⅰ型骨折線へのアプローチ．上顎の歯肉唇・頬移行部に沿った切開から骨折線を明示する．

骨片の整復

　骨折部の血腫や肉芽組織を除去し，さらに梨状口から鼻腔底ならびに側壁の粘膜・骨膜を剥離し，**図17-9b**に示すように，Rowe鉗子の嘴部を鼻腔底骨膜下に挿入して上顎骨口蓋板を強固に把持したうえで，上顎骨の可動化を図る．次いで，術前に作製しておいた咬合スプリントを用いて，咬合の復位を行い，顎間結紮を行う．

骨片の固定

　　通常，梨状口周囲と頬骨下稜部の 4 か所をミニプレートとスクリューで固定する．粉砕骨折などのバリエーションがあれば，それに応じてミニプレートやマイクロプレートによる固定を追加する（**図17-9 c**）．

創の縫合閉鎖

　　粘膜骨膜弁を復位し，創を縫合閉鎖する．

1：Lower 鉗子
2：上顎骨口蓋板

図17-9 b　Rowe 鉗子を用いて上顎骨を整復．

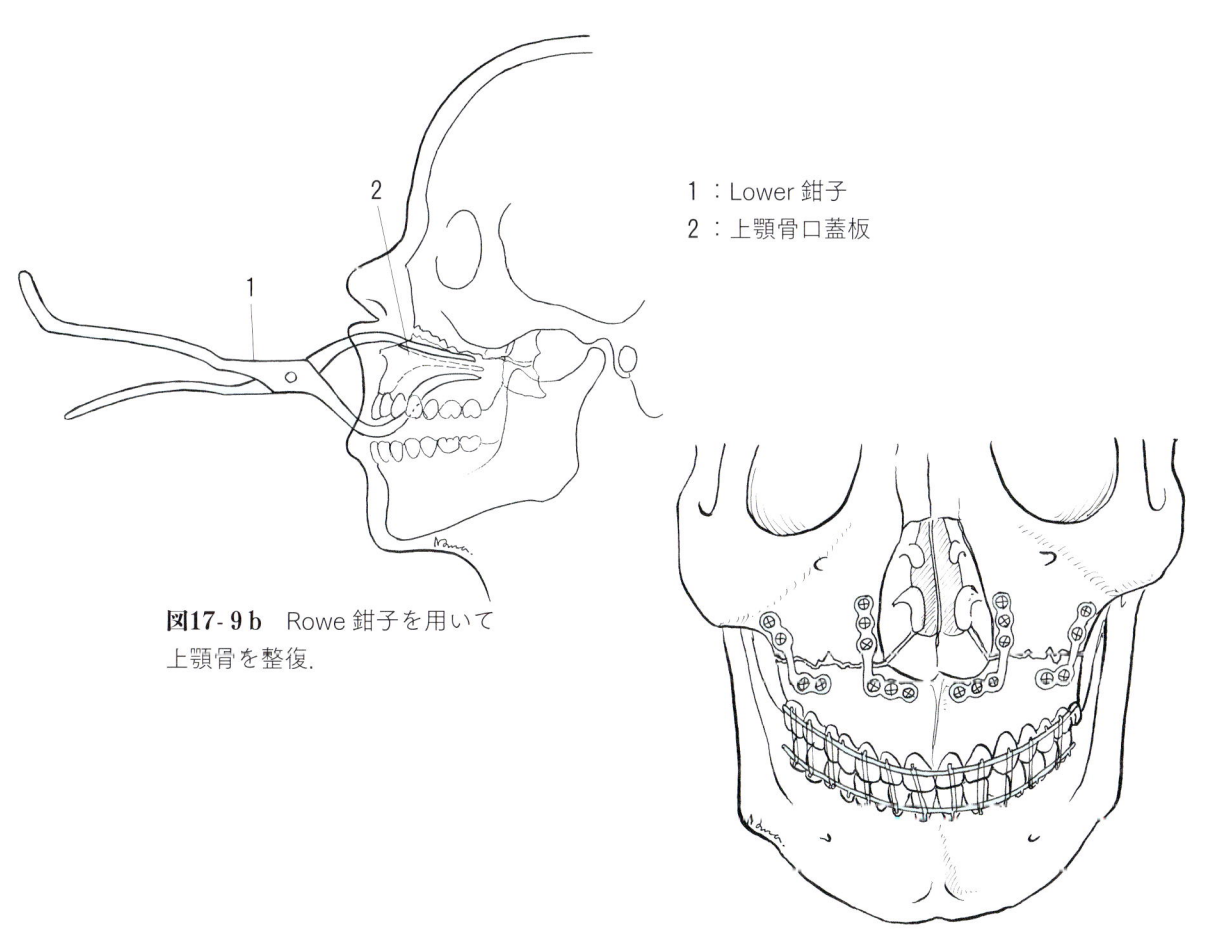

図17-9 c　4 枚のミニプレートによる上顎骨の固定．

Le Fort II 型骨折の観血的整復固定手術

　　錐体骨折と呼ばれ，骨折線の後半部分は Le Fort I 型骨折と同じであるが，前半部分は頬骨上顎縫合に沿って上方にカーブし，眼窩下孔，眼窩下縁，眼窩底さらに眼窩内側壁，そして上顎骨の前頭突起や鼻骨（ないしは鼻骨前頭縫合部）と鼻中隔を横切る．

骨折部へのアプローチ

　　眼窩下縁と眼窩壁の骨折部には，睫毛下切開（あるいは眼瞼結膜切開），頬骨下稜から後半部の骨折線には先に述べた歯肉頬移行部の切開からアプローチする．眼窩内側壁と鼻根部の骨折部を明示するには，鼻根部の皺線に沿った切開，あるいは後で述べる頭蓋皮膚の冠状切開からアプローチする．

睫毛下切開によるアプローチ

　まず眼球保護のため，上下眼瞼の中央部で，縫合糸を上下の眼瞼板を貫通させて軽く縫合する（**図17-10a**）．次いで図**17-10b**に示すように睫毛の生え際の約2mm下を，眼瞼の幅いっぱいに切開し，ここから眼輪筋筋膜上を，5〜6mm下方へ向かって剥離し，下眼瞼板の下端で眼輪筋の走行に沿ってこれを切離し，眼窩隔膜を明示する（**図17-10c**）．この眼窩隔膜に沿って眼輪筋の裏側を眼窩下縁まで剥離し，眼窩下縁に沿って骨膜を切開して，眼窩下縁の骨折部を明示する（**図17-10d**）．

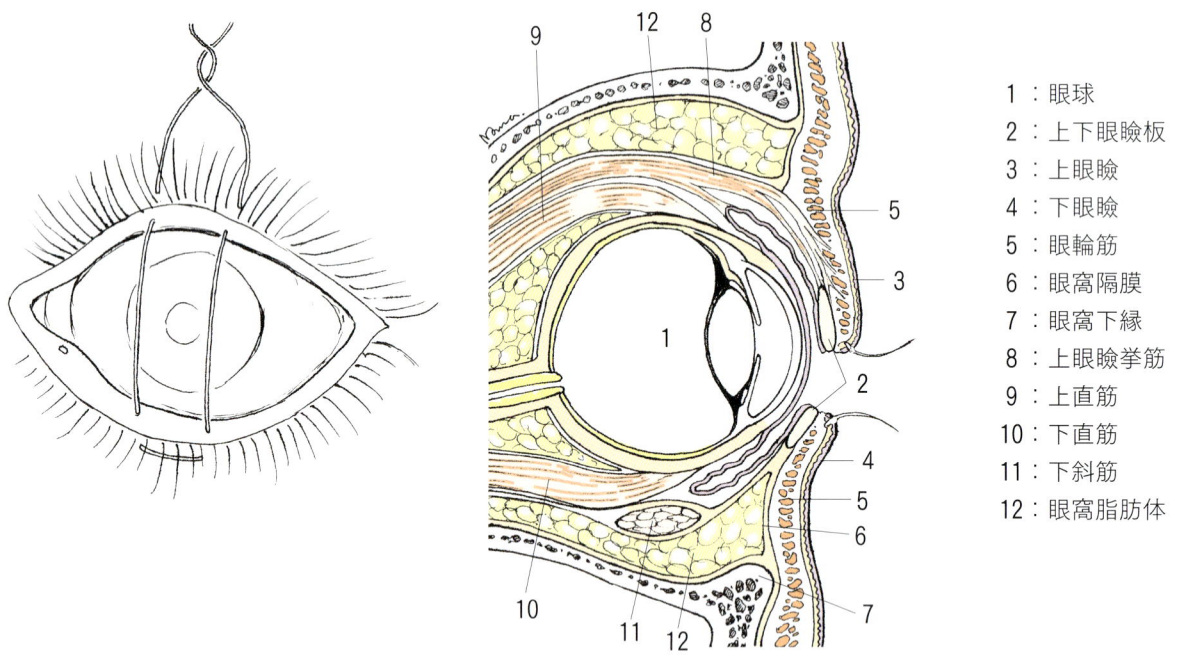

　この切開線は，必要に応じて外眼角の外側に，皺線に沿って約2cmまで延長して術野を広げることができる．

1：眼球
2：上下眼瞼板
3：上眼瞼
4：下眼瞼
5：眼輪筋
6：眼窩隔膜
7：眼窩下縁
8：上眼瞼挙筋
9：上直筋
10：下直筋
11：下斜筋
12：眼窩脂肪体

図17-10a　睫毛下切開によるアプローチ．眼球を保護するため上下の眼瞼板を貫いて眼瞼を閉鎖する．

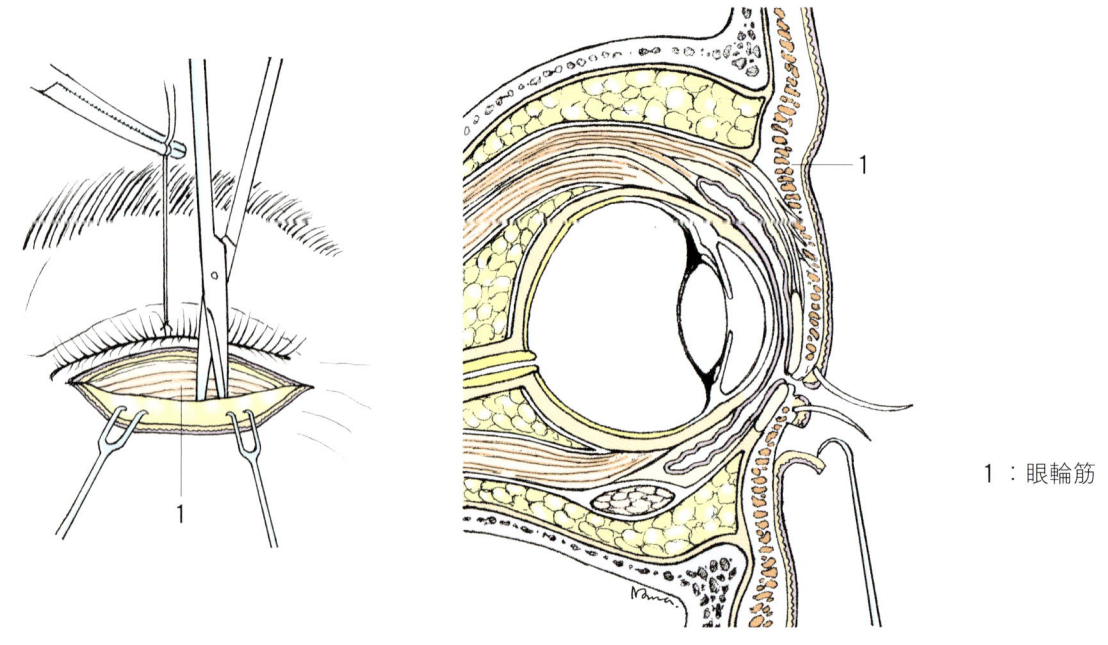

1：眼輪筋

図17-10b　睫毛の生え際の下に切開を加え，眼輪筋筋膜に沿って5〜6mm剥離する．

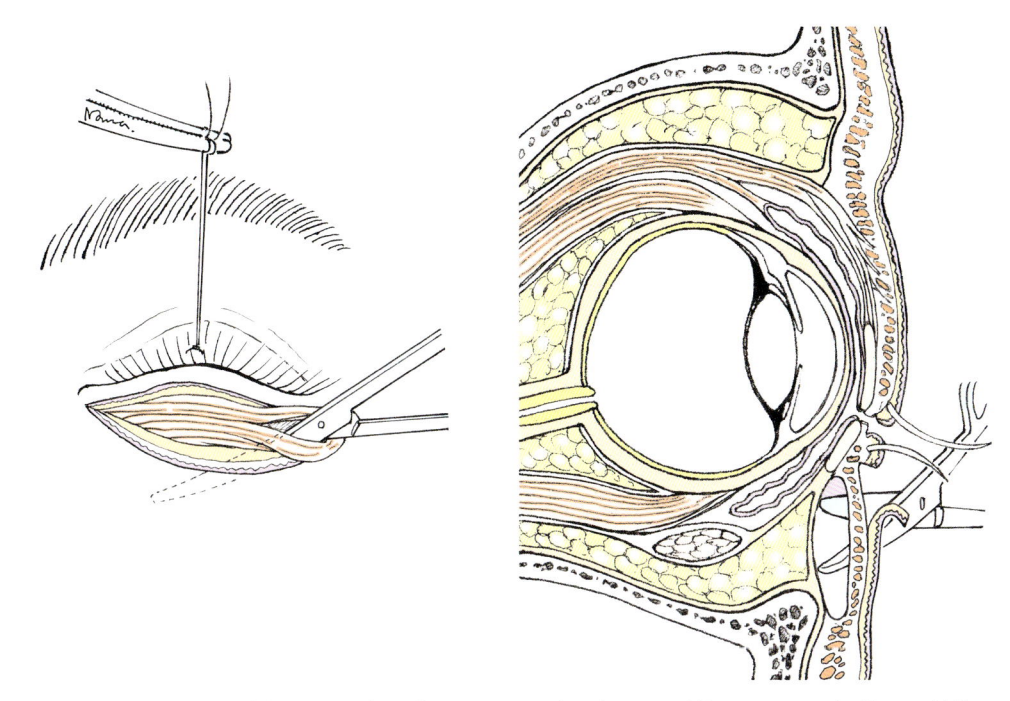

図17-10c 眼輪筋筋膜の裏側を，眼窩隔膜に沿って眼窩下縁まで剥離する．この操作は眼輪筋を全幅にわたって切離しない方がやりやすい．

1：眼窩隔膜，2：眼窩底骨膜，3：骨膜，
4：眼輪筋，5：眼下底

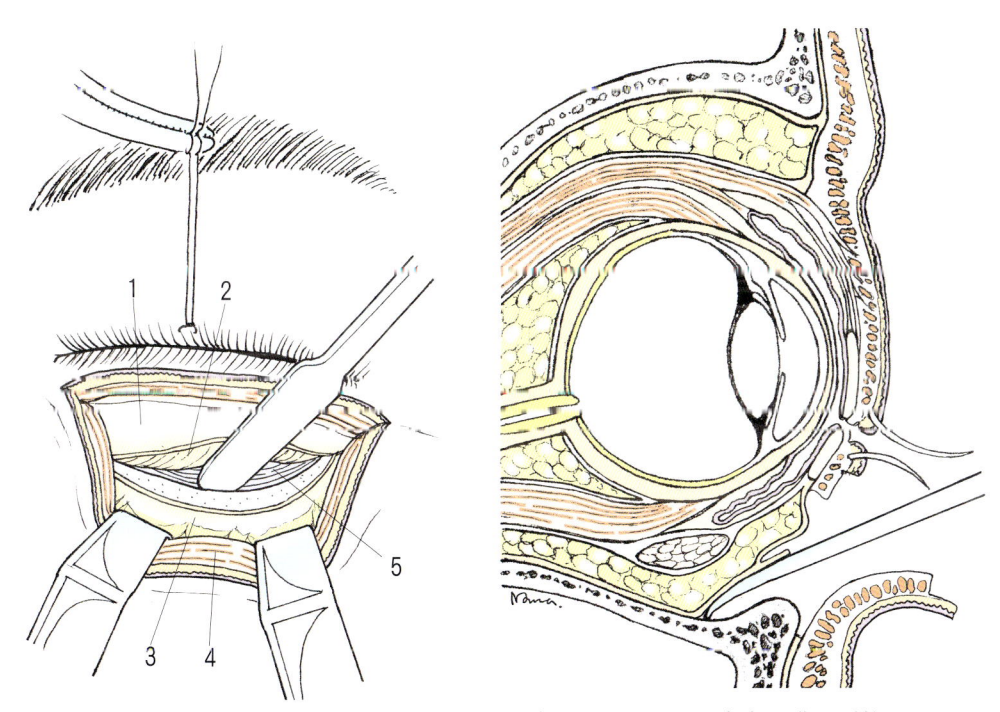

図17-10d 眼窩下縁のやや下方で骨膜を切開し，眼窩下縁を超えて眼窩底骨膜を剥離する．

鼻根部の皺線に沿った切開によるアプローチ

　　鼻根部では横方向に皮膚の皺ができる．皺線に沿って鼻根部に約3 cmの横切開を加え，浅唇鼻翼挙筋の上を走行する眼角動・静脈と，眼窩から鼻背部に現れる滑車上神経を損傷しないよう注意しながら骨膜に達し，骨膜を切開して骨折部を明示する．鼻根部における眼角動・静脈と滑車上神経の走行と，鼻根部切開による術野の状態を**図17-11a**に示す．

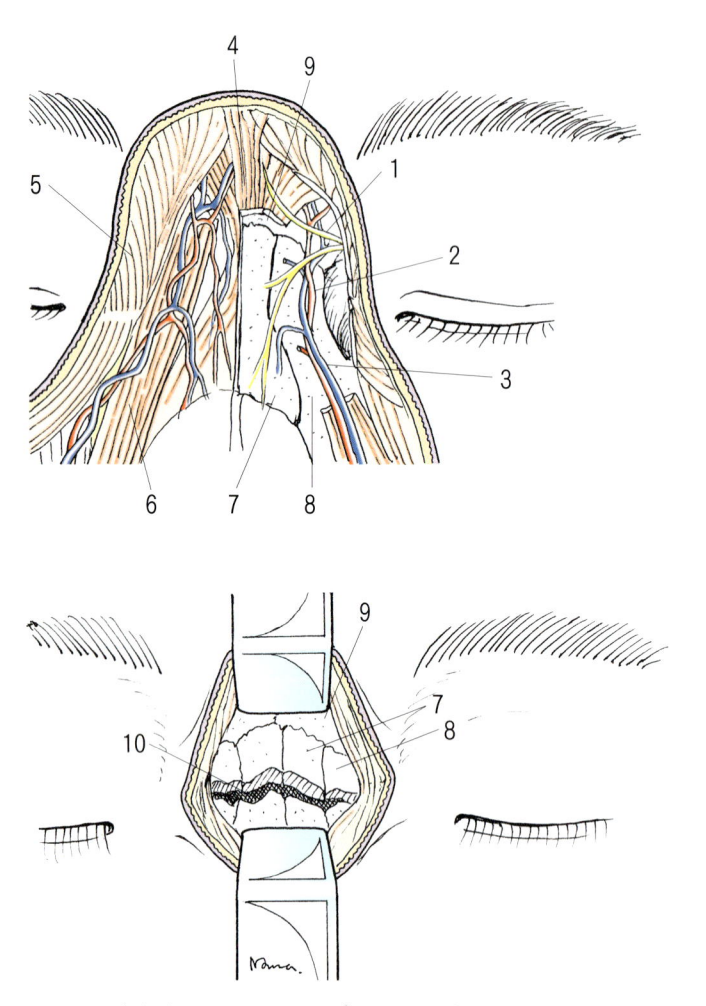

1：滑車上神経
2：眼角動脈
3：眼角静脈
4：眉間下制筋
5：眼輪筋
6：浅唇鼻翼挙筋
7：鼻骨
8：上顎骨前頭突起
9：前頭骨
10：骨折線

図17-11a　鼻根部切開によるアプローチ．鼻根部における眼角動・静脈の走行と，このアプローチによる術野の状態を示す．

骨折線の明示

　　鼻根部から上顎骨前頭突起部の骨折線は鼻根部の皮膚切開から，眼窩下縁の骨折線には睫毛下切開から，頬骨下稜から口蓋骨錐体突起，蝶形骨翼状突起部の骨折線には上顎歯肉頬移行部の切開からアプローチする．

骨片の整復

　　骨折部の血腫や骨折線の間の肉芽組織を除去し，先に述べたように，上顎骨口蓋板をRowe鉗子の嘴部でしっかり固定して，上顎骨を可動化する．咬合の整復と並んで，鼻根部，両側の眼窩下縁部，頬骨下稜部の整復状態も，上記の各局所切開部において確かめる必要

がある．術前に作製しておいた咬合スプリントを用いて咬合関係の復位を確かめたら，顎間結紮を行う．

骨片の固定

各部位における骨折線の適合を確認したら，**図17-11b**に示すように，鼻根部はY字型のミニプレートで，眼窩下縁部はマイクロプレートで，頬骨下稜部はL字型ミニプレートで，順次固定する．

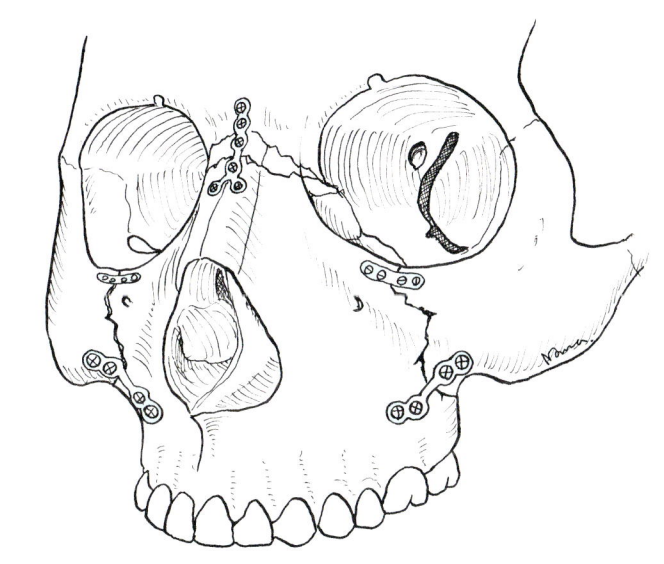

図17-11b Le Fort II型骨折の固定．

Le Fort III型骨折の観血的整復固定手術

頭蓋骨から中顔面骨を分離するような骨折で，骨折線は鼻前頭縫合部から上顎骨の前頭突起を横切り，眼窩内側壁をとおり，前頭頬骨縫合，頬骨弓，蝶形骨の翼状突起を横切る．

骨折部へのアプローチ

鼻前頭縫合部，前頭頬骨縫合部，頬骨弓の骨折部には頭皮の冠状切開からアプローチする．また眼窩下縁や眼窩底の骨折を伴っていれば，睫毛下切開からのアプローチも必要である．そして骨折片の主体である上顎骨を整復するためには，Row鉗子の嘴部を鼻腔底に挿入するために，上顎の歯肉頬移行部に沿った切開が必要である．

頭皮冠状切開によるアプローチ

この切開によるアプローチの利点は，中顔面骨に対する術野を安全かつ容易に確保できることに加え，切開線が頭皮の有毛部に設定されるため，耳前部まで延長したとしても，術後の瘢痕が目立たないことである．

切開線は，片側の耳前部から反対側の耳前部まで，頭髪の生え際から4〜5cm後方に設定すると，顎関節，頬骨弓ならびに眼窩外側縁まで術野を広げることができる．術野の清潔を期するなら剃髪すべきであるが，患者の希望によっては剃髪しないで，頭髪を小分けに束ねることも行われている（**図17-12a**）．

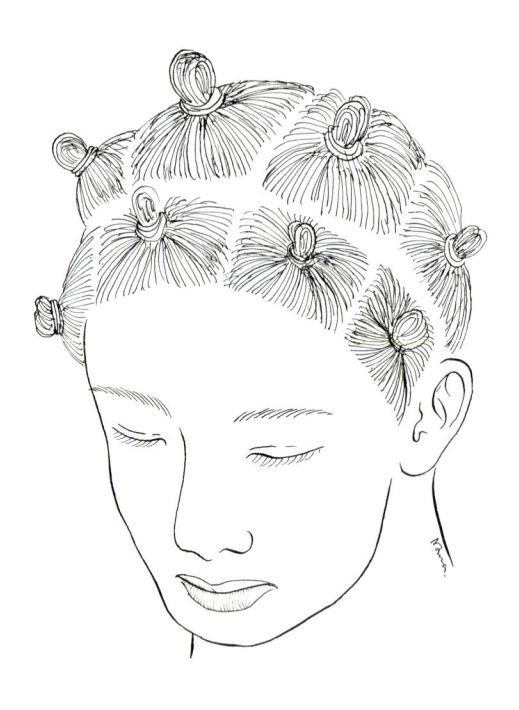

図17-12a 頭皮冠状切開によるアプローチ．頭皮冠状切開に先立つ頭髪の処理．

　図17-12bに，頭皮冠状切開の頭頂部分と側頭部分の断面図を示す．頭頂部分は皮膚，皮下組織，帽状腱膜，帽状腱膜下のすう疎な結合織，頭蓋骨膜の順である．これに対して側頭部分は皮膚，皮下組織，側頭頭頂筋膜，側頭筋膜浅層，脂肪体，側頭筋膜深層，側頭筋の順で，側頭頭頂筋膜の内面を顔面神経頬骨枝と側頭枝が走行している．

1：皮膚
2：帽状腱膜
3：側頭頭頂筋膜
4：すう疎な結合組織
5：頭蓋骨
6：側頭筋
7：浅側頭筋膜
8：側頭筋膜間隙
9：深側頭筋膜
10：顔面神経側頭枝
11：頬骨弓
12：咬筋

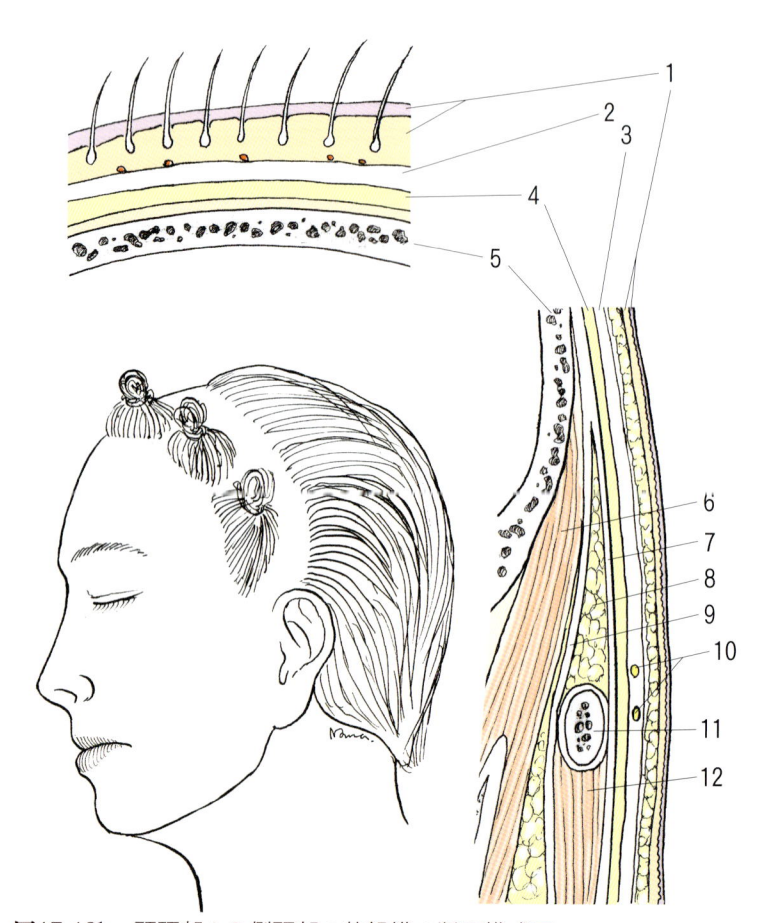

図17-12b 頭頂部から側頭部の軟組織の断面模式図．

切開は帽状腱膜下まで加え，頭皮からの出血は頭皮クリップを用いて止血する．次いで，帽状腱膜下結合組織に沿って下方に向かって眼窩上縁まで剥離し，ここで鼻前頭縫合部から両側の眼窩上縁にかけて頭蓋骨膜を切開し，骨膜下を剥離すると鼻骨，上顎骨前頭突起の縫合部から眼窩上縁を明示することができる（**図17-12c**）．

さらに骨膜切開を後下方へ延長し，浅側頭筋膜を切開しこれを粘膜骨膜弁側につけて翻転しながら頬骨体後縁と頬骨弓上縁まで剥離挙上し，ここで骨膜を切開すると眼窩外側縁，頬骨体後縁から頬骨弓まで明視できる（**図17-12d**）．

1：頭蓋骨膜
2：帽状腱膜
3：側頭頭頂筋膜
4：側頭筋膜
5：側頭筋

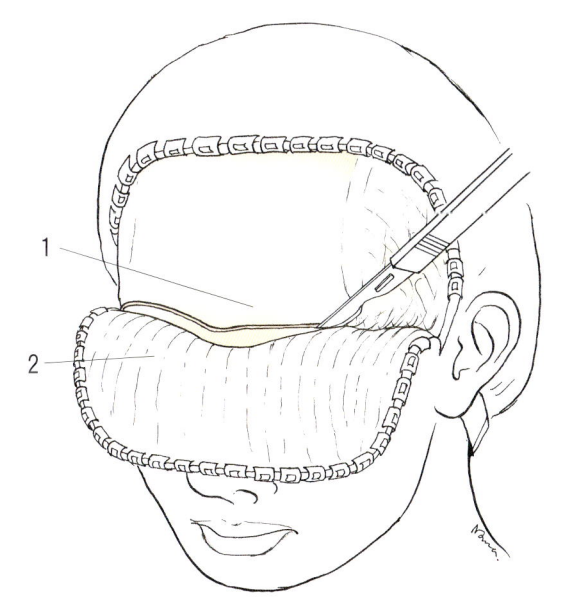

図17-12c 帽状腱膜下を眼窩上縁まで頭皮を剥離し，眼窩上縁に沿って骨膜を切開する．

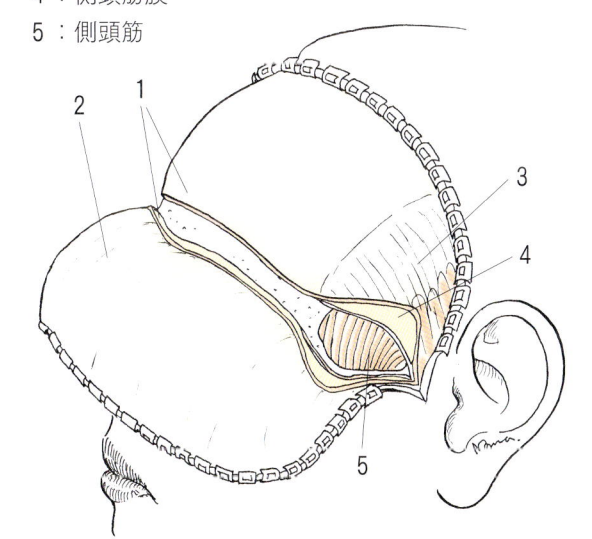

図17-12d 側頭部にかけては側頭頭頂筋膜とその下層の側頭筋膜を切開し，骨膜を剥離して眼窩上縁から頬骨弓まで明示する．

さらに眼窩上孔下縁を骨ノミで除去し，神経血管束をフリーにして骨膜下剥離を進めると，眼窩骨膜と眼窩内容をさらに下方へ翻転し術野を拡げることができる（**図17-12e**）．

骨折線の明示と骨片の整復

中顔面の骨折は大きな Le Fort 型の骨折の他に，小さな骨折を伴っている．ていねいに骨膜を剥離して血腫や肉芽組織を除去しながら骨折状況を把握して，小さな骨片から順に可動化を図り，最後に Rowe 鉗子を用いて上顎を整復し，顎間結紮を行う．

骨片の固定

下顎が損傷を受けていない場合は，下顎と上顎の咬合関係を保ちながら中顔面骨を固定する．典型的な Le Fort Ⅲ型骨折は少なく，多くは複雑な骨折を伴っているので，これらを合わせてミニプレートとマイクロプレートを活用して，顔面骨を頭蓋骨に強固に固定す

る(**図17-12f**).プレートとスクリューによる強固な固定が活用できない場合には,頬骨前頭縫合部からの懸垂固定を加える必要がある.

1:骨膜
2:眼窩上神経
3:側頭頭頂筋膜
4:側頭筋膜
5:側頭筋

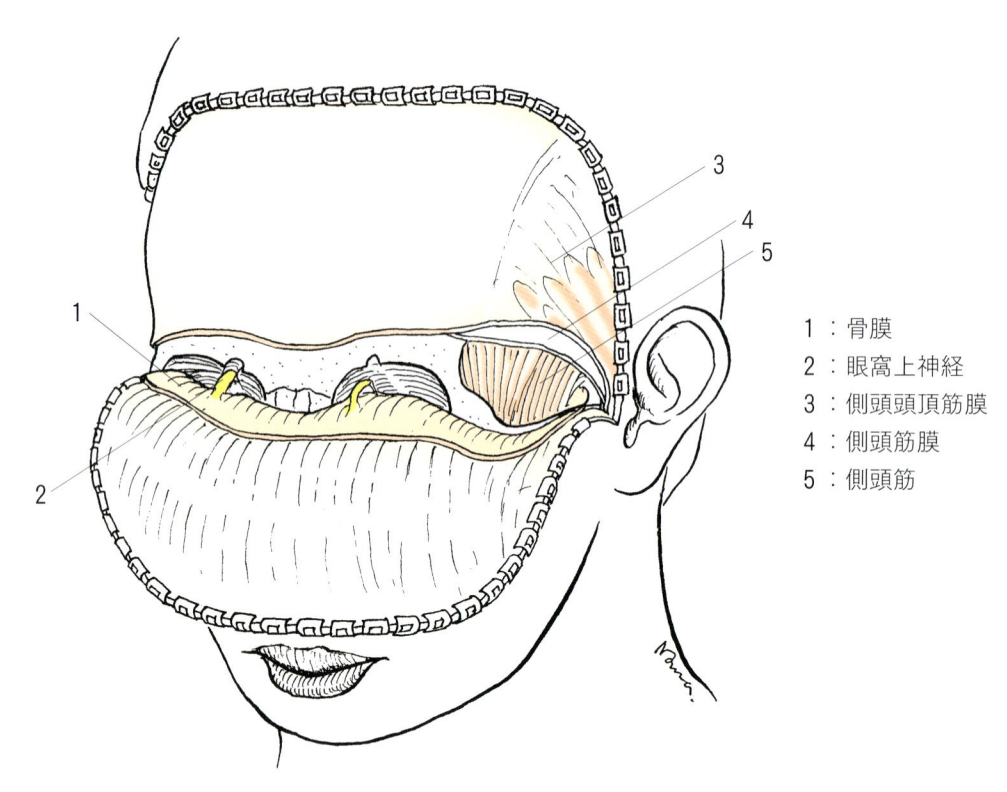

図17-12e 眼窩上孔下縁を除去して眼窩上神経血管束を解放すると,眼窩上半部と鼻根部まで術野に納めることができる.

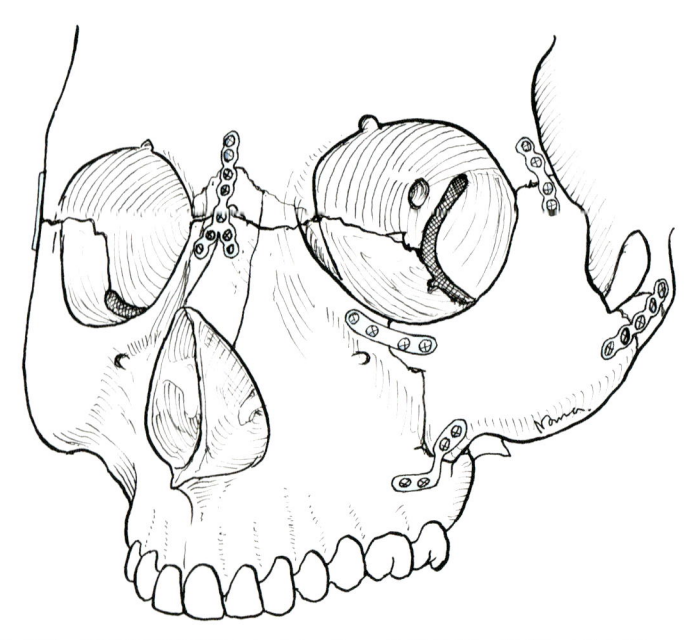

図17-12f 頭皮冠状切開によるLe Fort III型骨折の整復・固定例.

頬骨骨折

頬骨は中顔面の角に位置しているため，頬骨骨折の多くは内下方への陥没骨折で，骨片の変位が大きな場合は，複視などの眼症状や眼窩下神経領域の知覚麻痺が生じる．また側頭骨の頬骨突起と結合する頬骨弓の陥没骨折では，著しい開口障害が生じる．

頬骨体陥没骨折の観血的整復固定手術

頬骨骨折の多くは**図17-13a**に示すように，頬骨の前頭蝶骨突起と前頭骨頬骨突起や蝶形骨大翼，頬骨側頭突起と側頭骨頬骨突起，頬骨体下面と上顎骨頬骨突起（頬骨下稜）の接合部が破壊され，頬骨が上顎洞へ陥没する．したがって，頬骨体を復位し，頬部の豊隆を保つためには，観血的整復とプレートとスクリューによる強固な内固定が必要である．

1：内下方へ変位した頬骨体
2：眼窩下神経
3：陥没した眼窩底

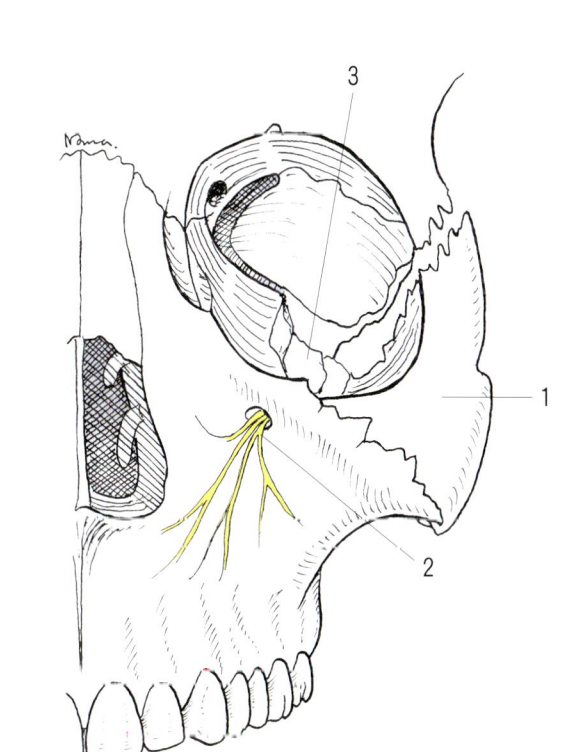

図17-13a 最も頻度の高い頬骨の内下方への陥没骨折．

骨折部へのアプローチ

頬骨前頭縫合部の骨折線には眉毛外側切開，眼窩下縁の骨折線には睫毛下切開，頬骨下稜部の骨折線には上顎歯肉頬移行部の切開からアプローチする．頬骨弓の陥没骨折がなければ，この頬骨側頭縫合部への観血的アプローチは不要である．

眉毛外側切開によるアプローチ

眼窩外側縁の骨折部位に相当する眉毛の外側縁に沿って，**図17-13b**に示すように長さ2～3cmの切開線を設定する．通常，眉毛は剃毛しない．皮膚切開後，剥離剪刀を用いて鈍的に前頭骨眼窩縁の骨膜に達した後，骨膜を切開して骨折部を明示する（コーカシアンの場合は眉毛内側の切開が推奨されている）．

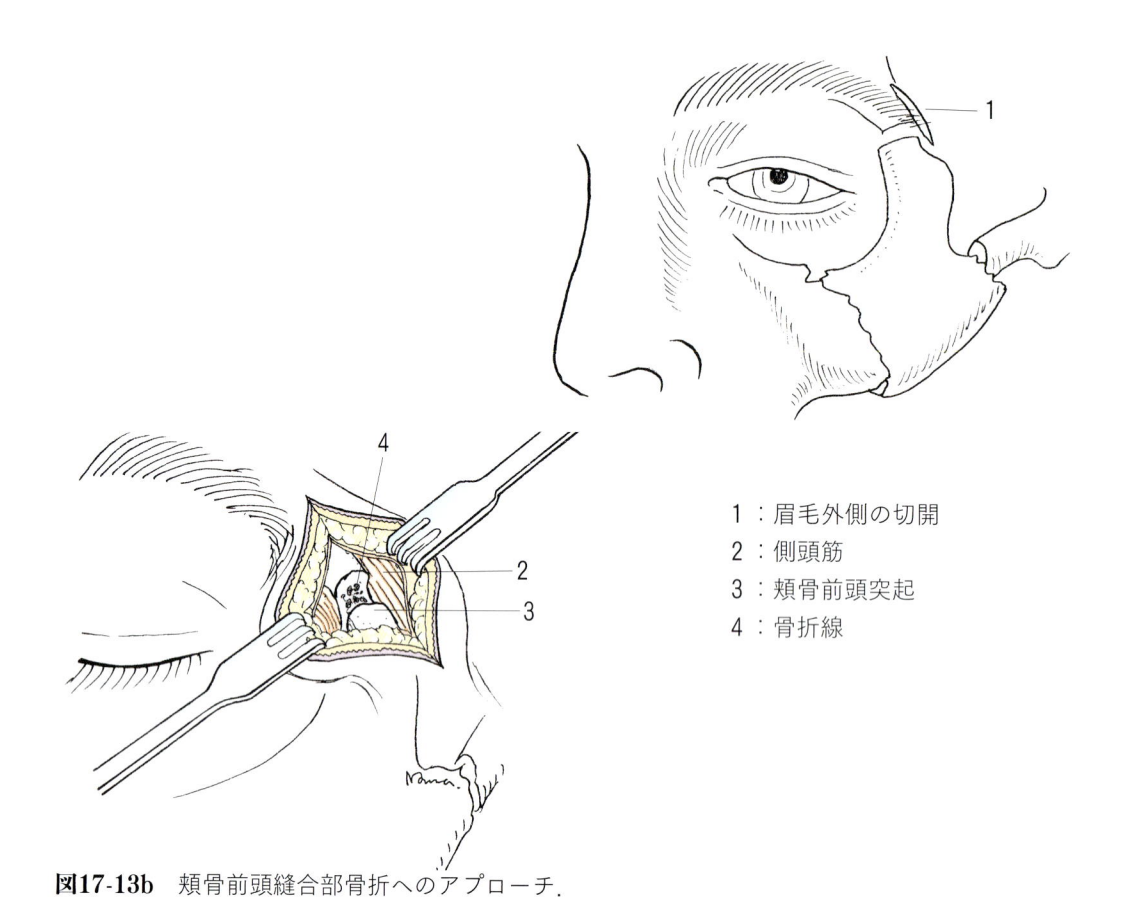

1：眉毛外側の切開
2：側頭筋
3：頬骨前頭突起
4：骨折線

図17-13b 頬骨前頭縫合部骨折へのアプローチ.

骨片の整復

3方向からのアプローチで明示した骨折部の血腫や肉芽組織を除去した後，**図17-13c**に示すように頬部の皮膚のうえから頬骨フックを頬骨体の下に刺入し，頬骨体を引き揚げるように骨片を可動化し，3か所の骨折線の適合状態をみながら整復する．このとき頬骨側頭縫合部にギャップがあれば，触診によりこの部分の整復作業を調節する．なお複視や眼窩下神経麻痺がある場合は，眼窩内容を持ち上げながら，眼窩底骨欠損の有無，骨片による神経圧迫や眼筋（下斜筋，下直筋）の拘束の有無を確かめる必要がある．骨欠損があればチタンメッシュシートを骨折部に敷き込み，神経や眼筋の拘束があればそれを取り除く．

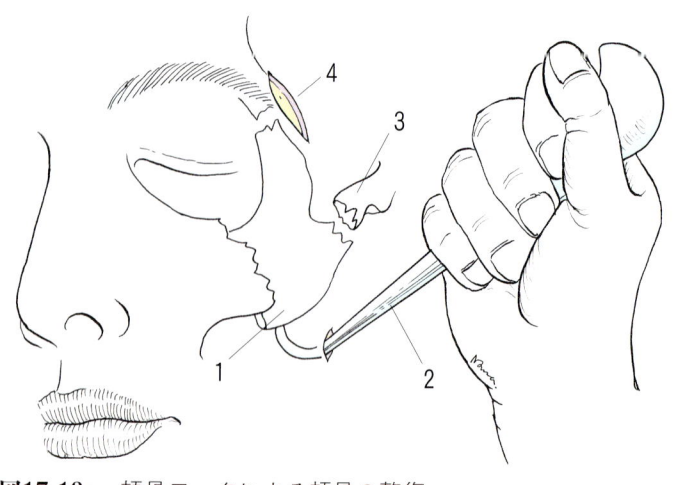

1：陥没した頬骨体
2：頬骨フック
3：側頭骨頬骨突起
4：眉毛外側切開

図17-13c 頬骨フックによる頬骨の整復.

骨片の固定

整復後は頬骨前頭縫合部，眼窩下縁部，頬骨下稜部をそれぞれミニプレートとスクリューを用いて強固に固定する．この際，頬骨前頭縫合部と眼窩下縁部はその上を覆う軟組織が薄いので，皮膚表面から触れにくいようにプレートを配置する．また頬骨下稜部は，頬骨体の"張り"を支えるようにL字型のミニプレートを使用する．

頬骨弓陥没骨折の観血的整復固定手術

頬骨弓骨折のほとんどは陥没骨折で，開口障害を伴う（図17-14a）．

1：頬骨体
2：陥没した頬骨弓
3：側頭骨頬骨突起

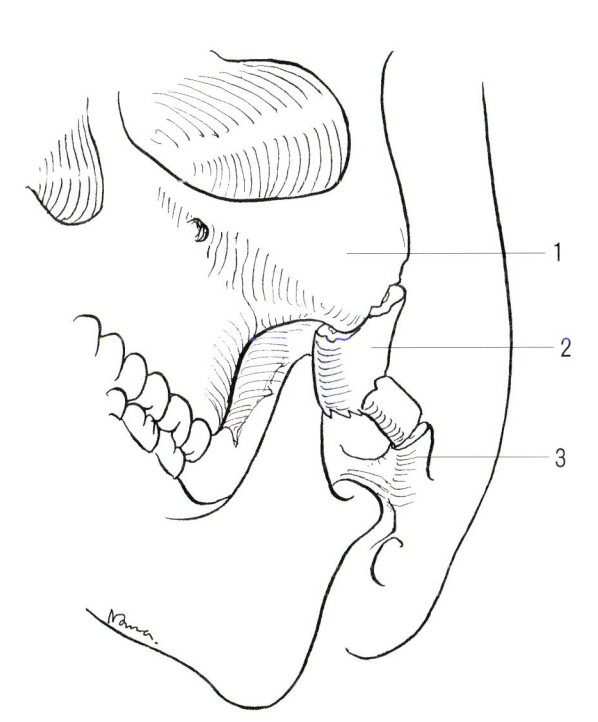

図17-14a 頬骨弓陥没骨折による開口障害．

■新鮮頬骨弓骨折の整復固定

頬骨弓の陥没骨折の整復は，できるだけ早期に行うことが望ましい（できれば48時間以内）．

骨折部へのアプローチ

耳介の前上方のヘアーラインより上方に，やや斜めに約2cmの長さの皮膚切開を行うと（図17-14b），側頭頭頂筋膜（表面に薄い前耳筋と上耳筋が張り付いている）が現れる．顔面神経頬骨枝と側頭枝はこの筋膜の内面を走行しているので，これらを損傷しないよう注意しながらこれを切開すると，その下層に側頭筋膜が現れる．側頭筋膜は，頬骨弓に停止する浅層と側頭筋を被っている深層から成っているので，これら2層を切開し，その裏側を側頭筋に沿ってトンネル状に剥離を進めると，陥没した頬骨弓の内側に達する（図17-14c）．

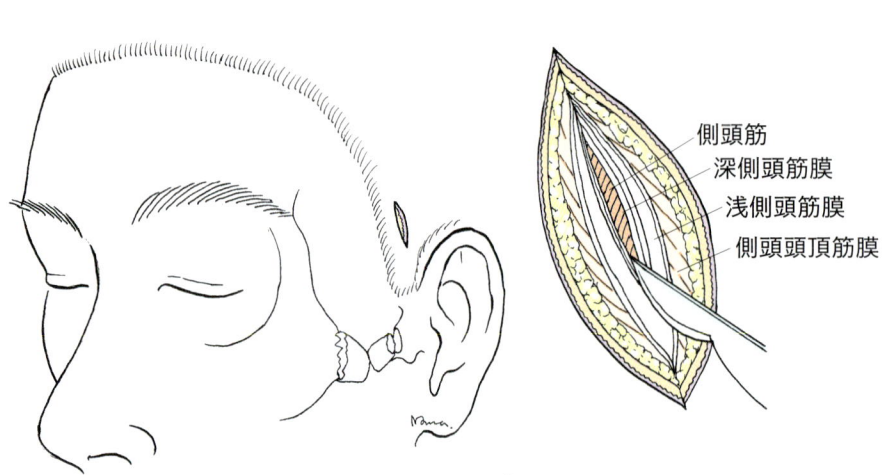

図17-14b　側頭部切開によるアプローチ．

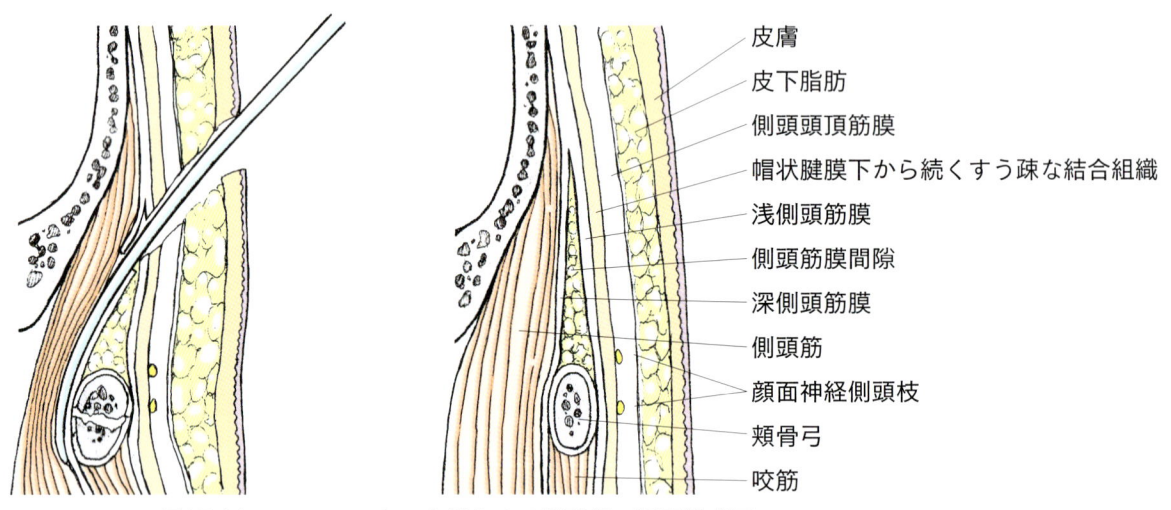

図17-14c　エレベーターを挿入する側頭部の断面模式図．

骨折片の整復

　このトンネルをとおして，十分な強度のあるエレベーターを陥没した頬骨弓の内側に挿入する．ついで，エレベーター挿入部の皮膚の上にクッションを置き，これを支点として陥没した頬骨弓を側方へ押しだす(**図17-14d**)．

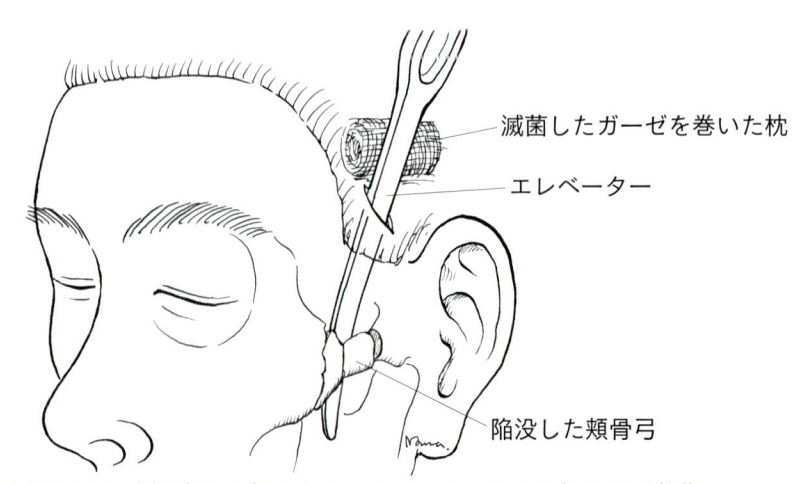

図17-14d　側頭部より挿入したエレベーターによる頬骨弓の整復．

骨折片の固定

とくに必要としない.

■頬骨弓粉砕骨折および陳旧性頬骨弓陥没骨折の整復固定

頬骨弓の粉砕骨折や陳旧性陥没骨折においては，変位した頬骨弓を直視下に整復し，固定する必要がある．

骨折部位へのアプローチ

頭皮冠状切開の変法である unicoronal incision からアプローチする．図17-15a に示すように，顔面神経側頭枝と頬骨枝の損傷を避けるため，側頭部の頭髪の生え際から後方に円く回り込んで耳前部に至る切開線を設定する．切開は帽状腱膜まで行い，頭皮からの出血は頭皮クリップで止血する．帽状腱膜の裏側に沿って下方へ剥離を進めると，側頭筋膜が現れるのでこの浅層を切開する．側頭筋を被う深層に沿って剥離を進めると，頬骨弓の上縁に達する．ここで側頭筋膜浅層と骨膜を切開して，骨折片を明示する(図17-15b).

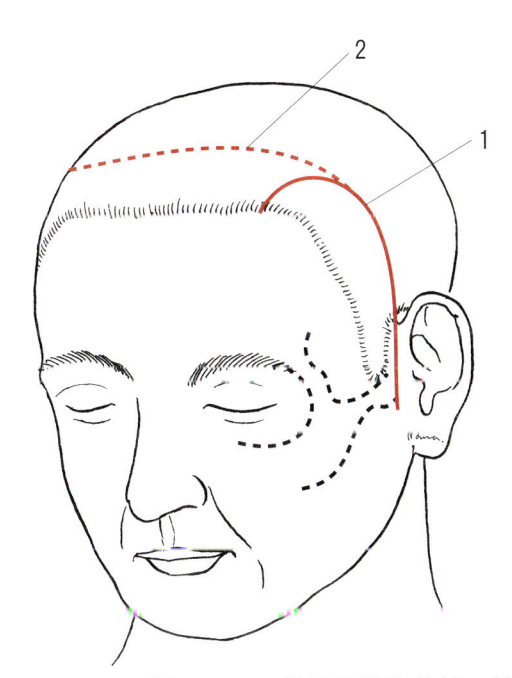

図17-15a　頬骨弓粉砕骨折に対する unicoronal incision．
1：unicoronal incision
2：coronal incision

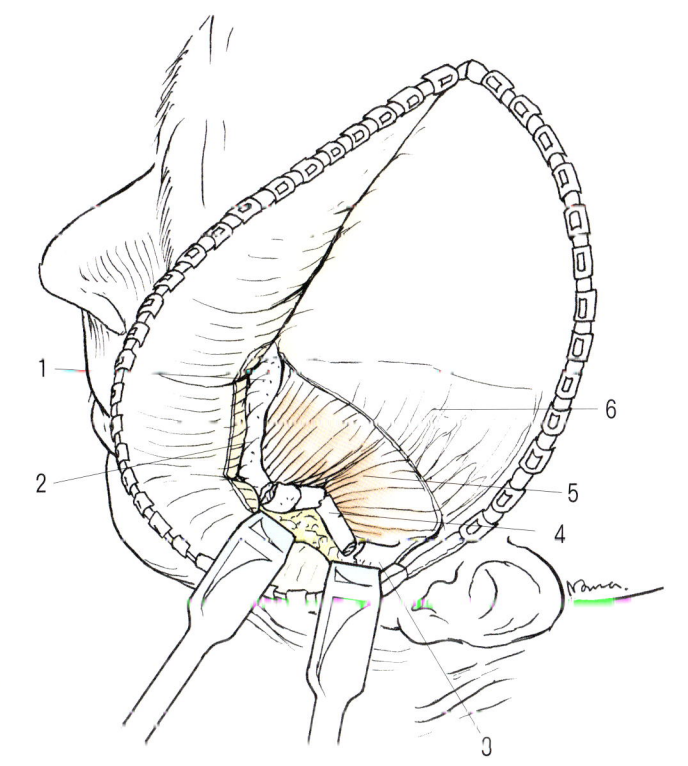

図17-15b　患側の頭頂から側頭部の頭皮を剥離して眼窩外側縁から頬骨弓を明示する．
1：眼窩上外側縁
2：頬骨前頭突起後縁
3：側頭骨頬骨突起
4：粉砕陥没した頬骨弓
5：側頭筋
6：側頭頭頂筋膜

骨折片の整復と固定

　　粉砕骨折の場合は，各骨片を取りだして整復し，長いミニプレートで固定する．陳旧性骨折の場合は，頬骨弓の不正融合した部分を骨切りして取りだし，元のアーチの形を再現して，ミニプレートで固定する(**図17-15c**).

1：頬骨前頭突起後縁
2：頬骨体
3：整復しミニプレートで固定した頬骨弓
4：側頭骨頬骨突起
5：前耳筋
6：側頭頭頂筋膜
7：側頭筋

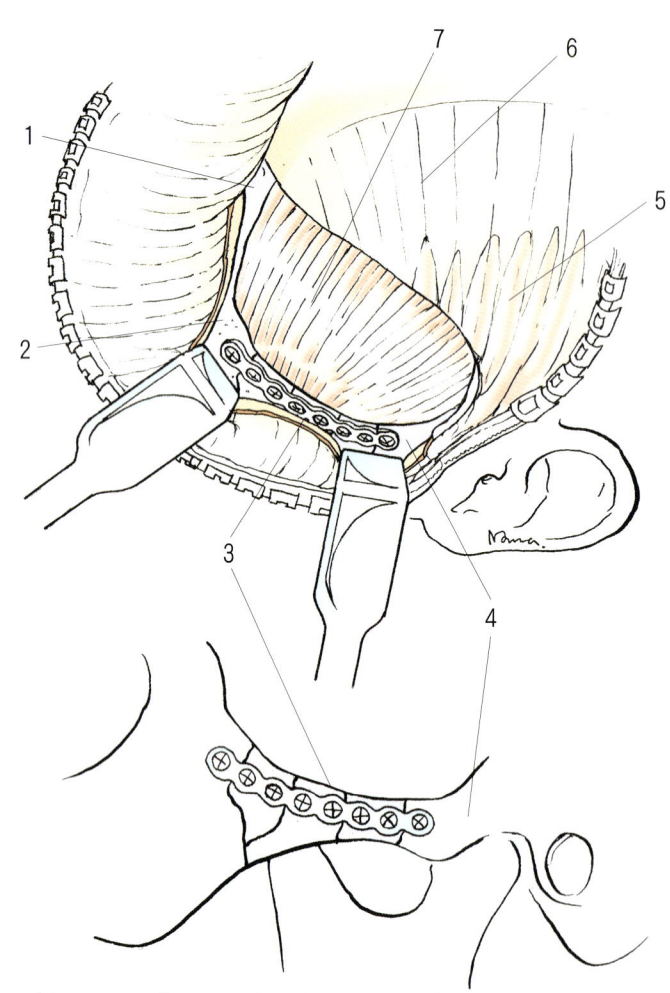

図17-15c　頬骨弓骨折の整復とミニプレートによる固定.

眼窩底骨折

眼窩底骨折には，indirect type と direct type がある．indirect type は，blow out fracture（吹き抜け骨折）と呼ばれており，眼球に加わった外力によって眼窩内圧が高まり，骨壁の薄い眼窩底が骨折し，眼窩内の脂肪組織，下直筋や下斜筋の上顎洞内へのヘルニアが生じる（図17-16a）．direct type は，頬骨の陥没骨折とほぼ同じであり，ここでは省略する．

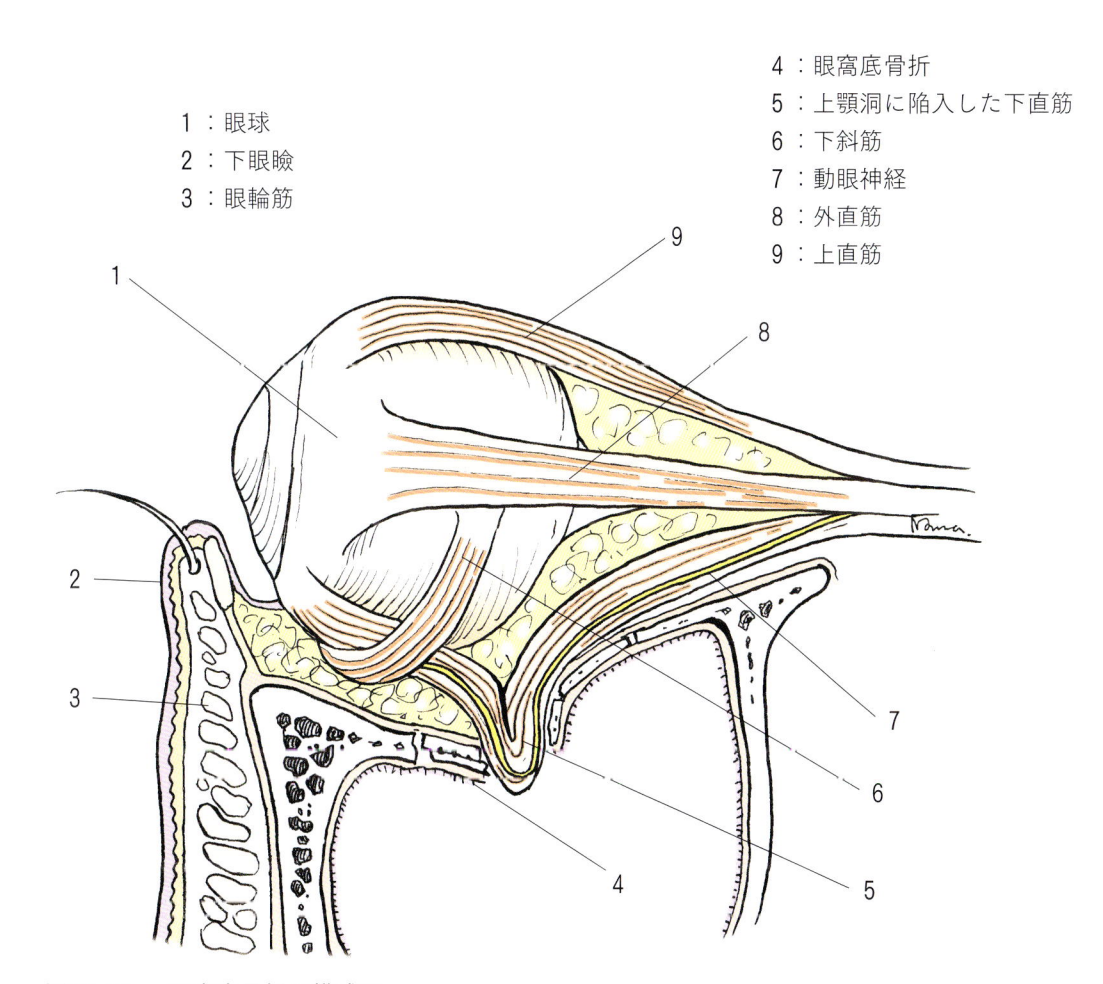

1：眼球
2：下眼瞼
3：眼輪筋
4：眼窩底骨折
5：上顎洞に陥入した下直筋
6：下斜筋
7：動眼神経
8：外直筋
9：上直筋

図17-16a 眼窩底骨折の模式図．

骨折部へのアプローチ

先に述べた睫毛下切開から，眼窩下縁の骨膜を切開し，眼窩内容を持ち上げながら，骨膜下を剥離して骨折部を明示する．この際，下斜筋，下直筋，眼窩下神経の位置を確認し，これらを損傷しないよう細心の注意をはらいながら剥離を進める．

眼窩底の修復

眼窩底の骨欠損部を覆うようにチタンメッシュシートを敷き込み，これを眼窩下縁に2～3本のマイクロスクリューで固定する（図17-16b）．

1：眼窩底骨膜
2：眼輪筋
3：チタンメッシュシート
4：眼窩下縁
5：眼窩下底

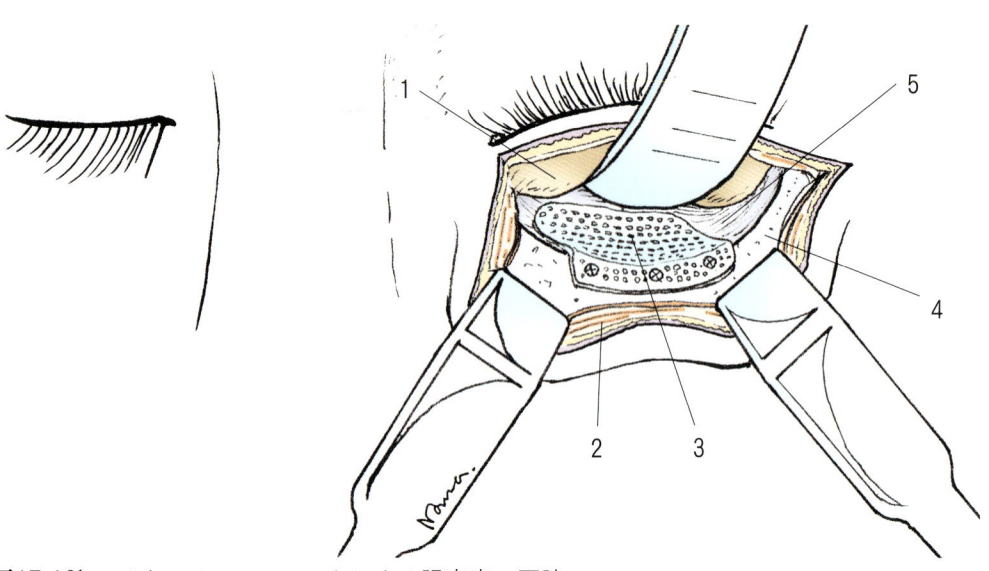

図17-16b チタンメッシュシートによる眼窩底の再建．

創の縫合閉鎖

　　眼窩下縁で切開した骨膜を，解剖学的な位置に復位し，吸収性縫合糸で縫合する．次いで睫毛下の皮膚切開を6-0モノフィラメントナイロン糸で縫合する．

顔面多発骨折

　顎骨のみならず中顔面骨が複数箇所で骨折している状態を顔面多発骨折と称し，著しい顔面の変形を伴う．頭蓋内の損傷など重篤な合併損傷に対する処置が優先される症例でも，機能と形態の回復のためには，可能な限り早期に整復固定手術を行うことが望ましい．

　顔面多発骨折の整復は，原則として上方から頭蓋骨と中顔面骨の骨折線を適合させることからはじまり，上顎骨の整復固定を行い，これを基準にして上下顎の咬合関係の回復と下顎骨骨折の整復固定を行う．ただし，下顎骨骨折がない場合や，下顎体の単線骨折で完全な整復と強固な内固定が可能な症例では，下顎に合わせて上顎を整復し，先に頭蓋骨に合わせて整復した中顔面骨との関係を修復する．したがって，顔面多発骨折の整復固定は，先に述べた種々のアプローチ法，整復・固定法を駆使して行うことになる．ここでは**図17-17a**に示すような前頭骨，鼻骨，頬骨（左側の頬骨弓を含む），上顎骨，下顎骨骨折の複合した実症例を用いて顔面多発骨折の整復固定の概要を解説する．

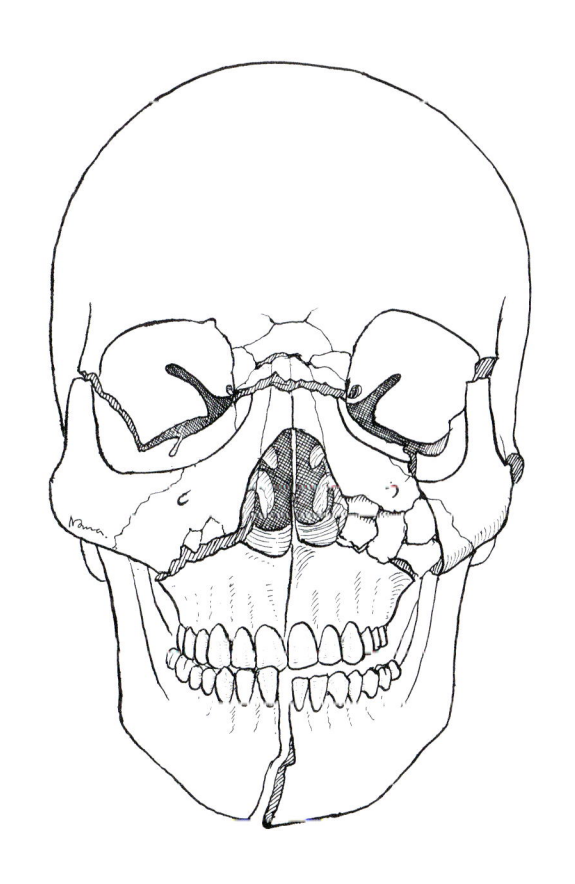

図17-17a　顔面多発骨折（代表症例の模式図）．

骨折部へのアプローチ

　両側の頬骨前頭縫合，鼻骨と上顎骨前頭突起，眼窩内側壁，左側頬骨弓部へのアプローチには頭皮冠状切開を，眼窩下縁ならびに眼窩底の骨折部へのアプローチには睫毛下切開を，上顎洞前壁から頬骨下稜部の骨折には上顎の歯肉頬移行部に沿った切開を用いた．下顎正中部の骨折には下顎の歯肉唇移行部に沿った切開からアプローチした（幸い髄液漏はみられなかった）．

骨折部の掻爬と骨片の可動化

　骨膜下剥離でそれぞれの骨折部を明示し，血腫や肉芽を掻爬除去し，骨片の可動化を図った．両側の梨状口から上顎洞前壁をとおり，頬骨下稜にかけて粉砕骨片を伴った上顎骨の

横骨折があり，上顎骨は後方に変位していた．また術後10日を経過していて容易に動かなかったが，Rowe鉗子を使って可動化した．

骨折片の整復と固定

まず，前頭骨の陥没した骨片を間に挟んで2枚の長いミニプレートで前頭骨と両側の上顎前頭突起を固定した．ついで両側の頬骨前頭突起と前頭骨をミニプレートで固定し，左側の内方に折れ込んだ頬骨弓はミニプレートでつなぎ合わせ，両端を頬骨体と側頭骨頬骨突起にミニプレートで固定した(**図17-17b**)．

ここまで整復・固定した中顔面骨と，横断骨折した上顎骨の間に骨欠損部があるため，先に下顎骨を整復・固定して，これを基準にして上顎の位置を決めた．上下顎の歯列に線結紮シーネを装着し(開口障害のため術前に dental cast が作れなかったため)，顎間固定を行い，両側の梨状口縁，両側の頬骨下稜部の4か所をミニプレートで固定し，さらに左側の頬骨前頭縫合部からの懸垂固定を追加した(**図17-17c**)．

創の閉鎖

骨膜縫合と，必要に応じて行う皮下縫合を吸収性縫合糸で，皮膚は6-0のモノフィラメントナイロン糸，粘膜はシリコーン処理した軟質絹糸で縫合した．なお，中顔面骨と上顎骨の間の隙間には PCBM(particulate cancellous bone and marrow)を移植した．

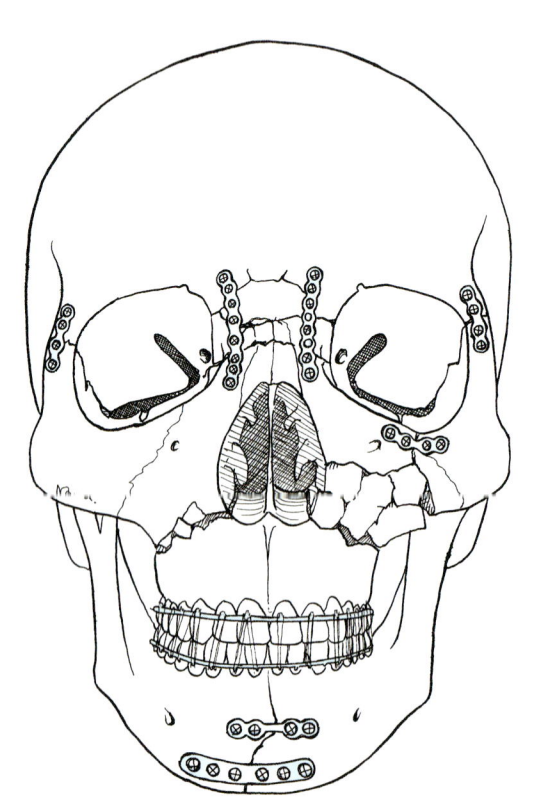

図17-17b 上部顔面骨を頭蓋骨に固定し，上顎骨は整復固定した下顎と顎間固定した．

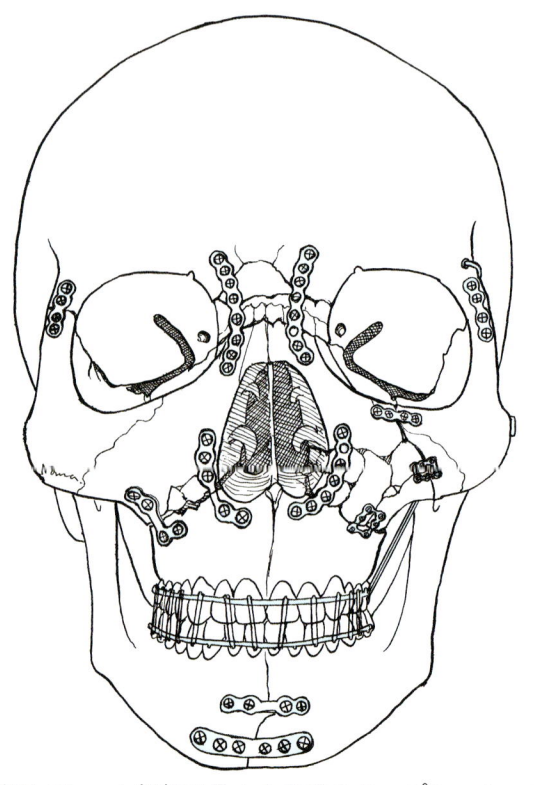

図17-17c 上部顔面骨と上顎骨をミニプレート，マイクロプレート固定．さらに顎骨下稜部が粉砕していた左側には前頭骨頬骨突起を支点とした懸垂固定を追加した．

参考文献

Chapter 11 歯・歯槽骨の手術
1. Winter GW : Impacted mandibular third molar. St Lousi : American Medical Book Co, 1929.
2. 野間弘康, 金子譲：カラーアトラス抜歯の臨床. 東京：医歯薬出版. 1991.
3. 野間弘康, 瀬戸皖一：標準口腔外科学　第3版. 東京：医学書院. 2004.
4. 野間弘康, 道健一, 内田稔, 工藤逸郎：口腔顎顔面外科学. 東京：医歯薬出版. 2000.

Chapter 12 消炎手術
1. 長尾徹：局所麻酔. In：日本口腔外科学会（編）. イラストでみる口腔外科手術　第1巻. 東京：クインテッセンス出版, 2010；149-161.
2. 野間弘康：口腔領域の外科解剖. In：日本口腔外科学会（編）. イラストでみる口腔外科手術. 第1版. 東京：クインテッセンス出版, 2010；149-161.
3. 古土井春吾, 古森孝英：軟組織の消炎手術. In：日本口腔外科学会（編）. 一般臨床家, 口腔外科医のための口腔外科ハンドマニュアル '09. 東京：クインテッセンス出版, 2009；260-269.
4. 黒岩裕一郎, 栗田賢一：下顎骨骨髄炎の難治症例への対応. In：日本口腔外科学会（編）. 一般臨床家, 口腔外科医のための口腔外科ハンドマニュアル '09. 東京：クインテッセンス出版, 2009；270-278.
5. 佐藤研一, 吉岡済, 内田安信, 朝倉昭人：炎症の外科的処置. In：大谷隆俊, 園山昇, 髙橋庄二郎（編）. 図説口腔外科手術学　中巻. 東京：医歯薬出版, 1988；337-393.

Chapter 13 良性腫瘍, エプーリスおよび囊胞の手術
1. Naumann HH : Kopf-und Hals-Chirurgie Indikation・Technik・Fehler und Gefahren,Band 2 : Gesicht und Gesichtsschädel, Teil 2. Stuttgart : George Thieme, 1974.
2. 野間弘康, 山根源之, 山崎康夫, 松田康男：下顎骨切除後の下歯槽神経欠損を大耳介神経の遊離移植により再建した1例. 日口外誌. 1979；25(3)：692-698.
3. 大森清弘, 野間弘康, 岩本昌平, 柿澤卓, 山根源之, 福武公雄：腸骨骨髄および海綿骨梁採取の1方法. 日口外誌. 1979；25(3)：699-703.
4. 大森清弘, 野間弘康, 岩本昌平, 柿澤卓, 山根源之, 長内幸一, 福武公雄：顎顔面骨欠損に対する particulate cancellous bone and marrow(PCBM) graft. 日口外誌. 1979；25(6)：1563-1574.
5. 髙崎義人, 野間弘康, 山口晋一, 畑田憲一, 片倉朗, 山満, 石川維範, 髙木多加志, 山根源之：下顎骨切除手術時に下歯槽神経引き抜き再縫合法を行った5例, 特に術後知覚回復過程の観察. 日口外誌. 1999；45(1)：13-15.
6. Keun Y Lee : Excision of thyroglossal cyst and sinus. In : An atlas of head and neck surgery. 4th ed, Philadelphia : Elsevier Saunders, 2005；824-827.
7. 畑田健一, 野間弘康：エナメル上皮腫の治療法に関する臨床統計的検討. 口腔腫瘍. 1999；11：143-150.
8. 柴原孝彦, 森田章介, ほか：エナメル上皮腫の病態と治療法に関する疫学的研究. 口腔腫瘍. 2009；21：171-181.

Chapter 14 唾液腺関連手術（唾液腺疾患の手術）
1. 上条雍彦：唾液腺の解剖学. 耳下腺を一部または全部切除するための解剖学. In：口腔解剖学. 第5巻　内臓学. 東京：アナトーム社, 1968；1402-1437.
2. McMinn RMH, et al : Submandiblar gland, parotid gland, In : Colour atlas of Applied anatomy. London : Wolfe Medical Publication Ltd,1984；20：26-27.
3. Michael J : Surgery of the salivary glands. In : Naumann HH,et al. Head and neck surgery. 2nd ed, vol 2, Stuttgart : Georg Thieme, 1995；809-825.
4. Hiatt JL, et al : Parotid bed, Submandiblar region and floor of the mouth, In : Textbook of head and neck anatomy. 2nd ed, London : Willians & Wilkins Co, 1987；191-199, 235-244.
5. Miehlke A : Surgery of the salivary glands and the eztratemporal potion of the facial nerve, In : Naumann HH,et al. Head and neck surgery. 2nd ed, Stuttgart : Georg Thieme, Igaku Shoin, 1980；421-495.
6. 野間弘康：唾液腺疾患に対する手術. 手術. 1997；51：735-741.
7. 野間弘康：一般・消化器外科における局所解剖, 唾液腺. 手術. 1999；53：1099-106.
8. Thom R Lore : The parotid salivary gland and management of salivary gland neplasia. In : An atlas of head and neck surgery. 4th ed, Philadelphia : Elsevier Sunders, 2005；828-831.
9. Keun Y Lee : Resection of submandibular gland for benign disease. In : An Atlas of head and neck surgery. 4th ed, Philadelphia : Elsevier Sunders, 2005；828-831.
10. 野間弘康, 山根源之, ほか：頬粘膜を用いた耳下腺導管の再建法. 日口外誌. 1992；38：174-175.

Chapter 15　上顎洞関連手術

1．Caldwel GW : Diseases of the accessory sinuses of the nose and an improved method of treatment for suppuration of the maxillary antrum. New York Medical. 1893；58.
2．上篠雍彦：口腔解剖学Ⅰ．東京：アナトーム社，1965.
3．W Harry Archer : Oral Surgery. Philadelphia : W.B.Saunders, 1966.
4．小松崎篤(監修)：耳鼻咽喉・頭頸部手術アトラス 上巻, 東京：医学書院，1999.
5．高野正行，柴原孝彦，遊佐康夫，山根源之，柿澤卓，野間弘康：歯性上顎洞炎根治手術の一工夫，口角挙筋付上顎洞前壁再植による洞開窓部閉鎖法．日口外誌．1990；36：700‐703.

Chapter 16　固定法

1．大谷隆俊，園山昇，高橋庄二郎：図説 口腔外科手術学 中巻．東京；医歯薬出版，1997.
2．John M Lorē, Jesus E Medina : An Atlas of Head & Neck Surgery. 4th ed, Philadelphia : Elsevier Saunders, 2005.
3．宮崎正：口腔外科学．第2版．東京；医歯薬出版，2000.
4．塩田 重利：口腔顎顔面外科治療学．東京：永末書店，1996.
5．David A Keith : Atlas of oral and maxillofacial surgery. Philadelphia : W.B. Saunders，1992.

Chapter 17章　顎顔面骨骨折の手術

1．Edward E, Michael F, et al : Surgical approarchs to the facial skeleton. 2nd ed, Philadelphia；Lippincott Williams & Wilkins, 2006.
2．Craig A,Jhon E : Surgical of facial bone fractures, Philadelphia；Churchill Livingstone,1987.
3．Dougglas W Klotch : Fractures of facial bone. In : An atlas of head and neck surgery. 4th ed, Philadelphia；Elsevier Saunders. 2005；605‐650.
4．野間弘康，杉山紀子，ほか：Uni-frontolateral approachによる陳旧性頬骨弓骨折整復の一例．日口外誌．1981；27：60‐63.

索引

い

囲繞結紮法	184
移植骨	105
移植神経	105
意図的再植	64

え

エナメル上皮腫の切除手術	97
エプーリス	91
──切除手術	107
炎症が顎下隙に拡大した口底炎	81
炎症巣(膿瘍)の大きさと位置の診断	69

お

横舌筋	78
大きなガマ腫の開窓法	138
大きな囊胞の摘出手術	112
オトガイ下型類皮囊胞	116
オトガイ下隙の膿瘍	80
オトガイ下動・静脈	140
オトガイ下の囊胞の摘出	117
オトガイ下の囊胞の剥離	117
オトガイ神経	46, 48, 72, 101
オトガイ神経断端	103
オトガイ舌筋	78, 115, 116, 141, 146, 151
オトガイ舌骨筋	78, 118, 146
オトガイ部を牽引するフックの作製	201

か

外頸静脈	98, 99, 101, 103, 152, 153, 154, 159, 160
外頸動脈の結紮切断	159
外耳道軟骨	160
外傷に起因する化膿性炎症	68
外歯瘻	89
──周囲の皮膚の紡錘状切開	89
──の手術	89
外直筋	221
改良型ギプス・ヘッドキャップ	201
下顎縁枝	153
下顎下縁	118
──および骨折部位の明示	199
──の明示	202
──部	82
下顎管周辺の囊胞の剥離	110
下顎関節突起骨折のレベル	200
下顎後窩における耳下腺と周囲組織との関係	152
下顎後静脈	81, 146, 152, 153, 155, 159, 160
下顎孔伝達麻酔	33
下顎孔伝達麻酔による感染	77
下顎骨	90, 101
──下縁	80
──下縁の剖出	100
──骨折	195
──骨折の観血的整復固定手術	198
──骨折の非観血的整復固定手術	196
──断端	103
──の離断	100
下顎枝	84, 152
──外側緻密骨板の分離	113
──後縁	204
──舌側の処理と関節離断	102
──の内斜線	77
下顎歯肉頰(唇)移行部に沿った切開	195
下顎小舌のレベルの水平断模式図	77
下顎水平埋伏智歯の分割	19
下顎舌側歯肉の炎症	72
下顎智歯	79
下顎と腫瘍	100
下顎の再建	104
下顎の歯性化膿性炎症	78
下顎の歯性感染症	81
下顎埋伏智歯の分類	26
下眼瞼	208, 221
架橋プレート	188
顎外固定法	191
顎下神経節	146, 151
顎下神経節の処理	150
顎下腺	81, 83, 100, 101, 103, 146, 149, 151, 203
──カプセル	149
──下面，後面の剥離	150

Index

——管	127, 140, 141, 146, 151
——管開口部と唾石の関係	128
——管内における唾石の位置	128
——管の結紮切断	150
——上縁の剥離と舌神経	150
——摘出後の手術創	151
——摘出術	145
——摘出のための外科解剖	145
——摘出のための皮膚切開線	147
——導管	81, 103
——と舌下腺の位置関係	146
——に侵入する顔面動脈の切断	150
——の摘出	150
顎下部切開	195
顎下部の皮膚切開線	202
顎間固定	190, 224
顎顔面骨骨折	193
——の手術	193
——の整復固定	195
顎骨骨折に用いる連続結紮法	183
顎骨骨髄炎の消炎手術	87
顎骨内囊胞	58
顎骨内囊胞摘出手術	110
顎舌骨筋	78, 80, 103, 116, 117
	118, 122, 141, 146, 151
——の中央縫線	80
——縫線	118
顎動・静脈	160
顎動脈	154, 178
顎二腹筋	78
——後腱	150
——後腹	101, 103, 151, 154
	156, 157, 159, 160
——後腹と中間腱	149
——前腹	78, 80, 103, 117, 118
	146, 149, 151, 152
——中間腱	146, 150, 151
下斜筋	208, 221
下歯槽神経	33
——血管束	33, 113
——欠損部への大耳介神経の移植	103
——断端	103
——・動・静脈	76, 77
——の切断	102
——引き抜き法	98
下歯槽動・静脈断端	103
下縦舌筋	78
過剰埋伏歯の抜歯時の骨の除去	41
過剰埋伏歯の抜歯時の粘膜骨膜弁	41
下直筋	208
滑車上神経	210
化膿性炎症	81
ガマ腫	136
ガマ腫開窓術	137
眼窩下縁	208, 222
眼窩隔膜	208, 209
眼窩下孔	169, 174
眼窩下神経	215
眼窩下底	222
眼角静脈	210
眼角動脈	210
眼窩脂肪体	208
眼窩上外側縁	219
眼下底	209
眼窩底骨折	221
眼窩底骨折の模式図	221
眼窩底骨膜	209, 222
眼球	208, 221
関節突起	202
——骨折の観血的整復固定手術	200
——の固定	204
——の整復	203
感染防御	12
貫通スクリューによる下顎頭の固定	189
貫通スクリューによる固定	188
顔面横動脈	154, 159, 160
顔面・頸部の皮下膿瘍の切開・排膿手術	79
顔面静脈	99, 100, 101, 103
	146, 149, 153, 203
顔面静脈，顔面動脈の切断	150

顔面神経	79, 152
——下顎縁枝	81, 90, 98, 99, 100, 146, 149, 151, 203
——下顎縁枝の確認	99, 198
——頬筋枝	90
——頚枝	98, 146, 203
——耳下腺神経叢	153
——主幹	153, 157, 160
——主幹の明示	157
——叢を耳下腺から分離	159
——叢を損傷せずに浅葉を切除	158
——側頭枝	212, 218
——の走行	69
——分枝	74
——麻痺	161
顔面多発骨折	223
顔面動・静脈の結紮切断	99
顔面動・静脈の切断	198
顔面動脈	74, 79, 99, 100, 101, 103, 146, 149, 150
顔面表情筋	74
眼輪筋	208, 209, 210, 222

――――― き ―――――

気管前葉	120
危険隙	76
ギプス・ヘッドキャップ	201
吸引ドレーン	105
頬筋	74, 76, 90
頬筋枝	153
胸骨舌骨筋	120, 121, 122
頬骨弓	84, 212, 218
——陥没骨折による開口障害	217
——陥没骨折の観血的整復固定手術	217
——骨折の整復	220
——粉砕骨折	219
頬骨骨折	215
頬骨枝	153
頬骨前頭突起	216
頬骨前頭突起後縁	219
頬骨前頭縫合部骨折	216

頬骨体	220
頬骨体陥没骨折の観血的整復固定手術	215
頬骨の内下方への陥没骨折	215
頬骨用フックによる頬骨の整復	216
胸鎖乳突筋	4, 98, 99, 101, 103, 149, 151, 154, 155, 159, 160, 203
胸鎖乳突筋前縁	82, 83
頬脂肪体	74
頬側骨壁の開窓と嚢胞の剥離	110
頬側の粘膜骨膜弁を用いる方法	175
頬粘膜がん	134
頬粘膜部の線維腫の切除手術	93
頬部膿瘍	74
頬部膿瘍は頬筋の外側に形成	74
局所麻酔	71

――――― け ―――――

頚筋膜	149
頚筋膜浅葉	80
頚枝	153
茎状突起	152
茎突下顎靭帯の切断	159
茎突舌筋	78, 154, 159, 160
茎突舌骨筋	150, 151, 154, 157, 159, 160
茎突舌骨筋と茎突舌筋	152
経皮的腫瘍切除手術	97
外科的抜歯	13
隙	81
顎下——	81
危険——	81
後咽頭——	81
舌下——	81
側咽頭——	81, 84
翼突下顎——	76, 81, 84
隙の膿瘍の切開・排膿手術	81
血管腫の切離	95
結膜円蓋切開	195
ゲルベル隆起	59
牽引ゴム	201
犬歯窩膿瘍の切開・排膿	73
犬歯窩の膿瘍	73

Index

懸垂固定	190, 224

―――― こ ――――

後咽頭隙	76
口蓋咽頭筋	76
口蓋舌弓	77
口蓋舌筋	76
口蓋動・静脈	177
口蓋粘膜骨膜弁の切開線	177
口蓋膿瘍の切開	72
口蓋の小唾液腺腫瘍の切除手術	142
口蓋扁桃	76
口蓋扁桃部の水平断模式図	76
口角挙上筋を血管柄として上顎洞前壁を温存	169
咬筋	77, 84, 146, 152, 154, 159
	160, 203, 204, 212, 218
咬筋と内側翼突筋のスリングの切開	203
口腔外アプローチによる整復固定	198
口腔顎顔面領域の炎症性疾患	68
口腔上顎洞瘻閉鎖術	175
口腔内アプローチによる整復固定	198
口腔粘膜	12, 103
広頸筋	84, 90, 98, 100, 103
	117, 120, 146, 149, 203
広頸筋と頸筋膜浅層の剥離	148
甲状舌管	119
――残遺	120, 122
――の位置関係	119
――の舌盲孔への追求と結紮切断	123
――瘻の摘出	119, 123
甲状舌管嚢胞	120, 121, 122, 123
――の裏側の剥離	121
――の摘出	119
甲状舌骨筋	121, 122
甲状舌骨膜	122
甲状軟骨	121, 122
口底炎の切開・排膿手術	82
口底に迷入した歯根の摘出	52
口底蜂巣炎	81
後頭動脈	154, 159, 160
鼓室乳突裂	157

鼓室乳突裂の下部で顔面神経主幹を確認	157
骨欠損部の架橋	188
骨折変位した関節突起	204
骨穿孔法	87
骨の創傷治癒課程	12
骨ノミの挿入方向	17
骨縫合法	185
骨膜	209
骨膜下膿瘍	72, 73
固定法	179
根管孔を封鎖	57
根管充填	57
根完成歯	65
根尖性歯周炎	64
根尖病巣	74, 90
――の摘出	57
根尖部の骨切除	55
根未完成歯	65

―――― さ ――――

再建プレート	105
――と腸骨移植の試適	103
皿状形成術	87

―――― し ――――

耳介側頭神経	154, 160
耳下腺	76, 84, 146, 152, 203
――開口部の拡大術	135
――下極後面	155
――下極後面の剥離	156
――筋膜	152
――咬筋部の皮下膿瘍	79
――深葉	153, 158, 159
――深葉切除後の耳下腺床	160
――深葉の切除	159
――深葉を通過する血管とその周囲との関係	154
――切除手術	152
――切除のための外科解剖	152
――浅葉	158
――浅葉の切除	158
――唾液乳頭	74

――導管	74
耳下腺管	153, 159
――（瘻管）移動術	132
――が断裂した場合	131
――形成術	134
――の修復手術	131
――吻合術	131
――を端々吻合	132
耳管咽頭筋	76
歯冠分割	18
――のための骨窓の作成と歯冠分割	31
歯冠分割失敗の救済法	18
死腔	116
――を残さない筋肉縫合	116
――を残さない創の閉鎖	118
歯原性感染症	68
歯根形態異常歯の抜歯	21
歯根尖切除	54
――術	54
――に用いる特殊な器材	54
――の適応症	54
――の粘膜骨膜弁の設計	55
歯根尖の切除後の根管充填	57
歯根嚢胞摘出術	58
歯根の切断	56
歯根の切断部位	55
歯根膜	16
――の萎縮	16
――の癒着	16
歯根膜萎縮	23
支持桿	201
耳珠前方部の剥離	155
自然孔	166
歯槽骨	
――の除去	16
歯槽骨骨折，顎骨骨折に用いる線副子	182
歯槽骨骨折，顎骨骨折に用いる副子	182
歯肉膿瘍の切開・排膿	71
歯肉の剥離	15
島状粘膜骨膜弁	177
島状粘膜骨膜弁の瘻孔部への移動	177
上顎洞根治手術	165
皺線に沿った切開	210
術後性上顎嚢胞摘出手術	173
腫瘍と関連した動・静脈や動・静脈吻合の処理	96
腫瘍を含む下顎骨の剥離	100
腫瘍を含む耳下腺浅葉の切除	158
腫瘍を含む深葉の切除	160
上咽頭収縮筋	76, 84, 160
消炎手術	67
――成功の鍵	69
上顎後部の膿瘍	75
上顎骨（部）骨折	206
上顎骨前頭突起	210
上顎歯肉頬（唇）移行部に沿った切開	195
上顎切痕	36
上顎側切歯歯根嚢胞	59
上顎洞	165
――概形と上顎洞前壁の骨切り線	170
――関連手術	163
――経由顎動脈結紮法	178
――後壁の開窓	178
――根治手術変法	169
――前壁の開窓	166
――前壁の骨膜剥離	169
――前壁の骨切り	170
――底に延ばした鼻腔粘膜	167
――内異物摘出術	172
――内側壁	167
――に陥入した下直筋	221
――に膨隆した歯根嚢胞	61
――の形態に応じた開窓部の拡大	166
――のタンポナーデ	168
――迷入歯根の摘出	50
上顎埋伏智歯の分類	34
上眼瞼	208
上眼瞼挙筋	208
上下眼瞼板	208
上下副子の結紮	190

上縦舌筋	78
上唇挙筋が付着した上顎洞前壁	171
上唇挙筋の起始部	169
上直筋	208, 221
小児の下顎頭骨折の整復固定	200
小児の関節突起骨折の整復固定	201
床副子＋囲繞結紮	184
睫毛下切開	195
——によるアプローチ	208
神経移植	104
——を伴う下顎再建手術	97
神経損傷を避けるテクニック	32
神経引き抜き法	104
新鮮頬骨弓骨折の整復固定	217
深側頭筋膜	84, 212, 218

――― す ―――

垂直舌筋	78
スーパーボンド	57
頭蓋骨	212
頭蓋骨膜	213
スクリューの種類	187

――― せ ―――

成人の下顎頸部骨折の整復固定	202
正中の切歯溝	42
整復した関節突起	204
切開線	14
Neumann の——	14
Partsch の——	14
Pichler の——	14
切開・排膿を行う時期	69
舌下型皮様囊胞	115
舌下隙の膿瘍	78
舌下隙に炎症が拡がっている場合	81
舌下小丘	127, 146
舌下静脈	127
舌下神経	150
舌下神経と舌静脈	151
舌下腺	78, 140, 146
——摘出のための外科解剖	139
——を含めたガマ腫摘出術	139

舌下動・静脈	140, 141
舌下動脈	127
舌下の囊胞	118
舌下の囊胞の摘出	118
舌下ヒダ	127, 146
舌骨舌筋	140, 141, 151
舌骨体	80, 122
——と甲状舌管の関係	121
——に付着する筋肉の剥離	122
——の離断	122
舌骨部	82
舌骨部分の処理	121
舌骨より上部の瘻管の追求	123
舌静脈	150
舌神経	76, 77, 103, 127, 140, 141, 146, 151
側切歯の歯根囊胞	58
舌の血管腫の手術	94
舌の膿瘍	78
舌盲孔へ向かう甲状舌管残遺	123
線維芽細胞	12
前口蓋動・静脈	42
前耳筋	220
前上型扁桃周囲膿瘍	76
浅唇鼻翼挙筋	210
浅側頭筋膜	84, 212, 218
浅側頭静脈	154
浅側頭動・静脈	160
浅側頭動脈	154
前頭骨	210
前鼻棘	60, 206
線副子	182
線副子と0.3mm 線による固定法	181

――― そ ―――

総頸動脈・内頸静脈・迷走神経	76
創傷治癒	12
臟側筋膜	76
側咽頭隙	76, 77, 152
側頭筋	84, 212, 213, 216, 218, 219, 220
側頭筋内側の膿瘍の排膿	85
側頭筋膜	213

——間隙	84, 212, 218
——間隙と側頭筋内側の膿瘍	85
——間隙膿瘍の排膿	85
——間隙の膿瘍	85
——間隙, 翼突下顎隙, 側咽頭隙の関係	84
側頭骨頬骨突起	216, 219, 220
側頭枝	153
側頭頭頂筋膜	212, 213, 218, 219, 220
側頭膿瘍および側頭下窩の膿瘍	84
側頭膿瘍の切開線	85
側頭膿瘍の切開・排膿	86
側頭部切開	195
組織内副子による固定	187

――――― た ―――――

対孔	69
——切開	69
——の概形	167
——の作成	167
大口蓋孔	42
大口蓋神経	42
大耳介神経	98, 99, 103, 155
大耳介神経の剥離	98
大舌下腺の部分	146
ダイレクトボンディング法	181
唾液腺	125
——管の手術	131
——関連手術	125
——疾患の手術	125
——腫瘍切除手術	142
唾液貯留嚢胞の手術	136
唾液瘻	162
唾石	127
——が舌神経との交叉部より後方にある場合	130
——が舌神経との交叉部より前方にある場合	128
——摘出手術	127
——の位置による手術術式と手順	128
——の位置の診断	127
脱臼した歯の固定法	181

――――― ち ―――――

小さなガマ腫の開窓法	138
智歯と下顎管の位置関係	33
智歯の遠心切開部の縫合	20
チタンメッシュシート	222
——による眼窩底の再建	222
陳旧性下顎骨骨折の整復固定	205
陳旧性頬骨弓陥没骨折	219

――――― つ ―――――

| 通常の舌下腺部分の排泄管 | 146 |

――――― て ―――――

| 伝達麻酔 | 71 |

――――― と ―――――

動眼神経	221
頭頂部から側頭部の軟組織の断面模式図	212
頭皮冠状切開	195
頭皮冠状切開によるアプローチ	211
ドライソケット	23
ドレーンの種類	70
ドレーンを除去する時期	70
トローカーを利用したプレート固定	197

――――― な ―――――

内頸静脈	152
内頸動脈	152
内斜線	77
内舌筋内膿瘍の切開線	78
内舌筋内の膿瘍	78
内側翼突筋	77, 84, 103, 152
内側翼突筋・下顎枝・咬筋	76
軟口蓋の小唾液腺腫瘍の切除	144
軟組織内嚢胞の摘出手術	114

――――― ね ―――――

粘液嚢胞摘出術	136
粘膜骨膜弁	13
——の形成	55
——の切開線	14
——の設計	13
——の縫合閉鎖	20
——を旧位に復し縫合	57
粘液嚢胞	136

の

嚢胞	91, 115, 116, 117
——摘出手術	110
——の摘出と原因歯の抜歯	111
——壁	140
膿瘍	69
——および蜂巣炎の手術	69
——腔	69
——腔まで止血鉗子で剥離	79
——型と蜂巣炎型の判別	69
——の切開・排膿手術	71
——へのアプローチ	69

は

排膿路の確保	70
排膿路を形成	69
歯・歯槽骨の手術	11
8の字縫合	186
抜歯	13
下顎智歯の——	26
近心根と遠心根が根管中隔を抱いている下顎の——	28
口蓋側にある過剰埋伏歯の	38
口蓋側にある上顎埋伏智歯の——	38
口蓋側に埋伏した犬歯の——	42, 43
口蓋側に埋伏した犬歯の——時の分割抜歯	44
根尖が下歯槽神経に接している——	32
根尖肥大の——	22
歯根が遠心に弯曲している下顎智歯の——	27
歯根が根間中隔を抱いている水平位の埋伏智歯の——	29
歯根離開の	22
歯根弯曲の——	21
上顎正中過剰埋伏歯の——	38
上顎智歯の——	34
唇・口蓋側にまたがった埋伏犬歯の——	46
唇側にある過剰埋伏歯の——	41
唇側に埋伏した犬歯の——	45
水平位の埋伏智歯の——	28
舌側傾斜・転移歯の——	25
舌側にある下顎智歯の——	32
舌側に埋伏した下顎小臼歯の——	49
"だるま落とし"を利用した——	44
破折根（残根）の——	23
深い上顎正中過剰埋伏歯の——	39
埋伏下顎犬歯の——	46
埋伏小臼歯の——	48
癒着歯の——	23
Class I Position B, C, Class II Position A, B の——	30
Class I ～ II, Position A の——	27
Class II Position C, Class III Position B, C の——	31
抜歯しないでエプーリスを摘出する場合	108
抜歯時の粘膜骨膜弁の設計と縫合時の注意点	29
歯の移植	65
歯の再植	64
歯の分割	17
歯を含めてエプーリスを摘出する場合	107
皮下脂肪	100, 218
鼻腔粘膜による上顎洞底の被覆	167
鼻口蓋神経血管束	38
鼻骨	210
鼻根部切開	195
鼻根部切開によるアプローチ	210
皮質骨除去術	87
皮膚	74, 100
皮膚および広頸筋の切開	98
皮膚の皺線に沿った切開線の設定	79
皮弁の剥離と顔面神経下顎縁枝の確認	148
眉毛外側切開	216
眉毛外側の切開	195, 216
表層浸潤麻酔	71
病的上顎洞粘膜	166, 171
病的上顎洞粘膜の剥離	166
病的上顎洞粘膜の剥離方向	166
皮様嚢胞の摘出手術	114

ふ

深い埋伏歯や逆性埋伏歯の粘膜骨膜弁の設計	31
腐骨除去法	87
フック	201
粉砕陥没した頬骨弓	219

へ

扁桃周囲隙	76
扁桃周囲膿瘍	76
ペンローズドレーン	70

ほ

ポインター	156, 157
縫合部の創傷治癒	14
帽状腱膜	212, 213
保護シーネ	143

ま

埋伏歯の開窓術	63
埋伏の深さと第二大臼歯遠心の縦切開位置	36
慢性下顎骨骨髄炎の外科的治療法	87

み

眉間下制筋	210
ミニプレートとスクリューによる固定	187
ミニプレートによる上顎骨の固定	207
未萌出歯	
──の開窓術	63
──の牽引	64
──の挺出法	63

も

もとの下顎下縁の位置	202

よ

翼状筋膜	76
翼突下顎隙	76
──の膿瘍	77, 84
翼突下顎縫線	76, 77

り

梨状口下縁	60, 206
リストン鉗子による下顎骨離断	101
離断された舌骨体	123
リボンガーゼ	72
良性腫瘍	91
──切除手術	93
輪状甲状筋	120, 121, 122

る

類皮様嚢胞の摘出手術	114

れ

連続結紮法	183

ろ

瘻管	90
瘻孔および瘻管	90
ローテーションフラップ	142
濾胞性歯嚢胞	63
濾胞性歯嚢胞の摘出手術	110
ロングスクリューを用いた固定	205

わ

ワイヤーレジン法	181
ワルトン管	81

Index

B
Bartholin 管	146
bi-cortical スクリュー固定	199
broken instrument	26
broken instrument method	26, 32, 46, 48

C
Caldwell-Luc 法	165
Chanpy line に沿ったミニプレート固定	197
Class Aの抜歯に用いる粘膜骨膜弁の縦切開	36
Class Bの抜歯に用いる粘膜骨膜弁の縦切開	36
Class Cの抜歯に用いる粘膜骨膜弁の縦切開	36

F
Frey 症候群	161

I
IMF スクリューによる固定	190
immuno-compromised patient	68

L
Le Fort Ⅰ型骨折の観血的整復固定手術	206
Le Fort Ⅰ型骨折線	206
Le Fort Ⅰ型骨折線へのアプローチ	206
Le Fort Ⅱ型骨折の観血的整復固定手術	207
Le Fort Ⅱ型骨折の固定	211
Le Fort Ⅲ型骨折の観血的整復固定手術	211
Le Fort Ⅲ型骨折の整復・固定例	214

M
mono cortical スクリュー固定	199

O
Obwegeser Ⅱ法	112

R
Risdon アプローチ	200, 204
Rowe 鉗子を用いて上顎骨を整復	207

S
SMAS	74, 90
submandibular approach	147
supraalveolar アプローチ	51
surgical extraction	13

U
unicoronal incision	195

QUINTESSENCE PUBLISHING
日本

イラストでみる口腔外科手術　第2巻（全4巻）

2011年10月10日　第1版第1刷発行
2020年3月15日　第1版第3刷発行

編　　　集　日本口腔外科学会

編集委員　野間弘康 / 福田仁一 / 瀬戸晥一 / 栗田賢一
　　　　　　木村博人 / 山根源之 / 朝波惣一郎

発　行　人　北峯康充

発　行　所　クインテッセンス出版株式会社
　　　　　　東京都文京区本郷3丁目2番6号　〒113-0033
　　　　　　クイントハウスビル　電話(03)5842-2270(代表)
　　　　　　　　　　　　　　　　　(03)5842-2272(営業部)
　　　　　　　　　　　　　　　　　(03)5842-2276(編集部)
　　　　　　web page address　https://www.quint-j.co.jp/

印刷・製本　サン美術印刷株式会社

Ⓒ2011　クインテッセンス出版株式会社　　　禁無断転載・複写
Printed in Japan　　　落丁本・乱丁本はお取り替えします
ISBN978-4-7812-0223-5　C3047　　定価は表紙に表示してあります

クインテッセンス出版の書籍・雑誌は，歯学書専用通販サイト『歯学書.COM』にてご購入いただけます．

PCからのアクセスは…
歯学書　検索

携帯電話からのアクセスは…
QRコードからモバイルサイトへ